JN261689

改訂版

精神救急ハンドブック

精神科救急病棟の作り方と使い方

千葉県精神科医療センター・センター長
計見 一雄 著

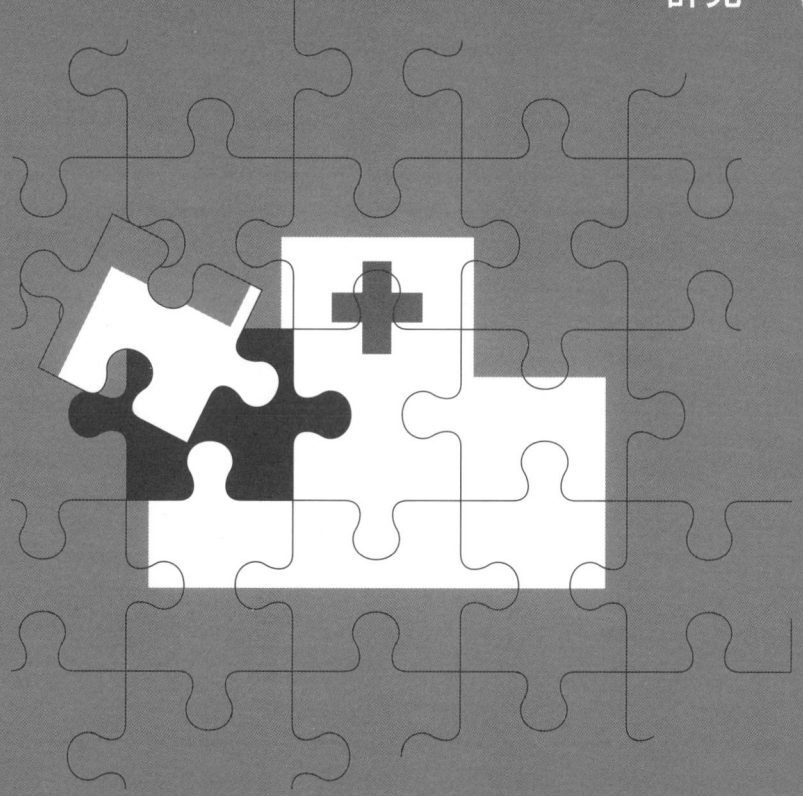

株式会社 新興医学出版社

The Handbook
of
Emergency Psychiatry

KEMMI KAZUO, M. D.

DIRECTOR
CHIBA-KEN PSYCHIATRIC MEDICAL CENTER

© Second edition, 2005 published by
SHINKOH IGAKU SHUPPAN CD. LTD., TOKYO.
Printed & bound in Japan

まえがき

　初版から13年が経った。これを書いている頃，先代のブッシュ大統領が第一次イラク戦争を始めようとする緊迫した状況だったことを思い出す。今は第二次イラク戦争の真っ最中，いつ終わるとも知れない。この間，9-11テロ攻撃あり，アフガン戦争あり，大津波まで襲って来た。また，日本精神科救急学会が現在のようなかたちで発足したのが1997年7月，それからでも7年経っている。ついでだが，千葉県精神科医療センターが仕事を始めてから今年でちょうど20年，私事を言うと私はあとひと月ちょっとで退官する。

　20年前には「精神科救急・・・それなに？」と言う声が満ち満ちていた。消防署の救急隊が診療開始間もなく訪問してくれて，「ところで先生，精神科にも救急があるんですか？」と質問されたのを昨日のように覚えている。今，各地の救急隊からは「早く精神科救急システムを整備してくれ」という声を盛んに聞く。

　当時，病院の経営上は，診療報酬がこんなに低くて充実した急性期入院医療は維持できるのかというのが最大の懸念であった。実際，医業収入対職員人件費比率が初めの年には190％超という恐ろしい数値になった。今この比率は80％に接近している。おそらく全国の都道府県立精神科病院で，この水準に達しているところはまれであろう。平成4年度から導入された精神科救急入院料が寄与するところが大きいが，その以前からのゆっくりではあるが着実な経営改善の基盤の上に，新しい入院料が加わった成果である。

　精神科救急が精神科医療を補完する傍流から，急性期治療という医学の中心課題をになう本流になる時代が近いかもしれない。その契機の一つが診療報酬改善によるインセンティヴだが，同時に近年における向精神薬の目覚ましいイノヴェーションも大いに期待される動因である。さらには，急性期精神病治療のフィールドが，急速に前進している脳機能の解明と，精神分裂病（統合失調症）の病態解明とが，手をつなぐ場所になりそうな予感もする。

　このような新しい精神科医療展開の軸となる可能性を，多くの精神科医療従事者と共有したいという意図のもと，「精神科救急病棟の作り方と使い方」という副題をつけた。ここで使い方とは，ここで働く人々の仕事の仕方への示唆という意味である。

　江湖の批判をお待ちします。

平成17年2月

計見　一雄

序　文

　いま，広く要望されている精神科の社会資源に救急施設がある。制度としてのそれもだが，圧倒的に期待されているのは，頼りがいのあるスタッフが揃っている救急の場である。しかしその具体化までには多くのハードルがある。本書の意図は，ハード，ソフト両面についての的確なガイドを目指した点にある。素材の中心は本邦最初の精神科救急センターでの運営経験だが，その他に準備期の経験や関連海外文献などからの知識が加わる。

　著者もいうように精神科救急センターは「メディカルモデル」に貫かれた病院である。当然，医療本体からみても興味を引く問題があまたある。しかし，同時に地域保健福祉の側からみても関心の的とならざるをえない。その理由は，元来地域の最前線でニーズが高いからであるが，いま一つ，精神科救急が機能するか否かは，患者が遠からず住むであろう地域との接合部をどう治療として設計するかにかかっているという点にも由来する。

　さて，世界的にみて，さまざまな障害の収容施設の問題を中心に，「施設のあり方」が問われはじめてからずいぶん時間が経った。やがて人は，それが近代が到達した人間観の基本にかかわることを理解し，その評価は，収容数の減少と地域社会に出た人たちの安全の両面からなされなければならないことも知った。いまわが国では，多くの専門家が，日本の精神病床が少なくとも機能性精神病用としては多すぎることを総論的に知っている。だが各論的な展開法のことになるとハタと困惑する。寝場所がない・行き場所がない・気軽に通える診療の場がない，というのがその代表的なものだが，それらを支える大切なものが，著者が，地域サービスの網目の一つという精神科救急システムでもある。

　本書は，実務書といいながら，リアルな状況点描が諸所にみられるのが一特徴である。もちろん，ユニークなのは，ハード面のレイアウト，インテークホットラインの機能，救急機能におけるデイホスピタルの意味，精神療法（あるいは非物質的な働きかけ）からみたステージの考え方，方法の特質等々，経験に裏打ちされた著者の点検，主張である。

　言いたいことが先に，次いで解説という，歯切れがよい本書が，とくに若き医師，コメディカルのための教科書として，より先輩の方々にとっては救急システム自体の構想のため，あるいは再構築が要請されているわが国の精神科医療，地域保健福祉の検討の材料として広く活用されることをお願い申し上げたい。

平成4年1月

中央大学教授
（財）ぜんかれん保健福祉研究所長

岡上　和雄
（おかがみかずお）

目　　次

A．どんな患者が搬入されるか ………………………………………………… 1

B．なぜ精神科救急か？ ………………………………………………………… 5
　1．普通の精神科医療と違いがあるのか？ ………………………………… 5
　2．DEINSTITUTIONALIZATION と精神科救急 ……………………… 6
　3．大型精神科病院ではダメか？ …………………………………………… 7

C．精神科医療の未来と精神科救急 …………………………………………… 9
　1．精神科医療システムを改造しないと，もうモタナイ ………………… 9
　2．普通の精神科病院の現状 ………………………………………………… 10
　3．どういうシステムを構築するか── ………………………………… 16

D．精神科救急病院の設計図
　　─ソフトウェアを中心に ……………………………………………… 19
　1．精神科救急の6セクション ……………………………………………… 19
　2．ソフトウェア ……………………………………………………………… 22
　　1　クライシスチーム・地域チーム ……………………………………… 22
　　2　救急外来 ………………………………………………………………… 24
　　3　短期入院病棟 …………………………………………………………… 24
　　4　デイホスピタル ………………………………………………………… 28
　　5　宿泊施設 ………………………………………………………………… 31
　　6　インテーク・ホットライン …………………………………………… 32

E．精神科救急病院の設計図
　　─ハードウェア（建物・設備・器具など）を中心に …………… 37
　1．全体のレイアウト ………………………………………………………… 37
　2．インテーク部門 …………………………………………………………… 39
　3．救急外来室 ………………………………………………………………… 40
　4．検査関係 …………………………………………………………………… 40
　5．入院病棟 …………………………………………………………………… 41
　　a）保護室あるいは隔離室 ………………………………………………… 42
　　b）個室群 …………………………………………………………………… 48
　　c）退院準備期の病室 ……………………………………………………… 53
　　d）抑制帯 …………………………………………………………………… 55
　　e）自殺予防のハードウェア ……………………………………………… 57
　　f）畳の部屋はいるか？ …………………………………………………… 58
　　g）秘中の秘 ………………………………………………………………… 58

- F. 治療へのスタンス ……………………………………………………… 59
  1. WAIT AND SEE はやめてくれ ………………………………………… 59
  2. PARTIALIZATION AND FOCUSSING ………………………………… 62
  3. THE FRAME OF REFERENCE ………………………………………… 65

- G. 短期救急精神療法 ……………………………………………………… 77
  1. Phase-1 ………………………………………………………………… 81
  2. Phase-2 ………………………………………………………………… 88
  3. Phase-3 ………………………………………………………………… 90

- H. 救急精神療法の実際 …………………………………………………… 93
  1. 言葉の使い方 …………………………………………………………… 93
  2. データの収集と再構成 ………………………………………………… 102
  3. 第三の軸 ………………………………………………………………… 112
  4. 恐怖について …………………………………………………………… 115
  5. 言葉にならないもの――位置と視線，笑顔 ………………………… 118
  6. 「壁」になれ …………………………………………………………… 119

- I. 診断・クスリ・救急対応マニュアル・電撃療法 ………………………… 123
  1. 診断 ……………………………………………………………………… 123
  2. クスリ …………………………………………………………………… 130
  3. 救急対応マニュアル …………………………………………………… 134
  4. 電撃療法 ECT ………………………………………………………… 134

- J. 精神保健法・法施行事務・インフォームドコンセント ……………… 136
  1. 精神保健法 ……………………………………………………………… 136
  2. 法施行事務 ……………………………………………………………… 137
  3. インフォームドコンセント …………………………………………… 139

- K. 自殺 ……………………………………………………………………… 142
  1. どういう自殺が「精神科医有責」か？ ……………………………… 143
  2. 評価すべきもの……生きる可能性 …………………………………… 146
  3. 自殺の増加 ……………………………………………………………… 149
  4. リストカッティング …………………………………………………… 150

- GLOSSARY ………………………………………………………………… 151

- 文　献 ……………………………………………………………………… 157

資 料 163
 1. 千葉県精神科医療センター配置図 164
 2. 睡眠チェック表 166
 3. 電話インテークカード 167
 4. インテークカード（A） 168
 5. インテークカード（B） 170
 6. 身体状況チェックリスト 172
 7. 鎮静マニュアル 174
 8. 鎮静法指針 175
 9. 通電療法（mECT）の手順 180
10. 文書 182
11. 千葉県精神科医療センターにおける診療データ 184
12. 最近5年間訪問件数 190
13. 精神科救急医療システム整備事業施設状況 191
14. 精神病急性期病状評価スケール 192
15. 精神病急性期病状評価スケール（簡易版） 196

本文中の肩付き＊印＊☞などは巻末にある文献および資料の参照の案内です。

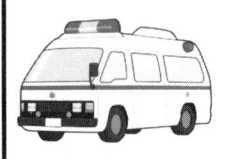

A. どんな患者が搬入されるか

　以下に15症例を提示する。そのうちはじめの12例はこの本の初版に書いたものと同じである。それから十年経過した今日，典型的な精神科救急症例として12例に付け加えるものはない。これを言い換えると，時代の変化によって精神病の現象学がそんなには違わないということである。

　典型に変化はないが，それらの発生数は明らかに増加している。それから，背景をなす家庭などの社会状況は明らかに劣化の一途を辿り，その結果，精神科救急医療へのデマンドはますます強まっている。

　付加的要素とそれがもたらすもの。

　社会状況の変化の一つとして，精神科医療の供給サイドの変化がある。

　精神科診療所の増加がそれである。診療所経由で夜間に精神科救急を受診する患者が増大するという形で，この変化が精神科救急専門施設に影響する。これに加えて，家庭構造の変容と一部崩壊，それと軌を一にする社会全体の未熟化，社会的規範意識の希薄化などを背景としていわゆる「人格障害（パーソナリティ・ディスオーダー）」と診断可能な人々が増えていることが，精神科救急医の負担を増している。詳細は，C章で記載することとして，ここではその種の実例を13～15に示す。

Case 1

　1　ある年の元日の夜明け前，路上で焚火をしていて着ているものに火がついて火傷をし，救急当番の外科病院に運ばれた40歳の男性。身なりがあまり汚いので，応急処置だけしてすぐに精神科救急病院に転送されてきた。入院の形式は応急入院。

　医者が診察しようとすると，体全体に白い粉のようなものがついている。聴診器をあてるには，それを脇へ寄せなくてはならない。一通り診察した後，白い粉が動くのでピンセットで摘んでみたら虫である。医動物学の教科書で調べてみた。「これがシラミか！」

　風呂に入れ，きれいにしてから諸検査をすると，高度の貧血ですぐに輸血しなくては生命が危ない状態にある。急いで救急救命センターへ一旦送って，輸血をしてもらい3日後にまた戻ってくる。この間言葉は全く発しない。火傷の治療でかなり痛いはずなのに，ウッとも言わない。

　自分の名前が言えるようになったのは10日程後になってからで，そこで警察の助力を得て，身許が判明する。8年前に青森県の家を出てずっと放浪していた模様である。

　3ヵ月後，少しの日常会話とカラオケで歌うことが出来るようになり，身の回りの始末は出来るようになって転院した。実家の母親も老年痴呆で入院していたからである。他には身寄りはない。

Case 2

　2　数日前から様子が変なので，夫が実家へ連れて行こうと6歳の男の子と車に

乗せたが，高速道路 P.A の駐車場で夫がちょっと離れたすきに車を運転し，近くの踏切に突っ込もうとしているところを警察に保護されて来院した30歳の主婦。

Case 3　③　出張からの帰り羽田の空港に降りたが，気持ちが悪くなり医務室に助けを求めに来た48歳の会社員。妻が迎えに行ったが話が通じない。家の近くの救急指定病院へ連れて行くと，「精神科だ」と言われたので来院。短時間の問診で，失語症であることがわかり，脳梗塞の疑いで脳外科へ転院。

Case 4　④　16歳の女性。日曜日の朝5時に路上で倒れているところを発見され，救急車で一般救急病院へ運ばれたが様子がおかしいので転送されてくる。腕に注射痕あり。精神運動興奮を伴う意識障害。家族に連絡するが，「そんな子は知らない，放って置いてくれ」と怒られる。当センターの検査で尿中にメタアンフェタミンを証明。

入院後急速に腎機能が低下，危険な状態になり，救急救命センターで横紋筋融解による急性腎不全であることが判明，身体症状の改善後再入院。

Case 5　⑤　成田空港のロビーで，裸で踊っている所を保護された30歳の黒人女性。国籍はアメリカ合衆国。名古屋方面に日本人の夫がいて子供もいるというが，警察等で捜してもらっても見つからない。

母国で治療歴があり，MDI の診断であったという。2ヵ月後精神科医が付き添って，アメリカの精神病院へ送り届ける。旅費は大使館が出してくれる。「夫」には連絡がついたが，全く面倒をみる意思がない。

Case 6　⑥　既に十何回の入院歴のある45歳の女性が東京の西の方で警察に保護された。生活保護世帯であったために住所地の福祉事務所に連絡があり，ワーカーが迎えに行く。以前入院した病院では「満床」で受けられない。家には70歳過ぎの母と，高校生と中学生相当の子供がいる。二人とも「私生児」で父親は不明。登校拒否，シンナー嗜癖が始まっている。家事は老母が辛うじてこなしている。

Case 7　⑦　母子家庭で団地で暮らしていたが，勤め先でトラブルがあり，数日不眠の後横断橋の上から会社の書類をまき散らしているところを発見される。35歳。就学前の子供が二人いる。親戚縁者は遠方ですぐには来られない。

Case 8　⑧　数年前に離婚して，ひとりでアパートで暮らしている45歳の職人。近所から，いやがらせの電波が来たり，留守中に部屋へ入る奴がいるので，隣との壁を壊してしまった。警察が保護して連れてきたが「絶対病気じゃない，入院させるなら告訴する」と息まいている。数ヵ月働いていないので，家賃が溜まっているうえに，今回の騒ぎで家主は追い立てる決心でいる。

Case 9　⑨　50歳の在日外国人。日本語しか喋れない。覚醒剤精神病の診断で過去10回以上の入院歴あり。措置入院も度々で，あちこちの精神病院ですっかり嫌われている。「彼だけは勘弁してくれ」という，「有名」処遇困難例。覚醒剤精神病の「症

例」としてもあちこちで報告されている。来院時幻聴が苦しくて仕方がないと訴え，自ら治療を求める。以後何回かの入院があるが，院内でのトラブルはあまり無い。

経過中私が「○○さん，あなたの病気は覚醒剤じゃないよ。精神分裂病だと思うよ」と告げると実に嬉しそうにニッコリする。最近は，生活保護で暮らし，年に2回くらい2週間程度入院してくる。往年の困難例の面影はない。

Case 10

[10] 87歳の老母と55歳の次男が母屋に暮らし，46歳の四男が離れに住む。次男が数年前から「隣家から電波が来る」といって投石したり，ビデオ監視装置を塀にセットしたりしている。投石等甚だしくなって警察で保護，通報措置診察・措置となった。その間に弟も変だということがわかる。離れの二階屋の内装，家具，畳，襖などは全部数年間の間に焚火にされ，何も残ってない。患者は二階の梁の上にじかに寝ている。「家」の中は用便の痕跡が至るところにある。入院後の身体検査で12年間替えてないというパンツを脱がせたら，触っただけでモロモロと溶けて屑になってしまった。

Case 11

[11] 数年前に実子を一人県下の実家に残して，東京方面のマンションで暮らしていた25歳のホステス。1年以上前から家主が実家へ苦情を言って来る。「留守中に侵入者がいる。変なニオイを家具や衣類につける。ものが無くなる」と激しく抗議する。ベランダに生ゴミをまく等など。

親が行っても，家族を否認する。実子の存在も否定する。ようやくダマシて連れてきた。栄養状態も悪く，かなり衰弱している。

Case 12

[12] 5年前の発病と思われる20歳の女性。昼夜逆転の生活になってから3年以上。言葉による交流はほとんど不可能。時に興奮して戸外をさまよう。母親も精神障害者であるらしく，家庭訪問時に見たところ家の中に障壁を設けてその中で暮らしている。母と患者が共生関係でなんとか面倒を見る――というよりも母親が完全にかしずいて世話していた模様。

4ヵ月の入院で，驚くほどの回復をし，日常生活は自立できるまでになったが，母親の病状のため退院させられず，近くの病院に転院。つぎは母親の治療が課題。

Case 13

[13] 深夜2時に電話連絡無しに突然来院し，診療を求める。22歳の女性。某精神科クリニックにかかっている患者だというが，そこでの投薬内容治療経過等は全くわからない。時間が時間だから診療所の電話は不通または留守電。急に不安になった「自分はパニック障害だから何とかしてくれ」の一点張りで，しかも受診態度が極めて悪い。「税金でやってる救急病院なんだから，面倒くさいこと言わずにさっさと見ろ」と怒鳴り上げる。付いてきた父親も患者と同調し「なんで入院させないんだ」と怒る。そうこうしている内に，だんだん治まって来て，ベンゾジアゼピン系の抗不安薬の投与で帰宅してもらう，すったもんだの所要時間は2時間。それなりに丁寧な応答と問診をしただけのことだが，そうとう疲れる。夜中にやらなくても昼間の内にかかりつけクリニックが同じことをやっていればいいというだけの話。あるいは，夜中不安になったらどうするか症状への対処法……コーピング……を指導・教育しておくのが，何科の医者でも当然の責務だろう。医師のモラル劣化

の結果を精神科救急に押しつけないでもらいたい。

Case 14

[14] 二晩つづきで呼吸が苦しいと救急受診の若い女性。日中市内のクリニックで点滴を受けている。診察医の対応が気に食わぬ，タクシー代を返せとわめき散らし，あげくの果てに医師を殴る。同行の夫も同調する態度で制止もしない。翌日のクリニック受診を約束して帰宅。同クリニックからは音沙汰なし。

Case 15

[15] 25歳女性。「死んでやる」と言って家で大騒ぎ。センター到着午前3時30分。前夜男友達と映画を見，スナックで呑み帰宅した。数カ所のクリニックにかかっており，自称「鬱病」。抗鬱剤を5～6種類以上処方されている。19歳までに4回の人工流産歴。午前6時まで診察して帰宅。同夜，他に来院5名で当直医は一睡もせず。受診前に「朝まで待てないか」と言ったところ，警察官も親もきわめて居丈高に受診を要求した。

　以上の症例は[12]～[15]を除き，それぞれに治療処遇上で難しい問題を抱えているものばかりである。それぞれの問題毎の対応の仕方は，後の方で詳しく記すことにして，ここでは全てに共通している特徴を1つ抽出しておく。
　それは，これらの症例を「解く」方程式が，多元方程式であるということである。あるいは，変数が1つではないと言ってもよい。
　精神症状を急いで改善することは，勿論優先的に解かなければならない方程式ではあるけれども，それだけやれば済むという訳には行かない。
　[7]の場合で言えば，お母さんは入院させるとして，子供をどうするのかが即刻問題になる。それに，今すぐではないとしても，この母子家庭が今後生きて行く上で，しっかりした基盤が出来ないことには，退院させてもすぐに類似の状況に立ち至って舞い戻ってくることは目に見えている。
　精神科救急には，こういうマルチプロブレムの患者ばかりが来るのではない。「普通」の急性精神病の患者も沢山来る。「普通の」という意味は，これらの患者よりは解かねばならない方程式の数が1つか2つ少ないということである。
　家族がいる，学校へ行っている，職業がある，住居がある，合併症がない…順次方程式の数は減ってゆく。つまり，精神科医療スタッフの仕事は少なくなる。

B. なぜ精神科救急か？

精神科救急は，突然荒野に出現する蜃気楼ではない。精神科医療の色々な現実——沢山の矛盾や行き詰まり——を背景として，生まれてくる。

これからの精神科医療がどう変わっていくのか，どう変えれば現状よりは少しは良くなるのか，どの方向に実現可能性が見えるのか，既成の精神科医療ネットワークとどんな有機的なつながりを作っていくのか。

これらの難問に今即答は出来ない。しかし，実際の仕事の話に入る前に，現状をザッと見渡し，先のことも少しは考えておくことが必要である。

1. 普通の精神科医療と違いがあるのか？

『精神科救急病院がやることと，「一般」精神科病院がやることには違いがあるのか？』この問いには，あると答えてもいいし，ないと答えてもいい。

本質的には違いはないということの説明。

精神科医療のシキイは以前よりも低くなったとはいえ，精神科病院に入院するという事態が今も昔も，「大変な出来事」であることに違いはない。

人はそんな簡単に精神科病院に連れてこられるものではない。家族は散々ためらい，迷いした挙げ句，時には耐えに耐えた後で限界に来て病院に助けを求めてくる。

ギリギリになった事態でやってくるのだから，もう緊急事態になっている。

病状が進行しているという意味でも，患者の治療拒否の程度がひどくなっているという意味でも。

医者にとって，入院は多くの場合一種のエマージェンシーであり，かなりの緊張を強いられる仕事になる。従来も今も一般精神科病院は，「入院という救急診療」を相当数こなしてきているはずだ。

そういう意味で，個々の診療行為の中身と対象についての差異があるかないかという点では精神科救急病院のやることと，一般精神科病院のやることには大した違いはない。

それなら，何故精神科救急病院を，わざわざ作らなければならないか？

それは一般精神科病院が，手一杯になってこういう「救急」的業務に応じ切れなくなったからである。その応じられなくなった理由は2つある。

1つには，人口増加に病床数が追いつかなくなったこと。これは，建てたくても，土地が高くて建てられないという事情が背後にあり，当然大都市とその周辺で顕在化する。 2つめの理由は，精神科病院がそんなにアクセクして，大変な思いをして患者を集めなくても，慢性化した在院患者と，再発入院予備群の外来患者をある程度の数確保すれば，経営が成り立つように成熟したからである。特に，休日夜間には面倒な患者は受けたくないか，受ける能力がない（例えば，精神科医の当直医が

いない等の理由で)。

こうして，人口の伸びつまり新規患者の増加とベッド数の伸びが乖離し，その間にギャップが生じる。そのギャップが広がれば，そこには治療と結びつかない患者群が増えていく。

2. DEINSTITUTIONALIZATIONと精神科救急

精神科救急という発想は，欧米でのdeinstitutionalization*（脱施設化）のムーヴメントと不可分のものである。

*deinstitutional-
ization*（脱施設化）
*☞ 文献1

Deinstitutionalizationを別の言葉で言えば，精神障害者人口の施設から地域への大移動である。移動した先で振り返ってもそこには帰るべき病院はなくなっている。急に具合が悪くなっても，診てくれる医療施設がないというのでは事故が多発するであろう。そこで何をおいても，救急精神科病院は必要になる。

救急精神科だけではなくて，色々なリハビリテーション施設を整備することも必要なことはいうまでもない。それらと精神科救急病院を組み合わせたものが，リハビリテーションネットワークだということに，理論上はなっている。実際には，成功した地域とそうでない地域とがあり，成功したほうが少ない。結果的には失敗だった，以前よりも状況は悪化したという説も有力である。

Deinstitutionalizationについての毀誉褒貶のディベイトをここで詳述はできないが，日本での精神科救急を考えるための参考として，論争の一致点だけを要約しておく。

1) 精神分裂病の治療のためには，長すぎる隔離収容は良い結果を生まない。
2) と言って，短すぎる入院期間もダメである。入院治療が必要なケースについては，1〜2ヵ月の入院期間は必要だ。
3) リハビリテーションプログラムが，一貫した責任性によって担われないと，バラバラケア*になってしまう。

*バラバラケア

4) 地域内で生活できるようにするには，安上がりにはできない。金も人も要る。在宅ケアのコストは安くない。
5) 特殊病院――犯罪傾向の強い精神障害者，および生活能力が極端に落ちてしまった患者のための――が必要である。

さらに付け加えれば，このムーヴメントを「**医療＝人権**」の側面からだけ論じるのは片手落ちだということを指摘しておくべきだろう。

当初，精神科医は政治家達に「病院よりも地域のほうが金がかからない」と言ってこの運動を始めた。2〜30年たってから，ようやく本当のところを白状したのが4)である。

要するに，医療経済的な側面を無視できないということである。アメリカで入院費が高騰して，「病院」には長く置けなくなったという事情を受けてのdeinstitutionalization，という理解が欠けると，この運動が持っていたある意味では残酷な「病院からの追放」という性格に眼が行かないことになる。

ところで，我が国では deinstitutionalization は存在しなかった。それなのに何故その兄弟分の精神科救急か？

運動としての，またその政策化としての脱施設化はなかったが，土地無策政策の結果としての地価上昇によるベッド不足のために，現象としては地域内の精神障害者数の相対的増加という，deinstitutionalization をやったのと同じことが生じてしまった。

だから，精神科救急は今のところ都市対策である。

3. 大型精神科病院ではダメか？

こういう状況のなかで精神科救急を考えると，1.では一般精神科病院との違いはないと書いたにもかかわらず，違いがあるということが自ずと明らかになる。

仮に，精神科ベッドの不足が 3,000 床であったとして，3,000 ベッドの公立精神科病院を作れば，今までと同じ仕事をしていればいい。

しかし，3,000 床の病院はできないし，作るべきでもない。

できない理由は簡単で，都市部でそんな土地があるわけないし，あったとしても「住民運動*」というヤツが作らせてくれないに決まっている。

したがって，小規模の病院を作るしかない。

そこに，3,000 なら 3,000 床分の患者が押しかけてくる。個々のケースに対してやることは同じであっても，搬入されてくる患者数が大きくなると様相は一変する。しかも，手持ちのベッドは少ないから，今までのやり方では通用しない。何らのイノヴェーションが必要になる。

できない理由は簡単であった。

しかし，3,000 床の精神科病院を作るべきではない理由はもう少し複雑な議論になる。

アメリカの deinstitutionalization の背後に，入院費がかかり過ぎる，という経済的問題があったのと同じように，我が国でも，医療保険制度の変化が迫っている。

高度専門病院，一般病院，慢性病院の 3 分類が提唱されていることに象徴されるように，ハイコストだが高度の質を備え，入院期間の短い病院と，長期入院を許容するが，コストは低い――つまり，人的，物的に水準の低い病院とに分けざるを得なくなってきている。

病院管理研究所の出した病院分類の試案では，精神科病院は慢性病院のカテゴリーに入れられている。現在でも，医療費の給付で差別を受け，そのために十分な医療ができてないところへ，「精神は慢性だ」式の安易な発想でものを決められたら困るのだが，一方で「それでは，精神科で高度・高額医療があるのか。金をかければ今よりも治療成績を良くできるのか？」と問われた時に，精神科医はグッと答えにつまってしまう。

もともと精神科病院は，「治療して，帰す」という病院の基本原則の上に建設されているとは，全面的には主張しにくい性格を持っている。過去 30 年間位の間に，ずいぶん変わってはきたが，依然として「生涯，安全に保護してあげる」という発想による部分が，色濃く残っている。

*☞ 文献2

そういう，収容主義的な精神科病院の性格が全然必要ないとも，だからケシカランとも言うつもりはない。ケシカラヌのは，それだけに着目して，精神科病院を全部第二級病院に格付けし，それに見合った医療費しか出ないようにしてしまうことである。

　そういう貧弱な発想しかないところへ，3,000足りないから3,000作れと言うことは，3,000人の収容所を作れと言うのと，結果的には同じことになる。

　という訳で，大型精神科病院は作れないし，作ってはいけない。

　それに，今の差別的な医療法の規定に従ったとしても，3,000ベッドには60人の医者が要る。そんな数の精神科医がどこにいるのか？　これも，「できない理由」の1つになる。

　こういういくつかの理由により，都市部の精神障害対策として従来型の精神科病院を建てることは，もはや不可能であるだけでなく，適切な施策とも言えないという結論が出る。

C. 精神科医療の未来と精神科救急

厚生省は全国で約35万床の精神科病院ベッドを7万床減らすと言っている。例によって「受け皿がないからできない」という，患者を液体扱いした議論が沸騰している。

この受け皿とは「社会復帰施設」の数々である。この議論そのものが間違っているとも，またそういう多種多様な社会生活を可能ならしめる設備が世の中に必要でないとも私は思っていないが，多少視点を変えて考える必要もあると思っている。

社会から隔離収容したから，それも長期にわたったから「社会に復帰するためのリハビリテーション」が必要になったのだろう。さっさと治してさっさと退院させられれば，大部分は普通の病気の病院と同じことになり，機能回復的リハビリテーションの必要性はあり得るとしても，もといた生活場所に帰ることが可能なら，「受け皿」は不要になる。

これからの精神科医療を極力隔離収容に依拠しないで済む「治療病院」として行くことの方が，病床削減には有効ではないか？ それが精神病急性期の治療技術やその状態での脳機能の解明の進歩を通じて，医学全体の中での精神医学のリハビリテーション，復権につながって行くように見える。

ごく最近の動向を見ても，急性期治療に重心を移すことを促す変化が生じている。1つは，従来精神科病院に負わされていた「治安上のデマンド」が，法改正によって精神科病院とは別の機関に移されたことによって触法行為の可能性を理由とする長期入院がなくなるだろうこと。もう1つは，精神科救急入院料の新設によって，精神科急性期治療の技術的革新を志向するための経済的裏付けが与えられたことである。後者の診療報酬はまだまだ他の医療分野に比すれば低いが（ガンの緩和ケア病棟は1日1万円高い）。

短期入院＋長期地域生活支援プログラムという形の精神科医療再編の中に精神科救急医療はある。

1. 精神科医療システムを改造しないと，もうモタナイ

3,000床作れない，作るべきでないという前項の話を受けて，もう少し前方志向的議論を試みる。大げさに言えば，これから先の精神科医，精神医学の，「運命」についての考察である。

精神科病院，病棟をひっくるめて低価格，低給付にしてしまえということが実現して，精神科は第二種病院，「亜」病院になってしまえば，精神科医療に今後イノヴェーションはあり得ないことになる。金のかかることは一切やらせてもらえない。

科学技術が進歩して，精神分裂病の画期的ハイテク治療方法ができたら，「沢山お金を使ってもいいですよ」となるのかもしれない。しかし，現在到達している精神

医学の水準，今日の治療技術のレベルに照らしても，そういう治療技術を提供すべき医療システムの方は，オソロシク古めかしいものになっている。

つまり，医療供給システムを変えなくてはもうもたないところまで来ているのではないか。

そういう医療供給システムの改造を進めることが，現代の精神科医がやらなきゃならないイノヴェーションのうちの最優先課題である。

この改造の目的は，以下の通り。

1) 医療・保険制度の変革に置きざりにされないで，最後尾でもいいから医学の仲間，病院の集団にくっついて行くこと。
2) 精神医学の技術性をもう少し高めて，治療成績を良くすること。それに見合った医療費給付を求めること。言い換えると，経済的にも，医療的にも「費用一効率性」の良いシステムであること。
3) 将来，徐々にでもいいから精神科病院長期収容の人口を減らし，地域内人口を増やす結果につながること。

2. 普通の精神科病院の現状

どういう風に「普通の」精神科病院を変えるかを考えるには，現在やっていることを素材にするしかない。

ここで，「普通の」という意味は，約300～500床の病院で年間病床回転が100%ぐらい，つまり300～500人ぐらいの入退院がある病院のことである。この条件だけ与えれば，その病院の持っている人的物的な条件は大体見当がつく。この程度の病院はかなり診療レベルは高いものとみてよく，全国でもそんなに多くはないはずだ。

仮に，300床とする（図1）。50床の病棟が6つある。その中の2つが，それぞれ

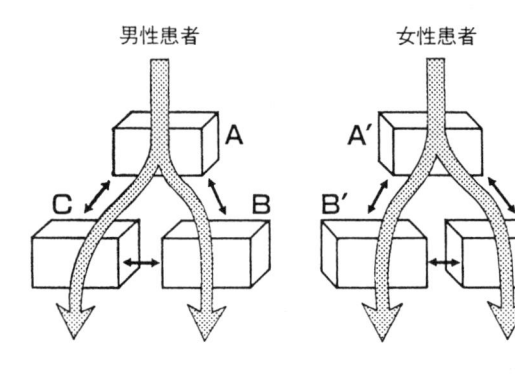

図1.
標準的な精神科病院の病棟構成
A・A′　閉鎖病棟
B・B′　半開放病棟
C・C′　開放病棟
＊B・Cにダイレクトに（Aを経由しないで）入院することもある；任意入院

男性用と女性用の「入院病棟」になっていて，ここは閉鎖病棟である。残りの4つは「慢性病棟」であり，その全部が「開放病棟」であることもあるし，2～3病棟が開放のこともある。開放率がそれ以下であるということは，ここの医者があまり熱心には働いていないことを示すから，上の条件，つまり年間病床回転100%は満たしていないであろう。

「入院病棟」には，年間200人くらいの入院がある。残りは，慢性病棟でも受けられる程度の病状の人である。200人のうちの，1/3ぐらいが新入院であり，あとは再

入院患者である。新入院や病歴の短い再入院の患者は平均して4〜5ヵ月の在院期間で退院するが，残りの患者の平均在院日数は，1,000日を超えている。

この病院は，結局のところ2つの機能部分に分かれていると見ることができる。

1つは，急性期を主な治療対象として，在院期間の短い「回転」部分と，もう1つは慢性患者を長期にわたって入院させておく「非回転」部分である。

前者は忙しく人手を必要とし，後者はそうでもない。どの病院でも，人員を前者に厚く後者に薄く傾斜配置してバランスをとっている。

「治療して帰す」のが病院だとすれば，前者について「病院だ」と主張しても誰も文句はいわない。しかし，後者についてはクレームがつく。「ただ住まわせているだけで，我々の病院と同じ入院費を請求するのか」という他科の院長さん達からのクレームである。古くは「牧畜業者」呼ばわりされたのがこの始まりだ。

以来，精神科はエコノミーの面で差別され続けて，「入院時医学的管理科」にまで差がついてしまった。これはつまり，精神科病院も病院だ，という建前までも崩されたものと見るべきだろう。

結論を言えば，もはや「収容」部分について医療費給付を厚くせよという要求は通らない。その部分については，医療費ではなくて，福祉的な政策の対象として考えようというのが，潮流になりつつある。

今日精神科救急システムを考えるということは，以上述べてきた精神科病院の現実，医療—保険政策の動向をちゃんと認識するという基盤がないとできない話である。

認識するということは，現状を追認することとは違う。

そんなことはアタリマエだ。

けれど，我が日本の精神風土では，「そういう現実が存在する」と言うと「お前はそれを認めるのか」と見当外れの非難をあびることがチョクチョクあるので，一行余分を書かねばならないことになる。平成14年4月に新設された「精神科救急入院料」はここでの議論にとって，画期的な意味を持つ。算定基準（表1）を満たす，救急・急性期に特化した入院病棟には，それまでの精神科急性期治療病棟入院料にくらべて約65％の入院料アップ（1日：28,000円）となる。これに精神療法料やその他の加算可能な診療費（例えば，mECT）を加えると月請求額100万円を超すことも稀ではなく，高額医療費還付制度*の対象となるケースも少なくはない。

*高額医療費還付制度

この入院料の新設から1年間，これを取得した医療施設は千葉県精神科医療センターただ1つで，あれはこの本の著者のみに取得可能な基準だと悪口を言われた。

表1　精神科救急入院料

(1) 対象者等
措置入院・緊急入院・応急入院の患者
又は新規入院患者
(2) 診療報酬点数
1日につき2,800点
(3) 算定期間
入院日から3ヶ月まで

表2 人員配置基準とCPMCの充足状況
(平成14年5月届出時)

区分	基準	当センター届出状況
看護師の配置	2:1以上 夜勤2名以上	50床に対し37名 〈1.5:1〉 夜勤4名(一病棟2名)
医師等の配置	医師16:1以上 常勤の精神保健指定医 5名以上 精神保健福祉士 2名以上	医師50床に対し8名 〈6.2:1〉 常勤の精神保健指定医 8名 精神保健福祉士 6名

表3 精神科救急入院料取得病院

1)	千葉県	精神科医療センター	H14.5.1
2)	財団法人	沼津中央病院	H15.1.1
3)	財団法人	松山記念病院	H15.2.1
4)	国立	肥前療養所	H15.3.1
5)	医療法人	瀬野川病院	H15.4.1
6)	大阪府立	精神医療センター	H15.4.1
7)	財団法人	東京武蔵野病院	H15.4.1
8)	医療法人	総合診療センターひなが	H15.5.1
9)	石川県立	高松病院	H15.8.1
10)	群馬県立	精神医療センター	H15.8.1
11)	国立	療養所鳥取病院	H15.9.1
12)	栃木県立	岡本台病院	H16.1.1
13)	神奈川県立	芹香病院	H16.4.1

表4 設置等の基準と当センターの充足状況

施設等の基準	当センター実績(平成14年度)
① 60床以下,半数が個室	2看護単位,50床 個室半数以上(26床)
② 新規入院の60%が非自発入院	99.3%
③ 延べ入院数40%以上新規患者のもの	96%
④ 措置入院を除いた新入院患者のうち40%以上が3ヵ月以内に自宅へ退院	63%
⑤ 救急外来診療が常時可能。休日・夜間等の診療件数が年間200件以上	年間1,188件 すべての入院形式の受入可能
⑥ 地域での1年間の措置入院,緊急措置入院,応急入院の新患の25%以上の受入れ	36.7%

表5 実施状況の主なもの(平成15年度実績)

基準	当センター実績
① 年間の新規入院患者の6割が措置,緊急措置,医療保護,応急入院	99.7%
② 延べ入院患者数の4割以上が新規患者のもの	85.4%
③ 措置入院患者を除いた新規入院患者のうち4割以上が3ヵ月以内に退院し在宅へ	74.1%
④ 精神疾患に係る時間外,休日における診療件数(電話再診を除く)が,年間200件以上	976件
⑤ 地域での1年間の措置,緊急措置,応急入院の新患の4分の1以上を受け入れ	42.3%

表6 千葉県における非自発入院患者の入院状況（平成15年度）

		年間措置入院件数	応急入院届出件数	年間医療保護入院件数	計
千葉県全体	千葉県	170件	32件	5,257件	5,459件
	千葉市	34件	38件	1,164件	1,236件
	計	204件	70件	6,421件	6,695件
当センター		88件(43.1%)	28件(40.0%)	374件(5.8%)	490件(7.3%)

千葉県全体病床数：13,194床

現在全国で13病院が取得し，そのうち私立病院が5である(表3)。これは上で述べた，急性期重視のトレンドに経済的インセンティヴがともなったということを示す。

この基準は一見したところハードルが高いようにも見えるがよく見るとそうでもないことがわかる。比較的規模の大きな病院では，指定医のやりくりは可能であろう。個室が50%以上という基準が難しいというが，本書で述べているように救急・急性期の入院治療を大部屋でやろうというのがそもそも論外なので，千葉県精神科医療センターでは創立当時(40床)から丁度50%。その後10床増床しても50%になった。だから，合理的に考えればそうなるという話で，厚生・労働省が考えても大体その程度にはなるというものとたまたま一致しただけである。

精神科救急医療圏の措置等の何割かを受け入れなくてはならないという条件も，医療圏の設定次第でかなり融通が利くと思われる。

千葉県精神科医療センターでの実績は表4～6に示す。この場合の母数は千葉県と政令市である千葉市が救急医療圏として重複し，そこでの発生件数が加算されている中だから，通常の精神科救急医療圏での仕事に比し2倍働いていることになる。

経済的な貢献という意味では極めて高いものがある。図2,3は医療収益対給与費の比率だが，平成15年度予測で85%以下まで低下する。この数字は全国の都道府県立精神科病院で，他に比肩するところがあるとは思えない。あったら是非ご教示願いたい。

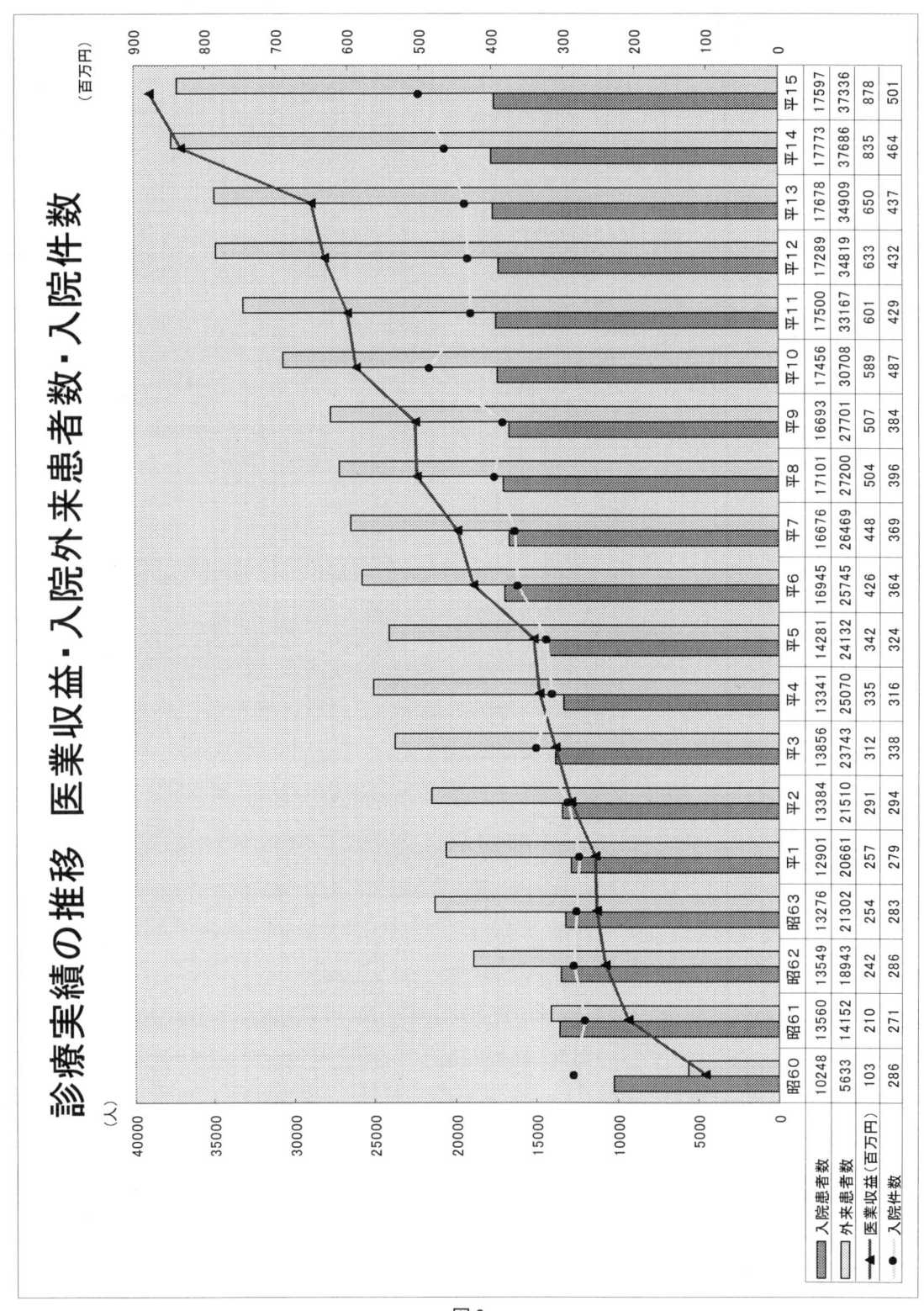

診療実績の推移　医業収益・入院外来患者数・入院件数

(百万円)

	昭60	昭61	昭62	昭63	平1	平2	平3	平4	平5	平6	平7	平8	平9	平10	平11	平12	平13	平14	平15
入院患者数	10248	13560	13549	13276	12901	13384	13856	13341	14281	16945	16676	17101	16693	17456	17500	17289	17678	17773	17597
外来患者数	5633	14152	18943	21302	20661	21510	23743	25070	24132	25745	26469	27200	27701	30708	33167	34819	34909	37686	37336
医業収益(百万円)	103	210	242	254	257	291	312	335	342	426	448	504	507	589	601	633	650	835	878
入院件数	286	271	286	283	279	294	338	316	324	364	369	396	384	487	429	432	437	464	501

凡例: 入院患者数／外来患者数／医業収益(百万円)／入院件数

図2

医業収益対人件費率

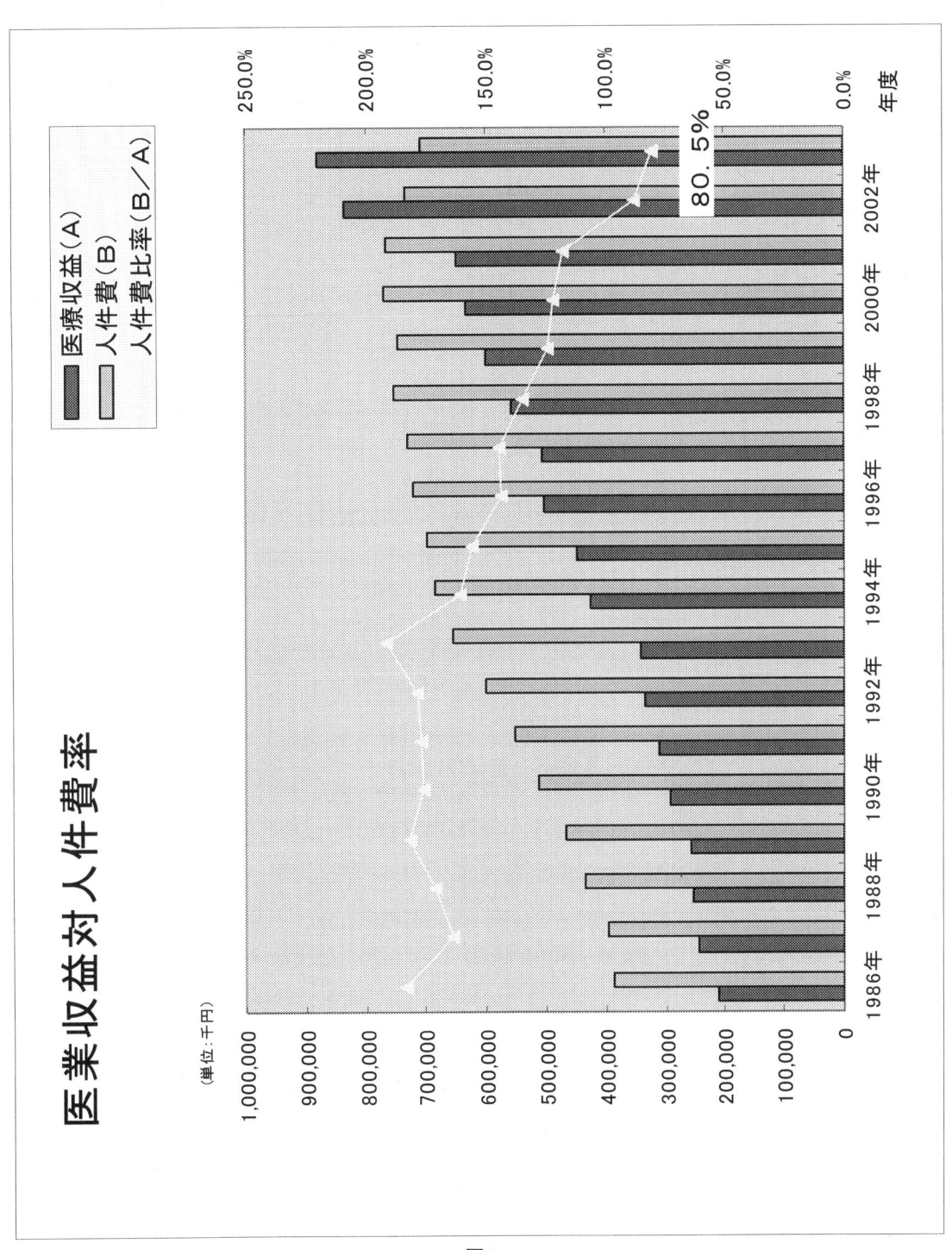

図3

新設の入院料を取得した病院に民間病院が多いことは何を意味するだろうか。公立病院の旧態依然たる経営感覚か，民間精神科病院の素早い経営感覚か，いずれを示唆するのかわからないが，これからの精神科病院の経営を切実に皮膚で感じている経営者の判断を私は重視したい。我が国の精神科病院の殆どが民間病院で成り立っているのだから，この病院群が変わらなければ日本の精神科医療サプライ・システムは変わらない。私はそのほうに期待を持つ。なぜなら民間のほうが現実感覚を持っているから。

　医療費政策の変化とともに，もう1つ重要な政策的動きがある。「触法精神障害者」に関する新法である。これが実施に移されると，自傷他害患者の措置入院先としての精神科病院の位置づけは相当変化するだろう。日本精神病院協会が，新法に賛成した最大の動機は社会的危険予防に私立の施設が責任を負うことに対して「お役ご免」を宣言したいからであろう。もともと民間病院の措置ベッドは国立・都道府県病院の代換として暫定的に取られた政策だったはずで，ここで本来の姿に戻るのなら，多分民間病院は措置ベッドを返上することになるのだろうか。そこへさらに，社会的理由による長期入院を返上したらなにが残るか。考えるまでもなく，「治して帰す」という病院本来の基本方針に戻るしかない。これを営業方針と言い換えてもよく，上述の現実感覚とはこのことを指す。

　一方で，自治体立病院の動きは鈍いとしか言いようがない。他害事例は「触法施設」へ。救急・急性期は先進的な民間病院へという変換を遂げて行き，今でもかなり顕著になっている「民間のほうが良い医療を提供している」状況が進んだ時に，一体自治体病院の存立理由はなんだろうか？　私はあまり残されていないように思う。速やかに精神科救急医療圏をこしらえて，その中の基幹の役割を引き受けることだ。

3.　どういうシステムを構築するか――

　基本的なコンセプトは以下のようになる。

◇精神科病院を，もう一度「病院」として再生させること

　ここで，どうしても決断しなくてはならない選択がある。つまり，上で描いたモデルのような典型的な日本の精神科病院の果たしている機能のうちで，どれを取り，どれを捨てるかという選択だ。

　誰が見ても，精神科病院の一番病院らしいところは「回転」部分だから，ここを切りだすということになる。

　しかし，そのことが残りの長期慢性療養者を捨てることにならないか？

　ならないという保証はないが，それを考えるのは精神科救急の設計者の責任ではない。

　とはいうものの，一応の弁明は必要であろうから，この長期慢性療養者なるものについてまとめておく。これらの人々は

　1)　その一部に本当に重症な精神症状を持った患者を含んでいる。この人達に必要なのは生活能力の高度障害への全面的な「介護」である。この人達の占めるパーセンテージは少ないが(間違いなく10%以下，多分3%以下だろう)，手はかかる。

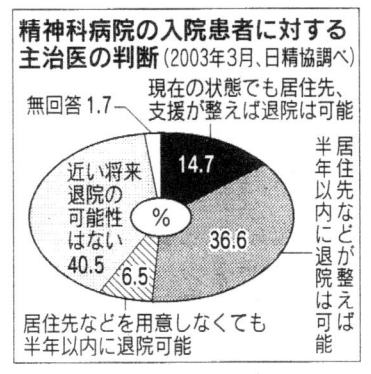

図4
（日本経済新聞より）

この人々の処遇には、重度心身障害者の施設に準ずるような施設のほうが、精神科病院よりは適している。

2) 約1/3の人は、年に何回かの症状増悪のために、「急性病棟」の厄介になる。それ以外の時間には、おおむね普通の暮らしを保護的な環境のもとではできる。ケア付きアパートと近くの精神科診療所、それと連携した精神科救急病院があればサポートできる。

3) 約半数近くは、病気はほとんど治っているか、睡眠障害、不安、憂鬱その他の症状がたまに出るが、急性病棟の世話になる必要はない人々である。つまり、療養者であるよりは生活者である。この人達は、引き受ける家族があれば退院できる。いないから病院にいる。共同住居があればそこへ退院すればよい。

2003年9月11日付け日本経済新聞には日本精神科病院協会の実態調査が紹介されている。図4がその結果である。この記事の見出しでは1割強が「社会的入院」とあるが、この図を見る限り、1割とは読めない。「近い将来退院の見込みはない」を除いた6割強を「社会的入院」と見るのが実態であろう。

4) 長期療養者になってしまった原因を、一元的に疾病に求めることには無理がある。精神科病院が与えた医療の質によって、結果にかなりの違いが生じる。慢性精神分裂病の意欲の減退、自主性の喪失等は長期収容の産物であって、疾病によるものではないという説は十分な説得力をもつ。

5) 「長期慢性療養者」になってしまった遠因をたどれば、そもそも病気になりたての時の初期治療のやり方がおかしかったことに責任があるとみられるケースが多数存在する。

——こういう特徴を考えると、長期慢性療養者は精神科救急の設計開始時には、そのまま待ってもらうことになる。しかし、システムが整備されて、精神科救急を中心とするリハビリテーションネットワークができるに従って、その人達にもサービスが及ぶ。

それに、上記の2)3)の患者達を病院が積極的に退院させれば、その人々は即刻精神科救急のお客さんになる。そういう呼応し合うものがなければ、「見かけ上の」

deinstitutionalizationに乗じて，本物のdeinstitutionalization——慢性病棟から地域への人口移動——を結果させるという戦略は失敗する。

◇精神科救急は地域精神科医療サービスのネットワークの網目の一つである。

新規ケースフローチャート（2003年4月1日〜2004年3月31日）

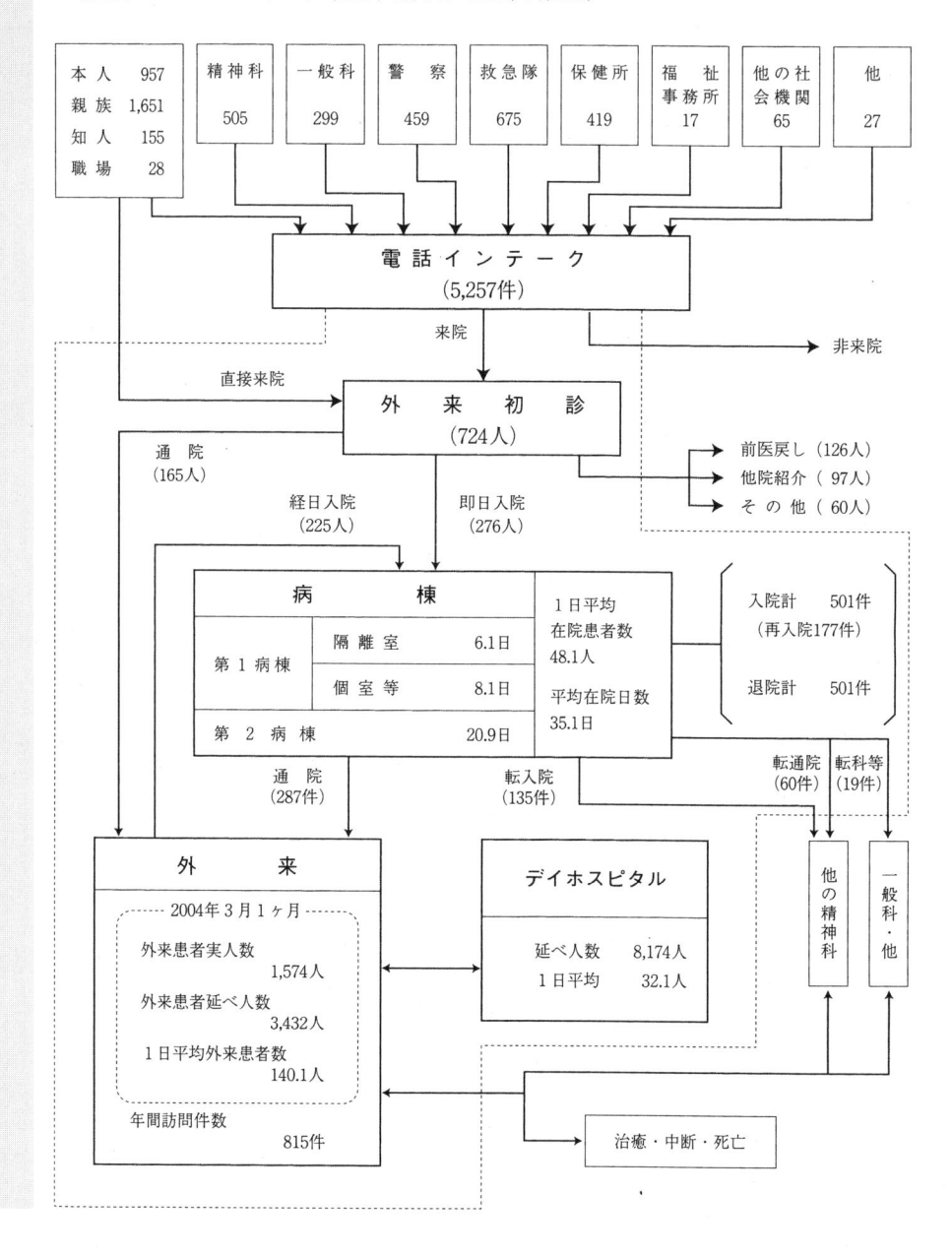

```
本人    957   ┐
親族  1,651   │ 精神科  一般科  警察  救急隊  保健所  福祉     他の社会  他
知人    155   │  505     299    459   675     419   事務所    会機関    27
職場     28   ┘                                      17        65
                        ↓   ↓    ↓    ↓     ↓      ↓        ↓       ↓
                          電話インテーク
                            （5,257件）                  → 非来院
                        来院 ↓
              直接来院    外 来 初 診          → 前医戻し（126人）
              ────→    （724人）            → 他院紹介 （97人）
                                               → その他  （60人）
           通院        ↓         ↓
        （165人）   経日入院    即日入院
                  （225人）   （276人）
                     ↓          ↓
                   病    棟          1日平均      入院計  501件
                                    在院患者数   （再入院177件）
                  第1病棟 隔離室 6.1日  48.1人
                         個室等 8.1日  平均在院日数  退院計  501件
                  第2病棟       20.9日  35.1日
                     ↓          ↓                転通院   転科等
                    通院       転入院             （60件） （19件）
                  （287件）   （135件）              ↓       ↓
                     ↓          ↓                他の     一般科
                   外   来      デイホスピタル      精神科   ・他
                 ─2004年3月1ヶ月─
                  外来患者実人数          延べ人数  8,174人
                     1,574人              1日平均   32.1人
                  外来患者延べ人数
                     3,432人
                  1日平均外来患者数
                     140.1人
                  年間訪問件数
                     815件                → 治癒・中断・死亡
```

D. 精神科救急病院の設計図
―ソフトウェアを中心に

精神科救急病院のプランニングのうち，機能面から見たソフトウェア的な設計図を以下の 6 セクションの順で記述する。

①クライシスチーム・地域チーム，②救急外来，③短期入院病棟，④デイホスピタル，⑤宿泊施設，⑥インテーク・ホットライン

言うまでもないことだが，こういう 6 部門が，一体となって活動することが一番重要なことであり，そういう統一的・連続的な運用の障害になるのであれば，6 つ全部を揃えるよりは邪魔な部分を切り捨てたほうがよい。どんなに素敵な部品を持っていても，それらを有機的・機動的に患者の流れに沿って構成し運用するだけのリーダーシップがなければ，各個ばらばらのまま宝の持ち腐れになる。

巻末資料に示したのは，著者が昭和 56 年に民間精神病院から千葉県に「精神科救急医療施設」を作るべく奉職したときに，千葉県の衛生部長のところへ携えていった文書である。20 年前の古文書だが，考えていたことはこんなものだったということを示すために掲げておく（資料 10）。

*☞ 資料10

---

1. 精神科救急の 6 セクション

精神科救急に必要とされる機能の一覧表を見て貰いたい（表 7）。

表 7 精神科救急に必要な機能

	機能	スタッフ	利用時間	備考
①	地域チーム crisis team	医師，ナース，PSW	デイタイム	移動巡回チームの機能を持ってもよい
②	救急外来 walk in clinic	医師，ナース，PSW	（できれば）24 時間	総合病院付設がベスト
③	短期入院病棟 emergency ward or psychiatric I. C. U.	医師，ナース，PSW	24 時間	病床数は 4〜40 床の範囲で選択可能
④	デイホスピタル day hospital	OT，PSW，ナース，医師	デイタイム	
⑤	宿泊施設 crisis hostel	?	?	日本の現法制下では管理運営に難？
⑥	インテーク＆ホットライン telephone intake & hot-line	PSW	24 時間	外国では 20〜30 名編成のボランティアがやっている所もある

1) ナース：保健師，看護師
2) クライシス・ホステルについては，「共同住居」「ケア付き住宅」などの利用可能性と，医療機関としての救急病院の性格との整合性など，今後の課題が多い。

これを全部セットで持っている病院は，世界中でもほとんどゼロのはずである。以前，アメリカの精神科救急のハンドブック* で，アメリカ中の有名病院の名前が十いくつか並べられていて，この 6 部門の設置の有無に○と×をつけた表を見たが，全部揃えている病院はなく，「これを全部揃えるのはユートピアプランだ」と書いてあったから，この世にはないものなのであろう。余談だが，著者は千葉県精神科医療センターを作るときに，国内文献では何もないので，主にアメリカの本を沢山読んだ。だから，自分ではアイデアはアメリカから借りたと思っているのだが，過日ニューヨークのマウントサイナイ病院のプロフェッサーが当センターを訪問して，「こういうものが世界中でどこかにあるか？ あったら教えてくれ」と言われて困ってしまった。「そっちから教わったつもりだ」と答えたが，ヘンな顔をされた。書物だけで作ったから元とは違うものになってるかも知れない。断っておくが，彼が「こういうもの」と言ったのは「このように優れたアイデアの」という意味である。一度行って見てこないといけない。もしかすると「作り方を教えろ」と言われるかも知れぬ。

*☞ 文献3

これらのセクションを，必ずしも全部揃えることはない。と言うのは，精神科救急をやる地域の状況に合わせて，これらの部門を単独で，またはいくつかを抜いて作っても構わないということを意味している。例えば，救急外来とクライシスチーム，デイホスピタルと PICU，PICU とクライシスチームなど。

本当は，総合病院の中に精神科の救急外来と 10 ベッド程度の短期病棟を作るのが，ベストの選択である。受診者の便からも，施設の重複によるムダを省くと言う意味からも，ヴァイタルリスクの高い患者が搬入されたときに，他科の応援を求めやすいという利点からも，総合病院あるいは救命救急センターに付設するというプランが最も合理的である。

さらに言えば，総合病院にとっても，救命救急センターにとっても，精神科のコンサルテーション・リエゾン* の働きというのは，日々に必要性の増している領域である。実際にそういう要請を受けることもしばしばある。精神科救急と他科の連携の必要性は今後ますます増大こそすれ減少することはない。

*コンサルテーション・リエゾン

しかし，最も合理的と思えるこのプランは，我が国の現状ではほとんど実現性がない。何故か。総合病院の中での精神科嫌いが甚だしいからである。精神障害への差別感や偏見が一番強い職業は医師ではないかしらと思うぐらいに「精神科排除」の圧力は強い。とはいうものの，この事態の原因は必ずしも「偏見」の所産とのみ言いきれない要素があり，むしろ精神科医が今までにやってきたことにその責任があると見なせないこともない。

精神科が自らメディカルソサイエティーに背を向けて来なかったかと問えば，必ずしも「NO」とばかりは言い切れまい。

精神科救急病院を作る時に，伝統的な精神病院から「回転部分……病院らしい部分」を切り出すのだと言う以上は，これはある意味では「**精神科医療のメディカリゼーション**」であると考えられてもよい（いわゆる「反精神医学*」とは対極にある思想だ）。

*反精神医学

そこには，「ちゃんと治す」技術を打ち立てて，再度か歴史上初めてかよく分からないが，医学の中にリハビリテーション* を果たそうとする精神科医の意志がある。それをやらないで，「他科の医者のわからずや」を非難していても始まらない

*リハビリテーション

＊総合病院精神医学

ような気がする。
　そういうわけで，総合病院のなかに作らせてもらえそうにないから，6つのセクションを組み合わせたり引き抜いたりしながら精神科救急病院をこしらえる以外に方法がなかった。
　これからは，少しずつ変わるかもしれない。

医学の中にとどまれるのか？　──アメリカ専門誌から……
　Archives of General Psychiatry（March 1997）の展望欄（perspectives）にトーマス・デトレとマーガレット・マクドナルドの記事が載っている。上で書いた「医学の中の精神医学」とおなじテーマでひどく辛辣なことが書いてある。要約すると；
　(1) 医学生物学とも患者個人や家族とも直接関係のない雑多な現象に，精神医学を無秩序乱雑に適用することが精神医学という専門性を希薄化する。
　(2) 多職種化した臨床業務がルーティンとなると，下方への脱中心化（downward decentralization）が避けられず，下位レベルの職業人が医者の専門守備範囲であった責任を引き受けるようになる。
　(3) 脳と心に関する新しい知識が，精神医学と神経学の結婚を必須のものとした。
　という主張をこの論文の10年前にも書いたが，そういう事態の進行をマネージド・ケアの盛行が促進し，彼らの警告通りだというもの。以前なら多職種治療チーム（multidisciplinary treatmen team）のメンバー全員に支払われた費用を，今や保険会社は精神科医分は払わない。高価なメンバーはいらない，医学部卒業の金のかかる修行した人に頼まなくてももっと安価な職業人で間に合う，と保険会社は考える。著者らの説では，今や多方面から包囲されている。精神科医でなくてはできない治療技術というものが，実際にはなきに等しいのではないか？と。向精神薬の処方は投与法マニュアルのおかげで一般開業医（GP）でもできる。（我が国ではろくなマニュアルもないのに，大分前から精神科以外の開業医が抗不安薬を大いに使っている。精神科開業医の新世代の抗鬱薬の多種多量投与はもはや何らかの規制を要するような事態を迎えた）。
　さらにこの著者らの主張を追うと，有効性のほぼ確立した精神療法的手技も規準化・マニュアル化されているから，ある程度インテリジェントで意欲のある「ジェネリック・セラピスト」で十分。ECTは精神科医に残された殆ど唯一の医学生物学的治療手技だが，これまた救急医，最近では救命救急士ができるようになった除細動カウンター・ショックにくらべて難しいことはないという。
　かかる重囲を脱出して精神医学が21世紀に医学の一専門部門として独立を保つには，猛烈な勢いで前進している脳科学・認知科学と合流して，名称もclinical neuroscientistと名乗れ。という，なんとも挑発的だが全く根も葉もない事実をならべているのではないことは，了解される。
　本書での文脈に戻ると，精神科救急という他科には真似のできない領域を開拓して，そこを沃野に替えることで精神医学の専門性を守備するための一前線とするということになるだろうか？　このフィールドは，急性期精神病というa. 他科では扱えず，b. 身体医学的管理が必要で，c. 脳の機能不全と精神機能の関連が観察可能であり，d. 高度の脳機能観察用機器の導入の可能性が高い上に，e. 精神科専門

医（今はないが，精神保健指定医をこれに準ずるものと考える）が常駐しなくてはならない，という専門性主張の強力な根拠を備えている。

2. ソフトウェア

以下各部門毎に説明する。これが，いわば精神科救急病院設計の内のソフトウェアでもある。

1 クライシスチーム・地域チーム

病院で待っているのではなく，こちらから出て行くチームである。いわゆる「危機介入」理論が基本的コンセプト。大火になる前にボヤで消し止めようという考え方だ。

精神病の発病は，突然に起きるように見えるが，いくつかの出来事の連鎖があり，それらが一つずつ悪いほうへ悪い方へ加速度的に堆積して行き，さらにもう一つダメ押し的な何かがあってカタストロフに至る。最終的な事態に発展させないためには，悪化要因（precipitating factor, PF）の数を減らして危機の水準を引き下げればよい。一つ手前の状態に戻してやれば「全面的，徹底的解決」がなされなくても，その段階での自律的回復過程が働くはずである。したがって，ターゲットは直近のPFの解決であり，古い昔の葛藤の解決に力点を置くべきでない。ヒア＆ナウが原則になる。

＊ precipitating factor

こういう仮説が危機介入の実際で本当に有効的に発揮するかどうか，著者は断定するだけの経験を持たない。この理論は間違っているとは思わないし，個人的体験ではうまくいったケースも沢山ある。けれど，この理論を実践に移すには相当の熟練を必要とするだろう。とても今の日本のメディカル，コ・メディカルの力量では無理ではなかろうか。

何故無理か。日本では精神科救急の実践の蓄積がないからである。まるで循環論法だが，ほとんどだからしかたがない。コミュニティーケアという仕事は少なからぬ場面で精神科救急の仕事と同じ様相を呈する。そういう場面にスタッフが個人であるいはチームとして参加することを重ねる中で，実務を進める際の「指導原理」のようなものとして出てきたのが，クライシスセオリーであろう。理論は後からついてきた。「危機介入の理論と実際」などという表題の書物をいくら勉強したって分かったことにはならない。

これから実践が始まる。参考とはすべきでも金科玉条とすべきではない。

我が国の精神医療・保健の現状の中で，現実的・実務的に組み立てるとしたらどういうことがやれるかをよく検討して課題（TASK：後述）を切り出す作業をしないと画餅に終わる。さらには，その精神科救急施設のある場所の諸条件の検討もいる。キャッチメントエリアの「地域精神保健ネットワーク」の力量，中でも保健所その他の精神保健スタッフの実力の程度を見極めてかかる事が重要だ。

ただし患者を地域内でケアするネットワークの力量を厳しく評価しておくことは，それをそのまま現状のままで固定させておくことではない。精神科救急のネットワークと精神障害者のリハビリテーションネットワークとは，同じコインの裏表であ

るから，精神科救急が働くことによってその地域の「地域精神保健ネットワーク」が活性化し，患者が社会で生きられるように助ける力が強くなるような方向性を常に維持しなくてはならず，「評価」は相互の連携，協力システム構築の準備として重要なのである。

この仕事を組み立てる際，事前に考えておくべきことを列挙しておくと，
1) 病院から出て行くサービスの手をどこまで伸ばすのか。
精神科救急病院が未来永劫エンドレスに援助の手を差しのべることは出来ない相談だ。どの程度になったら手を引いてもいいのか，あらかじめ目標とそれに要する時間を設定しておく。
2) 目標が達せられるか，時間が切れたかした後どうするのか。そのまま放って置くのか，だれかに後を頼むのか。
3) 後を頼むとしたら，誰に頼むか。地域のエージェントとしては誰が適当であるか。
4) 出て行くチームの構成は？　——医者，PHN*，PSW* が単独でか組み合わせてか。

＊PHN，＊PSW

クライシスチームのヴァリエーションとして，アメリカの大都市では，医師，PSW，ナース（男），警察官（無論武装して）が同乗して，装甲車のような車で巡回するというのもある。これほどの装備は日本ではいらないだろうが，移動する地域医療班という考え方がいずれ必要になる時代が来るかもしれない。

本書は都市対策としての精神科救急論が本旨だから，やや逸脱した話だが，たとえば過疎の農山村での老人の自殺予防などの活動を広域巡回班でやるといった発想も一種の精神科救急の中に入るだろう。

モバイル・チームによる精神科救急は例えばアムステルダムの長年の実績などでその有効性（治療的なまた入院の必要性を減らすという意味で）は実証済みである。精神保健福祉法の改正の際に（注；法の条文等）病院からの往診入院が可能か否かが議論された。当時の厚生労働省の担当課長は「この改正によって今後精神病院からの往診入院はできなくなる」と公言していた。この精神保健福祉法34条改正の際の議論はおそろしく粗雑なものであったから，この種の放言に近い発言が有効性を持つのかどうか疑問であるが，もしもそうなら，巡回班編制による精神科救急はほとんど不可能となる。

モバイル・チームの存在すら知らずに患者搬送の議論を進めた気配が濃厚である。あたかも病院からの往診・入院のすべてが人権侵害事件の温床であったかのような誤解がまかり通ったものと見える。事前に十分事情を確かめた上で病人の利益のために往診すること，またそこで事態が深刻化していれば医療保護入院によってみずからの病院に入院させることは，熱心で良心的な医療行為であり，実際に今でも実行している病院（例えば，大阪の澤病院）は今でも健在だ。

その一方では，初見の可能性の高い精神保健指定医が，医療保護入院を入院先の病院管理者・院長の判断に先行して決定できるという，従来精神病院管理者・精神病院勤務指定医にとって人権上の最重要な権限とみなされてきたものをそこないか

ねず，ひいては人権侵害事件にも結びつく可能性のある改正を行っているのは全く首肯できないことで，法改正の議論に精神科医として参加した人々の見識を疑う。

2 救急外来

救急外来で勝負をつけるのか，後ろに病棟を持っているのかで多少デザインが変わる。一晩に10人以上の救急精神患者が搬入されて，どんどん手早く鎮静させてサッサと帰すような状況には日本はまだなってないから，さほどハードな仕様にすることはないだろう。

受付けは常時可能にしておかなくてはならないが，看護の勤務シフトを24時間体制にする必要があるか。救急外来専門のスタッフを作るか，他のセクションの人員を引き抜いてくるのか。

入院ベッドがない場合には，24時間程度のホールディングベッドを用意できるかどうかも検討に値する（その場合，医療法上は入院扱いになるのかどうかの検討もいる）。

救急外来は常時待機の窓口としての機能と同時に「入院代換手段」の機能も持たなくてはならない。**精神科救急病院は入院以外には治療と保護が出来ない患者に対しては，常時ベッドを用意していなくてはならない**。これを言い換えると，入院ではなくてもやれる患者は入れるなということである。

そのことはとりもなおさず，入院させずに治療する技術力を高める必要があるということだ。クライシスチーム，後述のデイホスピタル，クライシスホステル，ある意味ではホットラインもこの入院代換手段の一環を担うセクションである。

これらは，初診の患者だけではなく，退院者の再発，再入院を防ぐ手段にもなる。つまり，**こういういくつかの機能群は，短期入院病棟を満杯にしないという目的を持って配置されたワンセットの支援部隊**だということである。入院前と退院後，入口と出口にその部署がある。

入院代換手段として救急外来を位置づけると，どんな事態が予想されるか，始まりかけた，あるいは始まったばかりの分裂病は極力ここで治したい。鬱病性昏迷でも，自殺企図が切迫していなければ救急外来室で治療できるものも多い。どちらにしても，時には毎日，少なくとも週2〜3回の通院になる。

多少不穏な人でも，ウロウロ歩き回るのにこっちも付き合ってウロウロしながら段々落ち着かせて話を聞き出したり，こっちの話を聞いてもらったりする。

いくら精神科でも救急というからには，怪我したり身体合併症をもった人も来る。救命処置の必要なこともある。こういう諸々の要求に応じるには，ハードウェアにも工夫がいる。詳しくは後で説明する。

3 短期入院病棟

外国文献では，精神科ICUと呼ばれているようだ。PICUと言いたいところだが，周産期ICUに先を越されてしまった。精神科医はいつもグズグズしている。

この短期という意味が問題になる。それとIntensiveの内容も問題になるだろう。

まずは期間の設定から――

こう書くと必ず「期間を設定するとはなにごとか！」と言い出す石頭がいる。病気の治癒期間にあわせて入院期間が決まるので，その逆はオカシイという訳だ。こういう人は，「日本の精神病院の平均在院日数500日は，疾病固有の治癒期間によって決定されているのか？」と反論しておけば十分だ。

精神科救急病院に許容される入院期間は，病床数と年間入院者数で一義的に決まる。

50床あって，年間500人入れば一人平均36.5日で出なければならない。入院件数が増せばもっと短くなるし，減れば長くなる。この期間に治らなければ，よその施設に頼むしか仕方がない。そういう移送先の病院が沢山あるのか，それらの病院群とネットワークが出来ていて，行政も予算を出しているのか，なども重要な決定因になる。

急性精神病の治療に必要な入院期間はどのくらいか，だれも正確には答えられない。しかし，経験的にはほぼこのくらいとは言える。

初発の分裂病であれば，3〜4ヵ月で大体退院できていると言ってもそんなには常識から離れていない。躁鬱病の病相期の長いものでは半年はかかることがあるから，むしろ感情病のほうが精神科救急泣かせである。

大体2ヵ月，ないし3ヵ月を入院期間のタイムリミットとしておけばよいであろう。個々の患者の病状やそのときの入退院状況によっても多少はズレることを許容するとしても，ルールとしては明示しておく必要がある。特に利用者への説明はしっかりしておかないと後で困ることになる。

以下の記述はクリティカル・パスなる軍事用語由来らしき外来語が我が国の主として看護畑から侵入し，病院機能評価などでも極めて重視されるようになるのより，ずっと前に書いたものである。現在，本書を改訂するにあたり，この記述の標題をクリティカル・パスと変更しようかと思う。中味は全然いじってない。これがクリティカル・パスである。

クリティカル・パスとは通路である。最短時間で要地（軍事的に重要な地点）に到達するために通過しなくてはならない峠や渡河地点や隘路等々を経由して行く経路である。そして，それぞれの地点を何時何分に通過しないと間に合わないというタスクが発生する。勝敗を分けるような重大な分かれ目になる経路と経過地点だから，クリティカル（決定的）なのである。

クリティカル・パス

後のF．治療へのスタンスの項で詳しく触れるが，この治療期間を設定するという行為は治療の構成全体に決定的な影響をもつ。

重要なことは，とにかく時間を決めてしまえということである。時間を限ることによって「治療計画」が必須のものになる。その次には，「治療目標」がないと治療計画が立てられないことに，イヤでも気づかされる。

一定の時間のなかで，ある決められた目標を達成することを可能にするものを，「技術」と呼ぶ。

そこではじめて「治療技術」が登場し，その技術の良し悪し，適不適，上手下手を論じることが意味を持つ。技術が問題でないところでは，ヤブも名医もない。

表8　7軸急性期精神病病状評価尺度

1	睡眠
2	摂食・栄養
3	清潔の保持
4	衝動の制御
5	治療側との協力関係（治療同盟）
6	現実との関係の維持
7	意図と実現の能力

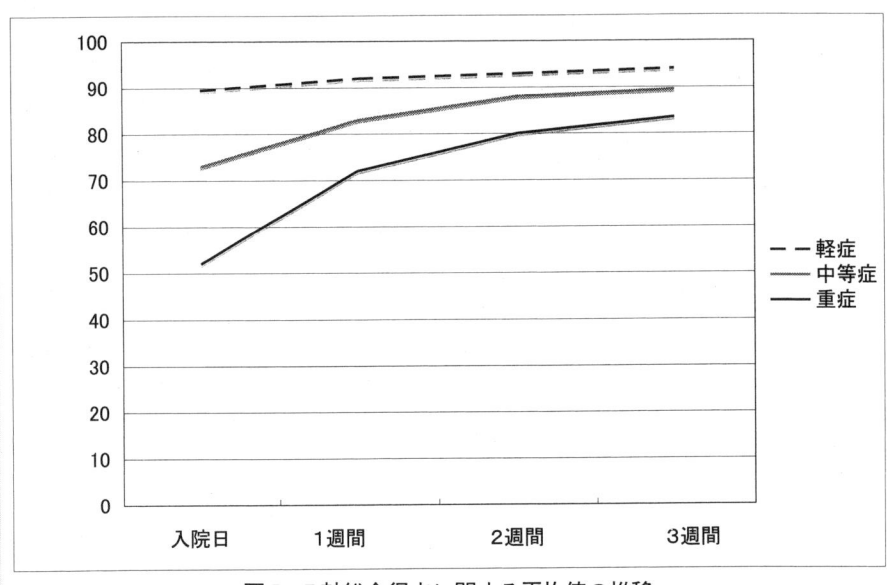

図5　7軸総合得点に関する平均値の推移

　時間の限定の中で目標を設定するのだから，精神病者の抱えている問題を全面解決するということは現実的な目標とはなり得ない。無論数日間で完全に治癒してしまう精神病も精神科救急には沢山入ってくるから，これは全部が全部ではない。しかし，圧倒的多数である分裂病圏の患者については，疾病的な観点からも社会的な観点からも，1回の入院で全部解決——言葉を換えれば無問題化——するのは無理な相談であることが多い。

　それをやろうとすれば，長い長い「療養生活」——時には終生療養になる。

　実際に期間を決めるときのやり方は，極端に言えば最初は任意に決めても構わない。例えば40日なら40日でやってみて，その結果をフィードバックして修正する。今度は60日にしてみる。更に修正して……と言う具合に柔軟に考えたほうが良い。それに，その病院の技術水準が上がれば時間は短縮できるのだから，決して固定的なものではないだろう。

　さらにその地域の精神科医療状況が悪化して，インプットが増加すれば短縮を迫られる。そのスピードに技術的な進歩が追い付かなければ，

a.　**ギヴアップする。**
b.　**もう一つ精神科救急病院を作る。**

表9 治療の3段階のそれぞれの課題

	Task-1 (autonomy)	Task-2 (relation to reality)
Phase-1	1. 睡眠の確保 2. 自発的な食事（咀嚼，嚥下ができること） 3. 排泄行動が自力でできる 4. 介助すれば清潔保持ができる	1. 安全感の保障 2. 時空のオリエンテーションの回復，「病院」にいることの理解 3. 少なくとも一人の医療スタッフと相互認知できる 4. 言語的交流の回復
Phase-2	1. 概日リズムの回復（しばしば睡眠時間延長） 2. 食事，排泄，清潔保持の自立 3. 着衣化粧などの自立	1. 医療スタッフとの良好な関係 2. 発病に至る過程を想起すること 3. できれば，想起したことについて話し合うこと
Phase-3	1. 睡眠・生活リズムの復旧 2. 病院外への外出，買い物などができるようになる(現金の自己管理) 3. クスリを自己管理する	1. 病院を出てからの予測される問題をスタッフと話し合う 2. 状況を評価する 3. 退院後の生活設計をする 4. 病院外の援助者を，事前に知っておく

c. 治療計画を含む病院のグランドデザインを変更する。例えば，後方病院へ委託するケースを増やすなど。

の3つが選択肢となるが，それまでの月日の間に，地域精神保健ネットワークの施設やマンパワーが強力に整備されたかどうかについて，この精神科救急病院にも責任があるということを忘れてはいけない。それを自覚してないとどの策も取り上げてもらえない。

入院期間を設定するだけで澄ましているのは「目標××日！」と呼号しているだけのことである。その目標を現実化するためには，設定した入院期間をさらに分割して，短い時間をいくつか切り出してその単位時間毎の治療目標を決めなくてはならない。言い換えるとTASKを設定する必要がある。

経験的にも，理論的にも急性精神病の治療は3段階に分割するのが適当であろう（表9）。

表でautonomy, relation to realityという2つの系を用いている。これは，精神病急性期の入院治療の全経過をこの2つの系に沿った尺度で評価することを意味している。何故そうなのかと，この3つの時期（therapeutic phases）の内容の詳細は後述する（G章）。

ここで重要なのは，——
1) 各段階（各時期）をゴチャマゼにしないこと。つまり，1が終了してから，2へ。それが達成されてから3へという風に一段階毎のケジメをつけていくことである（そうしないとどうなるかは，後述する）。
2) 各段階に要する日数の基準を，おおざっぱにでもいいから決めておく（例えば，第一段階10日，第二段階20日，第三段階20日）。

3) 病棟の作りも，この３段階がスムーズに進行するような物理的構造にする（Phase-2 では，個室が絶対条件，詳しくは後述：G/2）。

──の３点である。

4 デイホスピタル

デイケアと言わずにデイホスピタルと呼ぶのはなぜか？　ごく単純には翻訳の問題もある。試みに手元の英和辞書を引いてみよ。"day-care center" とは，託児所を意味する日常的な言葉である。母親が働いている間，子供を預かってくれる施設のことだ。

しかしこの言葉には「慢性分裂病者が家庭内にいては色々不都合なので，昼間は面倒を見てあげよう」というようなイメージがどうしてもつきまとう。生活も不規則になるし，自閉的な生活をしているとすぐに再発，再入院になるのでとにかく通うことだけを目的としてでもいい，今以上の改善を積極的に求めるという語感の言葉ではないように感じる。

親のなかにはハッキリ「小人閑居してはよくありませんから……」などという人もある。我が国の精神医療状況では，そういうやや消極的なデイケアの存在価値も大いにあり，それで再発が防止されているケースも沢山ある。

アメリカでも用語としてのデイケア派とデイホスピタル派の論争があった模様で，ほぼデイホスピタル派が勝利を収めたようにも聞く。あまり厳密に期間，プログラム，治療目的などを設定しないでノンビリゆっくりやろう，「そのうちなんとかなるさ」というおおらかな一派が負けたものとみえる。個人感情としては残念な気もする。

だが，精神科救急はセッカチ派である。デイホスピタルも医療のための施設だ。人手も金もかかっている。漫然といつまでも通わせて，いついつまでにこれだけの治療成績を上げるということがなくては医療技術とは言えず，したがって「医療費」の支払いの対象にはなりにくいだろう。「ずぅーっと面倒を見るのならそれは福祉じゃありませんか」というセチガライ議論にもなる。技術を売るという話になれば，必ず「時間，目標，計画」の話になる。

そもそも，精神科救急に何故デイホスピタルなのか？　デイケアというのは慢性分裂病患者のリハビリテーションの施設だろう？

──こういう人に納得させるのは極めて困難である。

どう説明するか……

一番分かりやすい説明。精神科救急では入院期間を短縮する。中には，症状の残っている人もいる。そういう人でも，面倒を見る家族がしっかりしていれば，夜病院にいる必要はない。夜は家で寝ればよい。仕上げは外来でやる。外来と言っても，隔週通院というような普通の外来とは違う。毎日通わせる「濃厚外来」である。昼間だけの入院と同じだから昼間の病院，つまりデイホスピタルだ。

財政，総務がこれを理解したので，千葉県精神科医療センターにデイホスピタルが付いた。

──この説明は，本質的には間違ってない。ただ，精神科救急は「半治り」で患

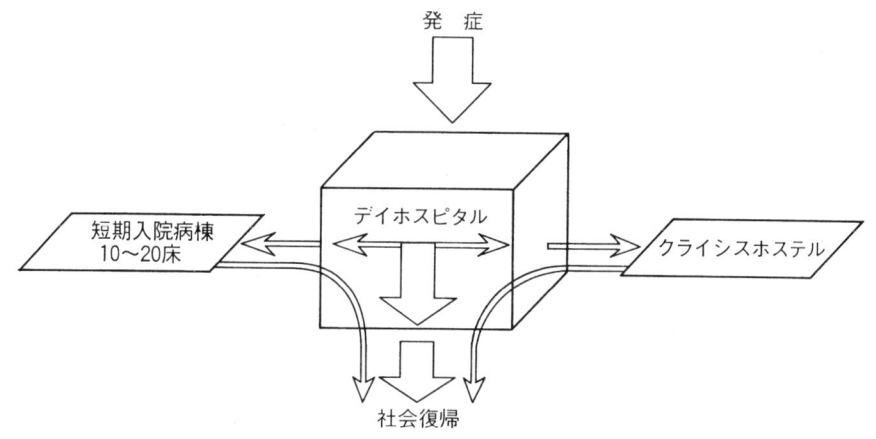

図6 デイホスピタルを中心においておいて構成した，精神科救急システムモデル

者を出すのかという誤解を受ける恐れはある。それが誤解である所以は後で述べる(G/3)。

　デイホスピタルも入院代換手段である。だから，プレホスピタルでも，ポストホスピタルでも使える。プレに使うのは今のところ難しいことが多い。アフターケアには極めて有効である。急性期終了後のフォロー，特に若年発症の分裂病者の学校や会社への復帰の準備には欠くことができない。

　精神科救急病院のプランの例として，デイホスピタルを中心に据えたものもある。図6に示すような設計*であり，救急受診者のメインストリームはデイホスピタルを通過する。これらの患者たちの受診時のデシジョンメーカーはデイホスピタルのスタッフである。デイホスピタルでも出来るものはデイでやってしまう。やれないものだけを両側に振り分ける。20床程度の短期入院病棟と宿泊施設・クライシスホステルに。

　この論文では，クライシスホステルは廃校になった高等学校の体育館を転用したとある。

　今日でも，外来だけで治療が可能な分裂病の症例は増えてきている。近い将来にも，例えば薬物がもう一段よくなれば，分裂病は外来の病気だという時代が来る可能性は高い。

　そういう場合の「外来」の在り様を考えると，技術的にもう一段進んだデイホスピタルが，全面的に精神病院にとって替わることもありうる事態ではなかろうか。

　精神科救急病院の中にデイホスピタルを組み込むときに最も重要なポイントは，救急外来→入院病棟→デイホスピタルという流れのなかに位置づけることである。各セクションがバラバラにそれぞれ独自の活動をしていたら，自閉的なタコツボがいくつか並んだだけのオカシナ病院になる。

　各セクションの連携が重要だということは，言うは易く行なうは難しの典型である。医者はチームプレイの練習なんかしてきていない。看護教育ではしきりにチーム医療を声高に論じている風だが，そういう論者が全然現場を知らぬときている。

　退院後デイホスピタルを予定している患者は入院中からデイホスピタルのプログ

*☞ 文献4

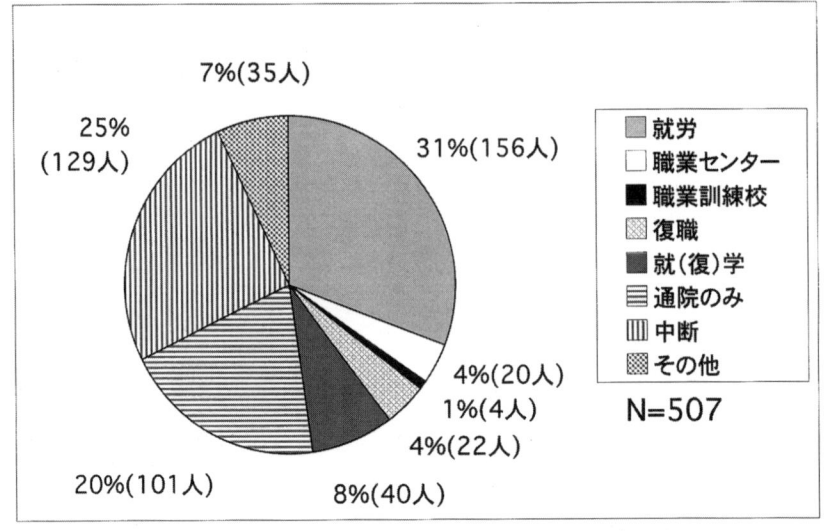

図7 デイ・ホスピタル（1985.8〜2003.3）

凡例：
- 就労 31%(156人)
- 職業センター 4%(20人)
- 職業訓練校 1%(4人)
- 復職 4%(22人)
- 就(復)学 8%(40人)
- 通院のみ 20%(101人)
- 中断 25%(129人)
- その他 7%(35人)

N=507

表10．デイホスピタル18年間の状況
（1985.8〜2003.3）

終了者総数	507人	男	346人
		女	161人
年齢	平　均		約29歳
	最　高		60歳
	最　小		15歳
平均在籍期間			15.7ヵ月

ラムに準備的に参加する。その「見学参加」に病棟看護婦が付き添って行く。同時にその患者についての情報交換もする。デイホスピタルのスタッフも常に病棟に出かけて，デイホスピタル向きの患者が隠れていないか，物色する。

　こういうような，スタッフ間のコミュニケーションが生き生きと保たれていれば，デイはデイ，病室は病室という馬鹿なことは生じない。

　精神科救急病院では，開放病棟をもつようなゆとりも必然性もない。レクと称する暇潰しをするには，それこそ暇がない。しかしそれでは余りにユトリがないではないかという人には，普通の精神病院では開放病棟が果たすような「文化的な」機能をデイホスピタルに期待することも可能である。例えばクリマスマ会とか，キャンプとか，文化祭とか。

　図7，表10に千葉県精神科医療センターのデイホスピタル18年間（1985〜2003.3）の実績を揚げておく。

　千葉県精神科医療センターのデイ・ホスピタルのバレー・ボールチームは三年連続で関東地区優勝し，全国精神障害者スポーツ大会に出場した。千葉県内での評判では，「あの人たち分裂病じゃないでしょう」というのがもっぱらであったと聞く。

身のこなしが軽やか過ぎるのだそうだ。クスリの量が少ないこと，非定型向精神病薬を服用している人が多いことなどの効果もあろうが，それよりも長期収容経験患者とそうでない人の違いだろうと私は思っている。

5 宿泊施設

リハビリテーションを目的とする「共同生活」と，いわゆる「クライシスホステル」と，そのどっちを考えているのか，決めなくてはならない。

この両者は実は同じものだという意見もあるだろう。クライシスホステルは「入院までは要さないが，寝るところと食事を提供すれば，入院を要するほどの病状に至らないですむ」患者を対象とすることになっている。生活保護費を3週間で使ってしまって，心細くなると「聴こえてきてしまって」入院してくるようなことである。この場合に，「入院ではなくて」という選択があるのは，病院がヒドク高価なものになっているというアメリカでの背景がないと分かりにくい話である。

日本では，今のところこういう事態を精神病院の開放病棟で十分対応できているから，わざわざクライシスホステルをつくる必要はない。どうしても要るのなら「救護施設*」を充実すればよい。ただし，現在のような日本とは様相が一変して，ホームレスが溢れるような世の中になれば話は別である。そうなるかならぬかは，土地政策と景気，それと「家族」の崩壊の程度の3つのファクターで決まる。したがって，本書の枠を超えてしまうのでここでは論及しない。

＊救護施設

これを書いてからざっと10年経った。日本もホームレスのあふれる国となった。ホームレス人口をセンサスで調査するのは不可能だから（住居がないものをどこで捉えるのか？），洋の東西を問わず推計値である。政府発表とNGO発表は常に10倍くらいの較差がある。日本では政府見解では数万となっているが，多分その数倍は発生しているのではないか？　アメリカの状況も変わりはない，どころか悪化している模様で精神科救急の専門の精神科医に状況を聞くのがなんとなくはばかられる雰囲気になってしまった。「ホームレス状況は少しはよくなった？」と聞いたら「横這いか増加！」と苦り切った顔で言われて横を向かれてしまった。

精神衛生法から精神保健法に法改正されたとき，あまり人権を重んじるとホームレスが増えるといっていた有名精神科医，有名教授さんたちの予想通りに我が国のホームレス人口が増大したのか？　もっともっと精神病床を増やしておけば，ホームレスの諸君は安穏な療養生活を送れて良かったのか？

今になれば，こんな議論は冗談じゃないと怒られるだろうが，精神科医療というものを社会病理全般一切合切の解決策であるかのごとく語り，また「研究」をし，さらに商売の種にする傾向が益々盛んになる風潮を見ると，冗談が冗談じゃなくなる可能性だって見えてくる。

ホームレスの増加を見て，安い家賃で宿舎を提供する業者が増えている。NPOを名乗っているので業者呼ばわりは不当であるかもしれないが，生活保護費の大半を吸い上げるような実態も一部存在する。それらの宿舎に統合失調症の人々が暮らしているのも希ではない。

リハビリテーション用の共同住居——「援護寮」のようなものは，**短期入院→デイホスピタル→その先**と来た流れに沿って構築できれば，精神科救急の視程に入ってくる。

だが，これを精神科救急病院にくっつけるのには，筆者は躊躇する。理由は，
1) 共同住居は，患者の自治が確保されないと有効性を発揮できない。
2) 精神科救急病院は精神病院の中でも，最も「メディカルモデル」優位の病院である。医師による医学的管理の原則が貫かれている。
3) 1)と2)を一つの施設の中で管理するなどという離れ業は私には出来ない。
4) それに，住居は住宅地の中に溶け込んでいないとまずいであろう。
5) いくら社会的生活能力を強化するという目標を設定し，だから「有期限だ」とルールを決めたとしても，一旦住み込んだらズット出ない人が増えるに決まっている。特に，県や市が作ればなおのことだ。

そういうわけで，この項はあまり論じる余地はない。

6 インテーク・ホットライン

外国では，こういうセクションはボランティアが30〜40人のチームを組んでやっている所もあるようだ。日本でも「命の電話」活動が盛んになってきてから，将来的には頼めるかもしれないが今は無理である。以下の業務を見れば何故無理かは分かるであろう。

1) **ふるい分け——triage**

*☞ 文献5

精神科救急の入り口で最も重要な仕事である。何をどう振り分けるかは図8*に示した。ホットラインに医者がはり付いていればこれを全部こなせるが，そうはいかないからPSWが受けて一旦整理し，最終判断を医者がする形になる。

2) **法施行事務に関する仕事**

入院形式毎のデュープロセスをきちんとやるには，専門職（精神保健相談員）が担当したほうがよい。旧法でいう「鑑定」（指定医二名による診察）業務をその精神科救急病院がやるのかどうかなど，事前に決めておく事柄は沢山ある。詳しくは後述する（J章）。

3) **クライシスコールへの対応**

クライシスコールといえばいささかカッコがよいが，実際に「死にそうだからたすけてくれ」という電話が入ることはほとんど無い。あることはあるが，それはそういう電話をかけるのが趣味の人であるからそれ相応の対応をしておけばよい。英語ではこういうのを"repeater"という。救急車のリピーターがいることも周知の通り。こういう手合いへの応答は「毅然，凛然，断固，確固，……」なんでも良いが，相手に巻き込まれずにその時可能な最小限の安全保証をして電話を切ればよい。

現実にかかってくる患者からのコールは，薬を一回分無くしちゃったからどうしたらいいか，次の外来の予約が分からなくなったから調べてくれ，薬を飲むと眠くなるけど大丈夫だろうか，等々全然ドラマチックでない話ばかりだ。妄想的な心配

```
          ┌─────────────────────┐
          │ 保健所，救急隊，警察，│
          │ 患者，患者家族，その他の市民 │
          └─────────┬───────────┘
                ( ホットライン )
              ┌──────┴──────┐
              ▼             ▼
        ┌─────────┐   ┌──────────────┐
        │ 医学的問題 │   │ 非医学的問題   │
        └────┬────┘   │(単純酩酊，夫婦喧嘩，│
         (インテーク)  │ 単なる家庭内暴力，その他)│
             │        └──────┬───────┘
             │               ▼
             │         ┌──────────┐
             │         │社会的影響大で│
             │         │あれば，警察へ│
             │         └──────────┘
```

図8 Triage

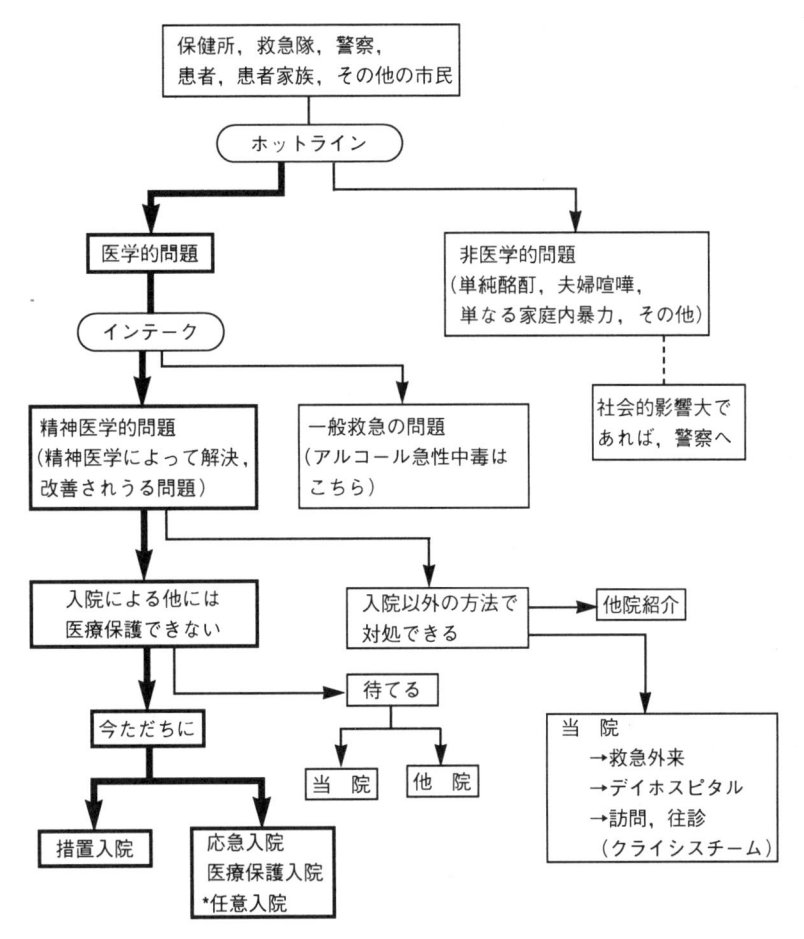

* 千葉県精神科医療センターでは，任意入院は行なっていない。

事で深夜に電話してきて「大丈夫」の一言を聴きたい人も多い。そういうコールに丁寧に応答することで，本当のクライシスに発展させないための電話だからクライシスコールという。

真のクライシスになっちゃった場合の電話は，本人からではない。

「団地の四階から飛び降りようとしているから，今足を押さえているところです」——これらに対しては救急隊か警察を呼ぶ様に指示することになる。

本人の受療意志があるか，拒否的ではあってもあまり抵抗しないか（出来ない事も多い……衰弱して）であれば救急隊に，救急隊もおっかなくて近寄れないのなら警察に出動を要請するしか仕方がない。

救急隊と警察は精神科救急のお得意さんである。好むと好まざるにかかわらず，付き合わざるを得ない。そこでこの二者については別項を立てて説明する。

4) 救急隊

自治体によって，精神障害者を乗せてくれる所と乗せてくれない所とがある。東京都は全域乗せてくれない。千葉県では，浦安市，船橋市は大分前から乗せてくれたが，千葉県精神科医療センターの開設時には千葉市は乗せないことになっていた。

現在は，乗せてくれる。

何故救急隊が精神障害者を乗せないのか？ ――この件については，元気の良い精神科医が消防隊とやりあっているが，解答は「法令で出来ないことになっている」というのが常である。

しかしここではっきり言っておくが，消防関係のどの法，施行令，施行規則にもそんなことは書いてない。ただの慣例である。法令ということを持ちだすのなら，消防法*にいう救急業務とは一義的には，屋外もしくは公衆の出入りする場所において生じた事故又は政令で定めた災害による事故による傷病者であり，昭和38年に屋内の事故又は生命に危険を及ぼすような疾病が加わったが，この場合も傷病者を医療機関に搬送する適当な手段のない場合という条件がついている。

＊消防法

本来的には，私人の家で発生した急病人を搬送するための制度ではない。

しかし，現在の救急隊の活動がこの条文どおり杓子定規になされているとは思えない。救急救命士*が新設されたというのに，「他に適当な搬送手段があるかないか」を検討してから市民の心筋梗塞患者を搬送するわけではあるまい。

＊救急救命士

繰り返すが，救急車には精神障害者を乗せないことの法的根拠は，私の知るかぎりでは無い。あるというなら出して貰いたい。

とは言っても，喧嘩をすれば乗せてくれるようになるというものでもない。

今のところは，現場で事実を積み上げるのが一番良策であろう。既成事実を作ったほうが勝ち，というのがこの国ではルールのようなものだ。

むしろ重要なのは，次項の警察でもそうだが精神科救急営業開始前の協議・またはネゴシエーションである。次のような合意に達していると仕事がやりやすい。

　　ⅰ．精神科救急病院は何時でも救急車を受け入れる。診察は必ずする。
　　ⅱ．救急隊員の身に危険が及ぶようなケースは無理して搬送しなくてよい。精神科救急の大半は一般救急と同じように，患者の生命，安全が危険になっている状態である。
　　ⅲ．他害の危険に際しては，警察に依頼する。
　　ⅳ．酩酊者は診察できない。身体的リスクのある酩酊者は一般救急へ，社会的問題酩酊者は警察のトラ箱へ（この項警察と重複）。

5）警　察

事前に，できれば合意しておきたい原則。
　　ⅰ．アルコール関連については，救急隊と同じ。
　　ⅱ．連れてくれば，必ず診察はする。ただし，診察イコール入院ではない。
　　ⅲ．「病気」は治す。「病気ではない」と医学的に判断される事態については，社会的にどんなに大きな影響を持つものでも，医療機関としては，責任を負わない。
　　◎　覚醒剤関連障害については，しっかりと取り扱いについて打ち合わせる。

警察だからといって，頭から「権力だ。権力だ」とワメイて非協力を決め込んで，なにやらアリバイでも得たように安心している手合いが精神科医には多い。こういう代物には「権力」はちっとも痛痒を感じない。困るのは患者，家族，一線のお巡りさんである。

上に書いた事項でも一度県警本部と話し合えば，それで上から下までズット話が

通ってそのルールで自動的に仕事が進むなどとは期待してはいけない。現場担当者同士のコミュニケーションで実務的に積み上げないと，スムースには行かない。だから，滑り出しとしてはキャッチメントエリアの各警察署に「精神科に見せた方がいいと思ったら，どんどん連れてきて結構です」と広報しておくのが正しい。「診ることは診る」が，治療の要不要，入院の適否は「医者が決める」をどこまでもキチンとやり抜けば良いのである。お巡りさんの中には「こういう人を精神病院に閉じ込めるなんてマチガイですよね」などと，分かってくれちゃう人もいるのだ。

　覚醒剤による精神障害についての大原則は「病気は医療で，犯罪は司法で」――カイゼルのものはカイゼルへである。
　具体的には，次のとおり――
　◎「覚醒剤関連精神障害者を受診させる前に，警察で採尿して来る」ということを必ず実行してもらうこと。
　――言うまでもないことだが，病院で医者がカテーテルで採尿して覚醒剤反応がプラスでも，それがそのまま「証拠」にはならない。任意で警察官が採尿すれば，場所がどこだろうと証拠になる。
　警察署で強制採尿をするには，令状がいる。これは裁判所が出す。
　そこで，こういうヤリトリが発生する。
　「採尿して連れてきて下さい」「拒否しています」「令状を取ればいいじゃないですか」「夜は判事さんがいません」――そこで，裁判所に電話をする。「判事さんは，夜いないんですか？」「必ず当直の裁判官がいます！」
　類似のケースで困るのは，警察が「精神障害者であることが疑わしいので，保護したのだ」という場合である。覚醒剤事犯として，扱っていれば令状の請求もできるが，保護ではできない。当方としては「覚醒剤による精神障害の疑いが濃いから，捜査して下さい」と強く要請することになる。

　以上が精神科救急に必要な機能のアウトラインである。

警察関係補遺
　精神保健福祉法改正によって（34条）患者の移送義務が都道府県政令都市の責任と明記された。この改正はさまざまな議論を呼んだが，それについては触れない。一つだけ指摘しておくと，この改正以来，精神保健福祉行政の第一線である保健所の相談員が相当苦しい立場に追い込まれている。警察官が「発見通報」と称して，従来はやってくれていた「精神障害者と見られる人物」の保護をやってくれないというのだ。「どこそこにそれらしい人がいるから，通報します」，でオシマイにされる。搬送用車両にパトカーを使われるのはかなわんということである。公務執行中の相談員に身の危険が及ぶなら，警察官の臨場・同乗はもちろんやりますということであろうが，機動力も筋肉力もない相談員としては，心細いことであろう。
　保健所を地域精神保健活動の第一線と位置づけておきながら，日常的な訪問活動や危機介入，リハビリテーション援助等を力強く実行するだけの資源も組織も用意せず，もっぱら来談相談・指導，ミニ・デイケアといった省エネ業務ばかりをさせてきたことのつけがここに現れている。職員の体質強化から始めないと，唐突に法

を変えて無理な業務を押しつけても形式だけの整備に終わる可能性が高い。この議論の発端になった民間業者に家族が依頼して搬送入院させるという業務が根絶したとは聞かない。

　精神障害者をどうやって病院へ運ぶか，特に医療の必要性を自覚できないで強く拒否する人を。これについて，プラグマティストとして考えれば，結局のところ保健福祉サイドで全部まかなうなどという硬直した（つまり，本邦古来の縦割りなわばりシステム由来の）やり方を捨てて，警察官に精神医学的教育研修を受講させるなどの準備をした上で，隙間ないし谷間になっている部分を双方協力し合う体制を作る以外にはないだろう。

　保健所単位ごとに，まず現場同士の話し合いから始めるべきだ。

　精神科救急病院に強力なモバイル・チーム（救急搬送車付きの）を設置して，積極的に出て行くシステムが完備されればかなり有効ではあるだろうが，母体となる病院が相当大きな規模でないと持ちきれないであろうし，現在の経済状況で公的病院に予算をつけてくれる見込みは殆どない。モバイルサーヴィスへの経済的インセンティヴがつけば話は別だが。

E．精神科救急病院の設計図
―ハードウェア（建物・設備・器具など）を中心に

　救急精神病院の建築・設備などハードウェアの説明である。
　ただし，この程度のものは精神科救急でなくとも，普通の精神科入院病棟で備えていて当たり前のことだと，私は考えている。
　「治して帰す」ことを病院の目的であるとしたら，このくらいがスタンダードになってもおかしくない。「収容して出さない」ことがメインであった時代と同じ土台の上に，一生懸命「入院治療病棟」をこしらえようとしても，イノヴェーションにはなりにくい。「居住・生活」の要素がどうしても入り込み，だからアメニティーを重視すると言いながら，実際は「集団生活者の管理」優先になってしまうからである。
　救急精神病院にアメニティーがいらないと言うつもりはないが，入院治療という機能に絞り込んで考えれば，どちらかと言えば二次的になる。「治療を受けて帰る」ことが，スムースに進行することこそ，最大のアメニティーでなくてなんであろうか。

　以下は，6つの機能を全て1病院に備えているタイプのものを前提にして考えている。具体的には，千葉県精神科医療センターを建設した経験と，実際にそれを使用してみた経験が素材である。以下の記述のうち図面その他については，特に記してない限りは同センターのものである。

1．全体のレイアウト

　精神病院は，どこでもおおむね図9上のようなキセルの形をしている。煙管のラオの部分が入院病棟である。日本の精神病院は，この竹の部分が極めて長い。ここの滞在期間は数年に及ぶ。ラオ竹が長い分だけ，両側の真鍮の造りがお粗末になっている。

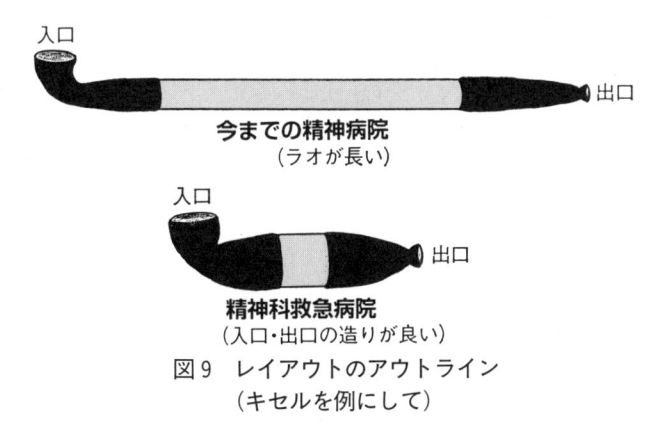

図9　レイアウトのアウトライン
　　　（キセルを例にして）

つまり，入り口出口の所，外来のアクティヴィティの質的量的貧困，アフターケアの貧弱。

病院から出て行くサポート部隊などは影も形もない。

精神科救急病院はラオ竹の部分が切り詰められている（図9下）。その代わりに真鍮の部分が充実している。グッと圧縮されたコンパクトな形になっている。

1) 建物設計上一番重要なポイントは，これらの各部分が機能的連続性を保ちながら，一貫した治療の流れを形成することである。図10aのようなコンセプトが正しい。図10bではだめ。この形はいくら施設に金をかけて，人をたくさん配置しても，贅沢なタコツボが並んでいるだけの話になって，全体が一つの病院として力を発揮することにはならない。

2) 2番目のポイントは，連続性とは逆に各部分の機能的独立性の保証だ。

例えば隔離室エリアが他の部分とセパレートしている必要があることは当たり前である。建物の各部分はそれぞれ固有の治療タスクを完成させる場所であるから，それが達成されるまでの間は，他からの干渉・他との融合を避けられる物理構造を備えていなくてはならない。

3) ここに入院させられた人の視点を考える必要もある。

入院者は，第一段階では「なにがなんだか分からない」状態にいる。それから進んで，「病院」に居るのだということが分かった時に，「これから先の展開はどうなるのか」を知りたくなる。

それへの説明としては，「ここは，隔離室エリア。この先に個室があって，その先には退院準備の病棟があって……」という風に建物構造の説明をすることが一番親切である。

そういう説明がスッと頭に——余り明晰な状態ではない頭に——入るためには，シンプルな造りになっている方がいい。

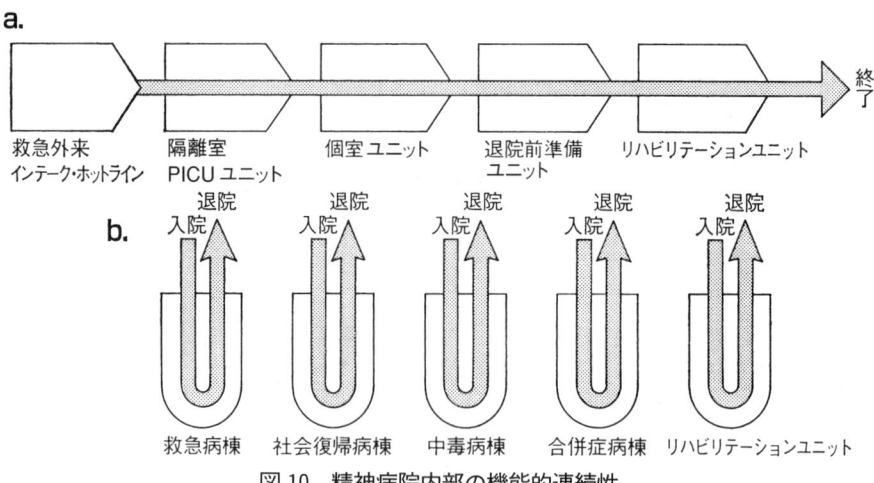

図10　精神病院内部の機能的連続性

2. インテーク部門

ここは，特別の部屋が必要なわけではない。部屋そのものの仕掛けよりも，電話設備に工夫が要る。

日勤帯は交換台が受けるとして，夜間どうするか。インテーカーが何人も夜待機することは出来ない。一人で同時に2本かかったときにどうするのか？

千葉県精神科医療センターでは，7本ある外線を1本残し，そこが話し中にかかった電話には「現在混み合っているので，10分後にかけなおしてください」というテープが流れるようにしてある。インテーカーにはそれが分かるので，今の電話を早目に切り上げる。

さらに，保健所，警察，救急隊，県下の精神病院には別に設置した緊急用の電話番号を知らせてある。お得意様にだけは，秘密番号を教えている仕組みだが，後述のように公開の程度が改善されている。

インテーク室は，夜間には患者にかかわる各機関の職員，家族などが詰めかけることになり，情報もここに集中するから，それなりのスペースを持ち，対外連絡その他に必要なデータベースを揃えておく。図11のように救急搬入口，救急外来室，インテーク室を配置すれば，「情報はインテーク室，身柄は救急室」という振り分けがサッとできる。

補遺

平成10年千葉県精神科救急医療システム開始にともなう変更。

平成10年から千葉県精神科救急医療システムが厚生省案に従って開始された。千葉県を4つのブロックに分け，それぞれに夜間休日用精神科救急病床を日替わり輪番で確保するやり方である。原則として発生した救急患者の当該地域病院が第一選択となり，そこが満床などの理由で入院不可能なら，

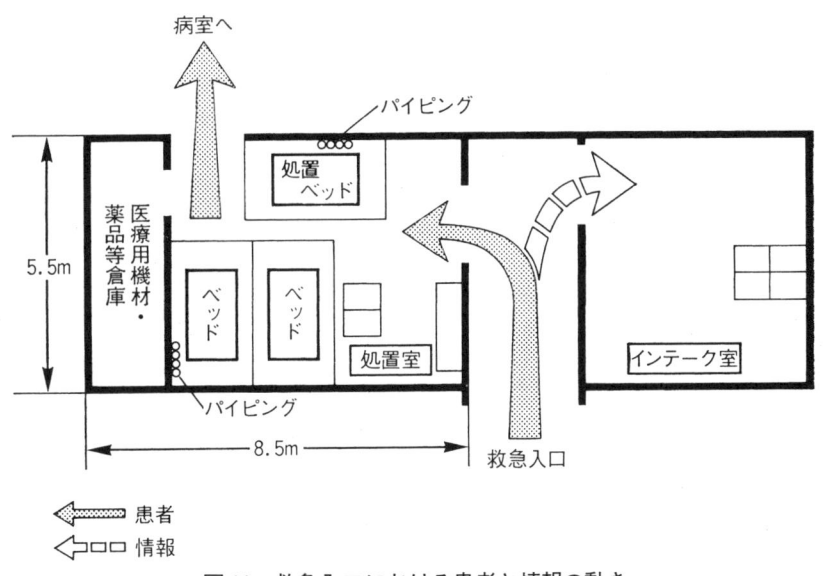

図11 救急入口における患者と情報の動き

「必ず精神科医療センターが受ける」
「ただし，当該患者が入院医療継続を要する場合，輪番病院は原則として1～2週間後に継続入院を引き受ける」
という二項がきめられている。

読めば分かるように，精神科医療センターの責任は「必ず」であり，輪番病院の義務は「原則として」であり，かなり柔軟な運用が可能となっている。

このシステム発足の時に，千葉県精神科医療センターが救急情報センターの役割を負うことになり，センター内の電話システムもそれにともなって改善された。主なものは，院内PHSの導入によって医師への連絡が簡単にできるようになったことである。

また，外部への電話番号の広報の範囲を広げて，保健所内の掲示各市町村の広報などを通じて，救急時のホットラインの番号を公開している。

3．救急外来室

1) 広さ；D/2/2でも述べたように，面積が必要である。精神科の外来診察室というと，小さな個室というイメージだが，むしろ外科の診察室の仕様を考えた方がいい。図10では，2ヵ所にパイピング，ベッド2，診察台1，デスクが1設置してある。

2) 堅牢性；救急外来室は，閉鎖エリアである。ここに入ったら，場合によっては直ちに本人の意志に反した入院が開始されることもあるからだ。といっても，外来でいきなり鍵と鉄格子ではビックリするし，そう乱暴な入院ばかりではないので，外観はソフトでありながら，実体は堅牢である必要がある。
窓にガラスは使用できない。ポリカーボネートなどの割れない素材を用いる。

3) 救命救急用設備；急性精神病の人の入院には，しばしば麻酔の必要があり，しかも搬入されて来るときには相当衰弱しているから，何が起きるか分からない。CPRが直ちに開始できるようにセットしておくべきである。

4) 抑制；かなりの興奮状態の人を警察官が保護して連れてきたような場合，まずベッドに抑制してしまうしか方法がない。そのため，常時抑制帯のセットされたベッドを用意し，そこで，後述のマニュアル*に従って鎮静させ，そのベッドのままで，病室へ搬送することになる。
使用する抑制帯については，あとで詳しく書く（E/5/d）。

*☞ 資料7

4．検査関係

X線CTは必置。

夜間臨床検査職員を配置できなければ，医者が緊急検査をやることになる。そのため，簡単な操作でできる機器を置く。**絶対に必要な検査項目としては，血算，血糖値，血液中酸素分圧である。**Hbが3mgとか，血糖値が1,000などという人が結構紛れ込む。長年家を出てから放浪していたなどという人は特に要注意だ。

分裂病性昏迷だと思っていたら，極度の貧血状態で口が利けなかったのだと後で判明した例を経験したことがある。脳炎*も例数は少ないが，きわめて危険だ。

*脳炎

尿中依存性薬物検出用の検査キットは，現在シスメックス社の「トライエージDOA」を使用している。覚醒剤，コカイン，大麻，バルビツレート，モルフィン系麻薬，PCPの他ベンゾジアゼピン系，および三環系抗鬱剤の検出が可能とされる。

5．入院病棟

全般的に配慮すること――

1) **閉鎖方法**；窓格子を使うか使わないか。格子を使用しないで窓にストッパーを付けるやり方は，外見は人権重視だが，生活上は換気が悪い。これを全館空調で補うことは金がかかり過ぎる。牢屋のような粗末な格子ではなく，アルミニウム製品などでそんなに神経に触れない格子は出来る。そのほうが，窓をカラッと開けられて快適だ。

2) **内部空間**；高い天井と広い廊下，ゆとりのあるデイルームがいる。天井が低くせまい廊下は，オイルショック時代の産物で，空調の省エネにはいいが，メンタルには極めて悪い。
　また，広い吹き抜けホールのような空間を病棟内部に組み込んでいると，それだけで躁病の人が静かになったりする。

3) **照明**；患者供用部分には，螢光燈は使用したくない。陰影がないこと，消耗時にチカチカと点滅することなどの影響であろうが，患者の不安を誘発しやすい。螢光燈を破壊したがる患者や，切れかかった螢光燈の部屋で診察していたら急に妄想気分に襲われた患者など，自験例では随分ある。千葉県精神科医療センターでは病室，病棟廊下では全て白熱燈を使用した。

4) **ガラス使用の可否**；ポリカーボネートなどの割れない素材の方が安全であろう。ただ，普通ガラスの4〜5倍のコストがかかる。

5) **個室**；従来型の精神病院に比べて，個室の必要性は遙かに高い。これについては，後で詳述する（E/5/6）。

6) **病床数，病棟数**；入院・鎮静，安全確保・睡眠と安静の保障等を主目的とする病棟と，退院準備の病棟では，仕事の質が大分違うので，病棟2つは必要と思われる。それぞれのベッド数は，20床程度と30床程度，いずれも2〜8看護が必要。
　もっとも，後者の部分は持っていなくても良いという場合もある。例えば大きな精神病院の中の救急入院病棟なら，1つでもやれる。

7) **男女比**；私の経験では，50％：50％でよいのではないかと思っている。実は退院準備病棟に当たる第二病棟の男女比を7：5で男を多くした（第一病棟は保護室，個室だから男女混合）のだが，結果は，女子患者の部屋が足りなくて困ることが多かった。開設10年程たって増床した時に女性用をやや多くした（第二病棟　男14：女12）。中毒性精神障害を除くと入院数がほぼ男女同数に近づく方向へ，年々変化しているからだ。東京付近の精神病院の状況を聞くと，どこでも似たようなことになっているという。以前は男性の方が明らかに多かったから，このサマ変わりは異常である。
　この変化が何故なのかは，追及に価する課題である。

以上の他にもあるだろうが省略することにして、重要な一点だけを強調しておく。「精神病院は患者さんが長く生活するところだから……」式の配慮は不要である。病院としての機能を重視して、スタッフが働きやすいように、患者の早く治って家に帰るという課題が邪魔されないように作られていれば、それ以上の「アメニティー」はいらない。

a) 保護室あるいは隔離室

保護室設計には二つの考え方がある。

①生活環境としての快適性，プライバシーなどを重視する設計

床、壁は木を張る。トイレットにはドアをつけ、患者が自分で流せるようにフラッシュバルブを中につける。鉄格子は使わないか使っても目立たないようにする。「あなたがもし狂気になったら、ゆっくりと休んで回復できる空間が要るでしょう」というヤツだ。

②安全，堅牢，清潔性の保持等を優先する設計

——「アメニティー」に対しては最小限で目をつぶる。

全室水洗いできる素材を使う。壁には弾性を持たせる。扉は二重にして、前室を開ける。格子は必要に応じて遠慮なく使う。フラッシュバルブは外または前室の中。「ここまで来たら、ドンづまりだ、早く出られるようになろう」型である。

これを書いた当時とは精神病院の建築思想もずいぶん変わり、建築素材等も良くなった。また、私の考えかたも少し変わった。上述の二分法はそろそろ取り下げても良い。つまり、どちらの要求をも満たせるような隔離室が出来始めている。

紹介するのは**エラストピア**という新製品

図12 は株式会社神田製作所の製品である。オリジナル・アイデアは大阪豊中市の澤病院院長の澤温博士によるもので、それを同社が信越ユニット株式会社の技術を得て開発したもの。これを、上記した理想型隔離室配置にはめ込むと、実に使い勝手も居心地も良い隔離室クラスターになりそうだ。

この隔離室のすぐれている点を列挙しておくと：

①見るように病状の改善度に応じてドアを開放して段階的に行動の自由とアメニティ（トイレットなどの自由な使用）が獲得されること。

②病状観察の必要性とプライバシー保護の要請が両立するように配慮されていること（例えば、トイレットの外部観察窓に液晶を使用して常時は不透明、観察時のみ透明となる）。

③内装がすぐれていること。隔離室の壁はいくつかの矛盾した要求を満たさなければならない。弾力性があって、かなりの勢いで頭をぶつけても重大な損傷に至らないような素材で同時に抗破壊性があり、容易に剥がされないもの。防火防水性。仮に破損しても修復が容易であるもの、等の要件である。しかも、色彩などの快適性も当然求められる。このエラストピアの壁材はこれらを満たしている上に、仕上がりがきれいで曲面でもぴったりフィットしている。

④最終的にドアを全部開けてしまえば、隔離室から個室の病室に転換する。

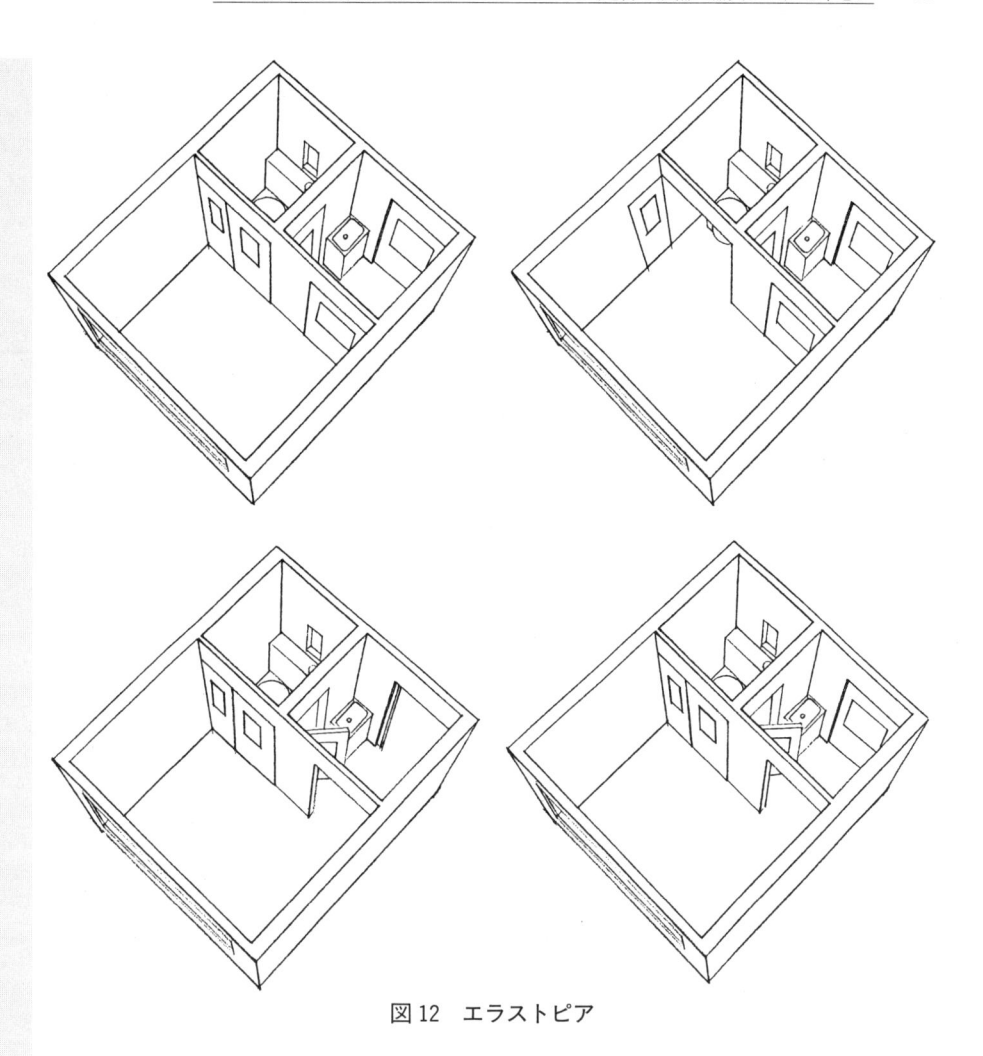

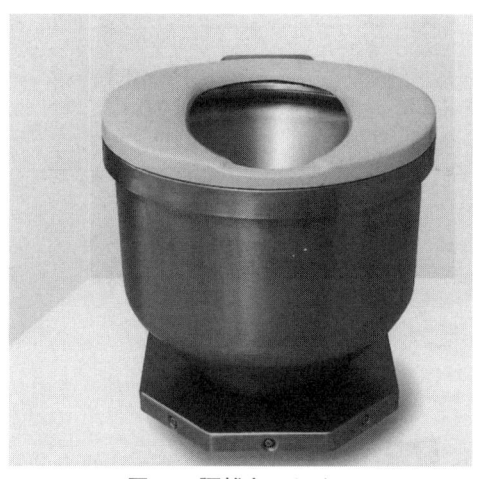

E．精神科救急病院の設計図—ハードウェア（建物・設備・器具など）を中心に

図12　エラストピア

図13　隔離室のトイレ

隔離室の便器

　これもまた，精神病院の実務者特に看護職員にとっての難題の一つだったが，上記エラストピアに付置した便器は神田製作所が以前から研究と改善を重ねて来たもので，この難題をほぼ解決している製品であると，私は思っている。もし改善の余地ありとすれば，ステンレス素材の視覚的触覚的つめたさだろうが，隔離室に永居するわけでもないから，そこまで考えなくてもいいのではないか？

1)　両者共通に必要なもの

　空調；暖房の条件は，「床に裸で寝転がっても風邪をひかない程度」が要求される。この場合，それでは床暖房かということになる。低温火傷の可能性を検討して大丈夫なら採用してもよい。抗破壊性を考えると，空調機の位置は天井しかないから，暖気だけで上記の条件を満たすのは困難である。換気能力も，通常の居室の3〜4倍が要求される。

　採光；隔離室のような部屋は本来は全部南向きにし，部屋の半分位までは直射日光が入ることを求めたい。千葉県精神科医療センターでは，病室全部を南向きに配置しようとしたが，立地条件のため8隔離室のうち4室だけがどうしても北側になってしまった。季節によっては北もよいが，冬はどうも使いにくいのが本当のところだ。

　隔離室エリアにトップライトを設けて，天気の良い時には開放して青空が覗けるようにした。隔離室そのものの中にも同様のものが欲しいが，予算上無理であろう。

　照明；スライダックで調光できること，一杯に上げたときの照度はかなり強くできるようにしたい。最近「光と精神障害」特に感情病との関連がうるさくなってきたが*，震顫譫妄等については以前から照度を強くすることで症状の発現を抑制することが知られていた。といって，年がら年中コウコウと明かりがついていたのでは困るから，スライダックが要るのである。

*☞　文献⑥

　防音；隣の隔離室でドアを連打しても平気なくらいにしたいのだが，技術的には極めて困難。更にそんなに防音を完全にしたら，中でなにが起きても分からないということになってこれも困る。隔離室の音響問題についての模範解答を私は知らない。

　ドア；叩いても反響しないようなドアが要る。値段・強度・重量などが複雑な方程式を成していて結構難しい。また，同じくらい重要なのは，隔離室ドアの間口である。ベッドがそのまま入る幅にしておかないと大変体力の要ることになる。

　監視TVカメラ；補助的観察手段としての限度に止めるべきだろう。これをアテにするようになったら，精神科救急はもうよしたほうがよい。ごく稀に，「詐病*」を見破るのに有効なことがある。

*詐病

　では①，②両派いずれを取るか？　——私は断固②である。
　①の主張をちょっと極端化すると，「あなたが狂気という回路を抜けて，新しい自分を発見する旅を可能にする空間」を用意しましょうということになる。アメニティー派，或いはセンチメンタル派，この思想の欠点は，「何時まで居てもよい」ということになる危険性を孕んでいることだ。いわば「無時間空間」である。

　快適性を減じれば，隔離室収容期間が短くなるものではない。しかし，相当劣悪

な作りの隔離室であっても，一旦入ると「捨てがたい味」が生じてしまうことも事実なのだ．母胎回帰などと大げさな言い方はしないが，患者の中には「隔離室へ隔離室へ」と戻ってくるような人もいる．

狂気の向こう側には，新たな自分も，セパレートリアリティーもない．そこを通ってはどこへも行けないから狂気と呼ぶ．

隔離室は別世界に通じるトワイライトゾーンではなくて，もう一度現実に戻ってくる場所——リアリティーゾーンだ．そうして，戻ってくる現実は時間と空間から成る．だから，私の病院の隔離室には各室に時計があり，カレンダーも入る．

時計を各室の外廊下の壁に取り付けさせたのは看護婦である．私達と共通の世界に戻ってくれなくては「看護」はできない．「30分後にまた来ます」「食事は何時何分です」「家族は何日後に来ます」これらはすべて時間を含むメッセージだ．時計がなくてはやれないのだ．

隔離室では「何でもあり」だ．B型肝炎の患者が月経になって自分では始末できない．全室水洗いの必要性がある．妄想気分にまだ支配されている人の所へ卒業したてのナースが入らなくてはならない，前室で様子を見てからでなくてはオッカナクて入れるか．

外気との交通が換気の要諦だ．それには，格子が一番便利．空調，冷房の省エネにもなる．

急性精神病の全てが暴力的で危険だというのは間違いである．だが，そういう危険が全然無いというのも嘘である．

嘘や間違いを基に，精神病院の一番クリティカルな部分を設計することは許されない．

2）風　呂

冒頭に書いた症例でも分かるように，入院させたら直ちに全身マル洗いの必要が生じることが精神科救急では稀ではない．隔離室エリア内に風呂場が是非欲しい．

シャワーだけでも無いよりはましである．図14は，アメリカの看護の雑誌 "Psychosocial Nursing*" から写したものだ．なかなか良く考えてある．思想的には，⬜1⬜タイプに入るだろう．これだけ整っていれば，私も長逗留したくなる．

図15は以前サンディエゴの私立精神病院で見たシャワースペースだ．見たときは，感心すると同時に笑ってしまった．この三日月を半分に切ったようなコーナーに患者を押し込んでドアを押して行くと，患者は直立せざるを得ず，そのままシャ

*☞ 文献[7]

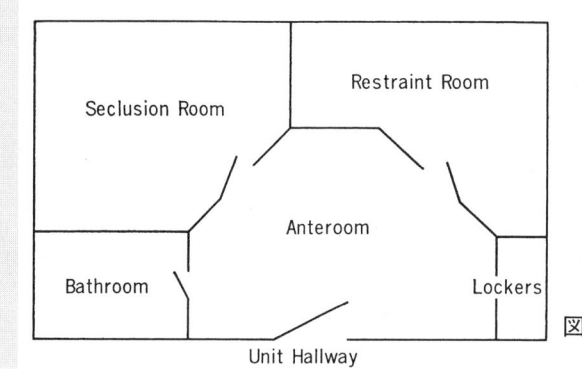

図14　Design of Seclusion and Restraint Suite

ワーノズルの真下へ行く。

「石鹸はどうするんだ？」と聞いたら，ノズルの横に洗剤の出る穴が開いていた。患者と風呂の関係で苦労した人には分かってもらえそうな，やや「反人権的」発明である。

3） 隔離室群を含むエリアの構成・ミニデイルーム

隔離室病棟というイメージからは，セルがズラッと並んだ廊下を連想する。

しかし，そういうものではないのではないか。隔離室はドンづまり，そこから再スタートを切る場所だ。そこには回復の程度に応じて，個の自律性と他者との関係性が同時に増加するというダイナミズムがある。

一方スタッフは，そういう過程を観察する。観察の様相は「監視」になったり，「見守る」ことになったりする。観察することのほかに，他者との関係性の再開の

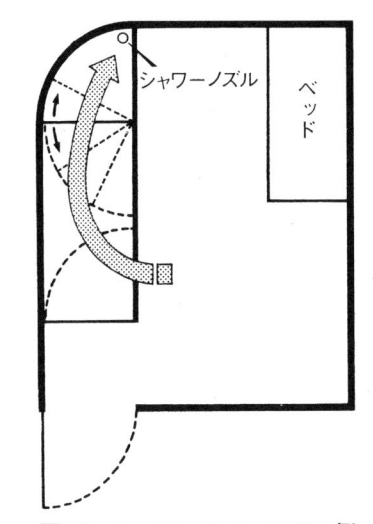

図15 シャワースペースの1例

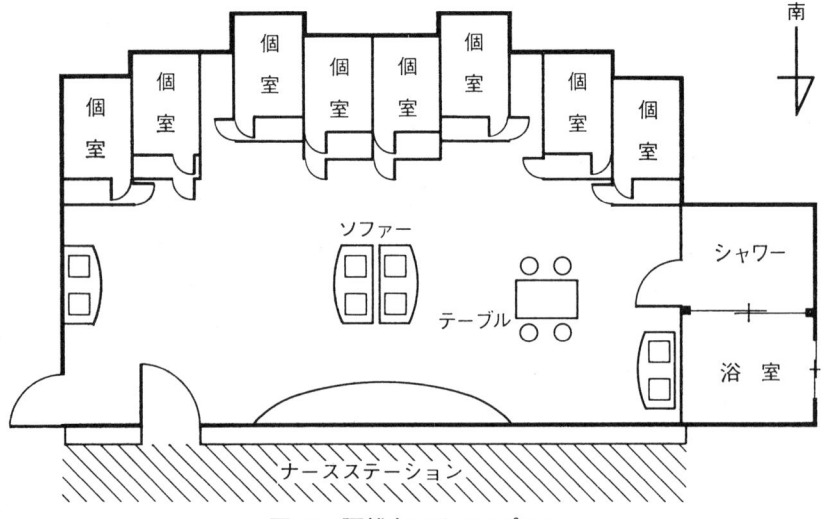

図16 隔離室エリアのプラン

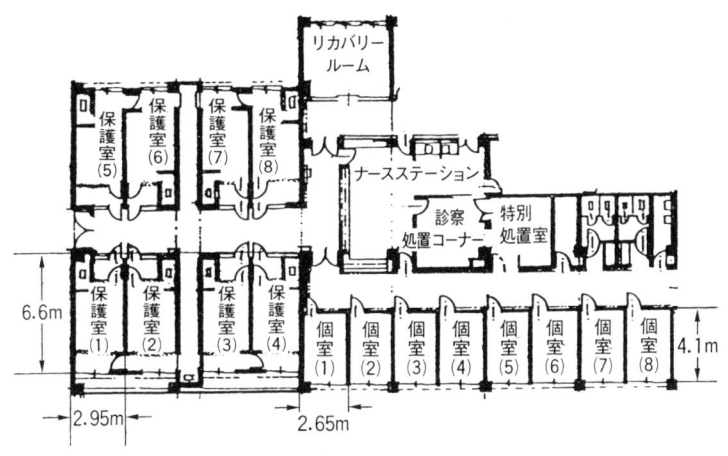

図17　千葉県精神科医療センターの保護室周辺（設立時）

相手になるのも仕事になる。
　こういう，双方向の動きを考え，さらに隔離室エリアのなかですら，患者と患者の間の関係が存在することを考慮に入れると，図16のようなコンセプトが出てくる。
　最重症期には，スタッフが各セルを訪問するだけの看護活動である。次に患者はナースステーションへチョコッと来てすぐ自室に戻る。その間に日常生活のセルフケアの能力が回復してくるので，セルの外で洗面したり，軽食をとったりしはじめる。
　各室のドアがナースステーション（NS）の方を向いていること。各室の住人が，他の室の住人の眼を避けつつNSへ辿り着けること。小さなデイルームを備えていること，などが要件となる。
　向こう側からの視点で考えると，こういうことになる。
　だが，これは非常に金のかかる設計になるはずだ。千葉県精神科医療センターを作る時にも，こういうアイデアは持っていたが，それを現実化する力が無かったから，図17のカタチになった。使ってみて「ヤッパリそうだった」と思っている。

　開設10年目の1995年に，40床から50床に増設した結果，図18ごとく隔離室・個室群のレイアウトが変わった。
　隔離室が2室増え，近接した身体精神的観察の可能な病室（ハイ・ケア・ユニット略してHCUとナースが命名）3室増加した。ついでに，隔離室エリアにシャワー・ルーム，消毒室等を加えて，前述の風呂に関する要求に答えた。
　同時にこの入院病棟21床全室からテレメーター受信可能なように配線し，4チャネルの心肺監視モニタ（ECG，呼吸，血中酸素飽和度，血圧）を設置した。

隔離室から「急性期治療開始病室」への転換
　これらの増改築工事が意味することはなにか？　私は「黒白映画から総天然色へ」と説明するが，このごろ総天然色が通じないので，モノカラーからカラーへと言い換えることにしている。

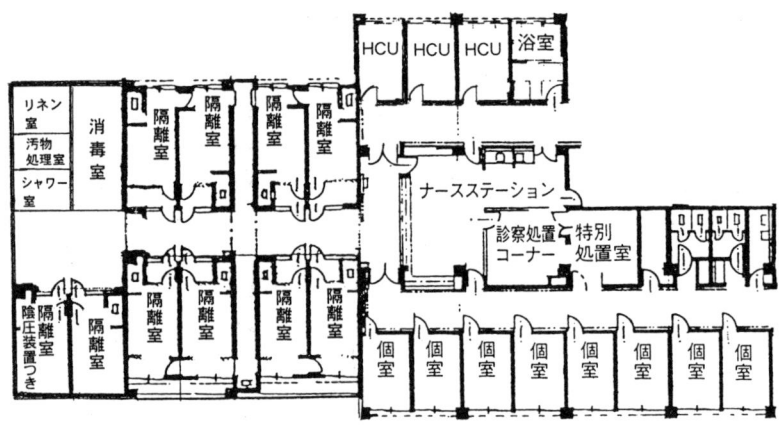

図18 千葉県精神科医療センターの隔離室周辺（現在）

それでも分からない人のために説明すると，暗中模索で診療開始した時は患者と医療スタッフ双方の安全第一の堅牢な隔離室と，患者本人が安心して守られている感覚を得られる個室という二種類しか思いつかず，特に「千葉県全域から地域病院では入院困難な精神病状態の患者は必ず受け入れる」という看板を立てた手前，どうしても頑丈第一の隔離室になったことは否めない。8室の頑丈な隔離室が全部埋まってしまって救急受け入れどころじゃなくなる，というのが最悪の悪夢であった。「そういう種類の人ばかりを送ってやるからな」と私を恫喝した私立精神病院長である県議の先生もいた。

10年の経験で分かったことは；
○ この頑丈な隔離室が完全閉鎖状態で満床となることは殆どない。
○ 大体半分くらいは，半閉鎖，時間閉鎖的な使われ方で，トイレ付き個室としての利便性が利用されている。
○ 隔離室段階でも，可能ならアメニティを考慮したものが欲しい。
○ 身体的観察とケアが容易なナース・ステーションに近接した病室が絶対に必要である。
つづめて言うと；
急性期精神病の治療開始期には，さまざまの機能を持った多様な個室病室を準備することが不可欠である。

以上の検討によって，図18に見るようなレイアウトになった。
前の構造に付加した結果，これで十分とはとても言えない。

b) 個室群

隔離室で過ごした時間を「嵐の時」とすれば，その次に来るのは「休息の時」である。繭入りの時期といってもいいし，治療者―患者関係に着目すれば「ハネムーン期」と言ってもいい。コムツカシク言えば，「陽性転移」的な感情がスタッフに

向けられている時間である。

　隔離室では，ムリヤリ入院させられて怒っている。その以前からの病的な体験によっても痛めつけられているから，余計に敵意が増強している。その両方のネガティヴな感情をスタッフは受け止める。

*☞ 文献16

　表11に「隔離室での第一声」の実例集を示しておく*。

　こういうところから立ち直ってくるとすれば，その立ち直りを支えているのは人間的なエネルギーの他にはあり得ないわけで，その大部分はナースが与える。

　隔離室段階を終了したということは，とりもなおさず「人の情」をどこかで受け入れたということである。その事実が意識されているかいないかは，それほど問題ではない。

　『「何がなんだかわからないうちに」……楽になった……助けてもらった』感じが大切なのだ。そのポジティヴ・フィーリングと，急性精神病から抜け出したあとの疲労困憊，脱力感，睡眠時間の延長，食欲の増進などによってもたらされる看護側の「楽になった」感じとが相乗して両者の関係がきわめて良好になる。

　この病期をこういう風にスケッチすれば，個室でなければ安全に守ってやることの出来ない時期だということが，当然理解できるだろう。個室は絶対の条件である。

　また，この時期に絶対に必要なのは良質の睡眠をタップリとることにつきる。その他のことは実に面倒臭くて，面倒臭くてやりたくないのだ。看護者以外の人に気を遣ったり，心配させたりすることは厳重に防止するのが医療スタッフの義務である。

　では，普通の精神病院でやられているのはどうか？　隔離室から出ると，イキナリ大部屋に移される。そこには「狂人」の群れがいる。マゴマゴしていると殴られたりする。

　回復期はいろんな意味で脆弱な時期である。そういう脆弱性のひとつの現われとして，この時期が異常に「可塑性」に富むということがある。

　これは，どういう形にも自分を合わせてしまうという意味である。変なモデルにでも身を合わせてしまい，そのまま固まってしまう。

　一番悲劇なのは，目の前の「社会」に適応するつもりで「病人」「狂人」のステレオタイプに適合させた「役割演技」をしているうちに，そこから抜けられなくなることだ。精神分裂病の慢性固定という現象はその全部ではないとしても，こういうメンタリティーが少なからず原因となっている。

　回復に向かって歩きだした患者を守るために，個室が必要な理由は以上で十分であろう。

陰性症状問題

　十分ではない，ということが診療開始15年目くらいに分かってきた。精神分裂病による機能不全とはなにか，を考える時に重要なヒントがこの時期に隠れているようだと思うようになった。

　一般に精神分裂病の治療やリハビリテーションを考える際の最大の難問がいわゆる「情意鈍磨・意欲減退」なる用語でくくられる現象であることは論を待たない。これあるが故に「精神障害者の社会復帰が進まず」「就労援助が困難で」「長期入院

表 11．保護室入室後の第一声の例

- 「南無妙法蓮華経」
- 「私の言う事を聞け！」
- 「あなたはイエス・キリストですか？ 世界が変わってしまったみたいだ」
- 「何言ってるのか自分でわからないっすよ」
- 「何よ！ こんな所に入れて！ 私は演技してるのよ！」
- 「怖いよ～！」
- 「家庭が崩壊する～！」
- 「病人扱いしないでね」
- 「病気じゃないですよ」
- 「殺すの？ 何するの？」
- 「変な事されるの？」
- 「入院はしたくない。鉄格子は嫌」
- 「ここから出して」
- 「注射しないで。何するの？ 嫌だ。やめて。怖い」
- 「何するんだ。こんな事しやがって」
- 「訴えてやるぞ。覚えておけ」
- 「どうして俺がここに入らなければならないんだよ」
- 「もう大丈夫ですから退院させて下さい。これ外して下さい。外さなければぶっ殺してやる」
- 「僕は何も悪い事はしてないです」
- 「やめて下さい。訴えますよ」
- （泣きながら）「何ともないのに」
- （内服時）「毒じゃないの？」
- 「これはひどい。訴えますからね」
- 「呪ってやる。恨んでやる」
- 「きれいな部屋ね」
- 「ホッとした」
- 「ハイハイ，何でも言う通りにしますよ」
- 「ここは何ですか？」
- 「この部屋危ないよ」
- 「ほっといて」
- 「入院して安心しました」
- 「嫌だ～！」
- 「明日退院できますよね」
- 「先生，ここにいてよ。お願い」
- 「いつになったら退院できますか？」
- 「俺は最低10本タバコを吸わないと脱院する。こんな保護室簡単だよ」
- 「オヤジが妹やオフクロを殺すって入ってくるんだよ！」
- 「俺おかしいと思う？ こんな所に入れられるような事何もしてないよ」
- 「こうやって入院させるんですか？ 仕事はどうなるんですか」

*クロウ論文

者数が減少しない」というのが定説，ないしは精神科医の弁解の主構造材である。そして，ある時期から（*注記；クロウ論文）これらの症状を陰性症状と呼称するようになった。DSM, ICD のユニヴァーサル化にともなって，感情の平板化，言語表現の貧困化，活動性の低下が3点セットとして，広く行き渡った。これが陰性症状である，なぜ陰性かと言えば普通ならあるものが無くなるからだという。普通に喋れて，普通に感情表現できて，普通に活動できたのができなくなった……水準線より下がったから，陰性。さらに重大なのは，この陰性症状なるものは，後遺障害であるというのがほぼ定説となって（少なくとも我が国では）人口に膾炙してしまった。

　陰性症状という概念のこういう理解は，精神医学的には全くの誤りで，ジャクソン，ジャネ以来の器質力動論を引くまでもなく，陰性症状とは「上位中枢の機能不全または廃絶による主要な機能低下または麻痺」を指し，対する陽性症状とはこの上位機能のコントロール不全に由来する下位中枢の不随意な亢奮による症状であるというのが，中枢神経系の階層構造に基礎を置く正当な説明である。その意味で，陰性症状が残遺症状で陽性症状が先行するという分裂病の症状形成モデルは誤りである。

　陰性症状とはなんであるか，それは脳のいかなる機能不全によって，いかなる正

常機能ができなくなったことの結果なのか？ これは精神分裂病に取り組んできた精神科医全てが解明したかった精神医学にとっての，物理学における「大統一理論」である。この辺のことは自著（「脳と人間」三五館，「統合失調症あるいは精神分裂病」講談社）で詳しく論じたので細部はそちらを見て頂きたい。

　ここでは，急性期からの回復期のうちの第2期で観察される現象に焦点を当てる。回復のこの段階では，患者は個室にいる。そこから出てナース・ステーションまで行き，そこに置いてある患者私物用の冷蔵庫から飲み物を持ってくるというタスクが発生したとする。

　普段なら難なく出来る容易なタスクである。思いついたと同時くらいに，その目的のための行為が始まり，遅滞なくスムースに進行して彼/彼女はお目当ての飲み物を楽しむことが出来る。目的行動が貫徹したのである。病気の人はこれが出来ない。出来たとしてもおそろしく疲労する。極めてエネルギー尽耗的な労働になる。大概は途中で頓挫する。どこでどう頓挫するかというと，例えばナース・ステーションの入口ドア・ノブを自信なげに何回かまわして見て自室に帰ってしまう。スタッフがそこに通りかかると「ここ，いいですか？」と心細げに言う。あるいは，ナース・ステーションに入ったところで立ちつくしたり，たまたま知り合いの患者がいるとそっちに寄っていってしまい，冷蔵庫には到達しない。到達したとしても，なにを取りに来たのか忘れてしまっている。道徳感情の強い人はそこで帰ってしまうが，そうでない人は適当にそこにある他人のものでも持って帰る。どうもヘンだなと思いつつ。

　この状態はなるべく速やかに通過させないと，あとで困る。つまり慢性収容病棟の片隅でうずくまっている人々を沢山生み出すことになる。陳旧性分裂病とひとくくりにされる人々の持つ障害の主要部分は「とんでもないめんどくささ」である。風呂身だしなみ立ち居振る舞いなどの日常行為に始まり，礼儀その他の社会的行為，心理的には新しい関係を結ぶことへの億劫さ等々。これらが一塊りになればその人を見て「人格荒廃」などという，それこそ荒廃した人間観の産物たる「症状記載」の対象となるような病像となる。そうなれば，これこそクロウ派のいう後遺症状としての陰性症状となる。

　この状態の本態はなにか？ それはどんな脳機能不全の結果か？ その機能不全は病気の経過の中で後発的に発生したのか，それとも始めからあったのか？「始めから」を言い換えれば，一次的（プライマリー）に？ つまり，ここで観察されるものは精神分裂病のプライマリー・ネガティヴ・シンプトムではないかというのが，私の疑問である。もし，プライマリー・ネガティヴ・シンプトムであるなら，この機能障害は病気の始まりかけから徐々に進行する隠微なかたちで（ある場合には潜在的に）存在し，病気のピークに極限のかたちで出現するであろう。

　精神分裂病前駆期（prodormal stage）には顕著な不全感，不達成感が存在しそれがやがて被害・関係的な観念へと発展することを見るのは稀でない。また緊張病症候群では，全くの無動・昏迷状態に陥る。本書は精神病理学の本ではないのでこれ以上は触れないが，要するに精神分裂病の陰性症状はあとから来るものではなくて，始めからあるもの，副次的症状ではなくて主要な機能障害である。

　話を精神分裂病等の急性期からの回復期第2期と個室群に戻す。
　この時期に観察される行動・行為のたどたどしさと極度の易疲労感である。その

ありさまは上記した。これが何に由来するかである。私の結論では，計画行動の不能状態がここに現れている病像の本態である。前頭前野は計画脳，企画脳とも見なされる。事態の変化を未来予測し，それに応じた行動計画を作成し実行命令を運動野に指令する。大脳皮質の前3分の1を占める前頭葉の前方の大部分。この部分がヒトでは急速に進化し，現代人類となった。大脳皮質前頭前野の生理学の権威である，J.M. Fuster は大脳のこの部位で「行動の構造」がつくられると述べている。

　行為の準備と行為の時間軸に沿った組立て。平たくいうと，これから何をしようかを，時間を追って考えることを担う部位である。実際行動で，何かをしようとする場合に誰でもがやっている脳内操作で，つまり計画作成である。しっかりした計画にもとづく行為はスムースに進行し完遂する。しっかりした計画とは，予測される妨害的事象への対策も含むものだ。こういう課題が出来ないままにいわば軽率に行動に移せば失敗，頓挫するに決まっている。何回繰り返しても所定の目的は完遂しないで，疲労のみが残る。やり直しやり直しが連続し，しかもその都度の労作疲労ははなはだしい。やがてはなにもやりたくなくなる。そのなれの果てに待っているのは……？

　脳のこの働きを「ワーキング・メモリ」と呼ぶこともある。作業記憶と訳されるのは誤解を招く。このワーキングは，上述行動の構造を作製するべく動員されている記憶，働かされているあるいは今働いているメモリーと解すべきである。行動計画を作成するのには，色々な脳内メモリーを使わなくてはならないし，不要のあるいは邪魔になるメモリーが発火されては困る。適正な記憶を構成して行為の準備をし，その行動の構造を一時保留しておくことがワーキング・メモリ。そこがうまく働かないと頭の中がマッシロになって，なにをするつもりだったのか「ワカラナイ」ことになる。「どうしたらいいのか分からなくなる」→「動けなくなる」→「なにかしようとするといつも邪魔される」→「動きを止められる」→「考えることが止まってしまう」→「考えを止められる」──こういう展開になってくると，普通の精神科医でも診断のつく状態に接近している。

　急性期精神病の回復第2期に極めて明瞭なかたちで出現する，行動のたどたどしさは，このような機能障害の顕在化である。この時期の観察とナースの援助は精神病回復の死活的鍵を握っており，**それは個室でなければ出来ない。**

　この部分の回復過程をしくじると，なにが起きるか。院内再発が起きる。患者は隔離室へUターンする。そうするとどうなるか？　再びこのラインにまで持ってくるのに，3倍の時間がかかることになる。

　何故3倍になるか。せっかく築き上げた信頼関係が根こそぎ崩れるからである。

　一回目の隔離室入りについては，強制手段を取った責任が100％その病院のスタッフにあるわけではない。社会がやったんだと言える部分がある。しかし今回は100％病院の中で起きたことで，こちらの責任の許での出来事だ。しかも，不信猜疑を乗り越えて一旦は信じたものに「裏切られて」「やっぱりそうか」と怨恨の塊になってしまうから，極めて厄介なことになる。

　この個室群の設備については，快適な明るい病室であることの他には必要な条件はなにもない。強いてあげれば，内側からもロックできる部屋をいくつか用意して

おくと便利である。寝ている間に何かされるという恐怖感の強い人に安心してもらうためである。無論外からも開けられるようにはしておく。

　第二段階の個室群は内カギを全室に付けて上げたほうが良いと，今は思うようになった。この時期の外部からの侵入に対する恐怖感は思っていたよりもずっと強い。この侵入は，物理的な侵害だけでなく，心理的な侵入ないし侵略をも意味する。なにものかが自分を乗っ取って自由に支配しているという異常体験のもとになるような，他者からの影響への恐怖である。

c） 退院準備期の病室

　退院が目前に迫っている，大体20日後に「お別れ」が待っている。何とのお別れか？　今まで過ごしてきた時間。「病院」が提供する親切な時間。受け身でいても，飢える心配のない時間。

『保護と安全』からの，『独立と危険』への出発
　出て行く先が，そこから緊急避難して来た当時と較べてより安全になったという保証はなにもない。

> 　　この病棟は，「これから先のこと」を考える病棟である。
> 　　　これから先のことを考えるためには，やはり仲間が要る。
> 　いろんな意味で。
> 　　今までのように，看護婦さんとだけ仲良くできればよい。
> 　というわけにはいかない。
> 　患者同士のつながりが急に重要さを増す。
> 　　それに，出て行く先がどうなっているかも知らなくてはならない。
> 　そこに，だれか頼りにできる人がいるのか，いないのか？
> 　　いるとすれば，それは誰か？　どうすればその人にアプローチできるのか？
> 　　家はどうなっているか？　職場はどうなっているか？　退院後，どうやって暮らしを立てていくのか？　子供達はどうしているのか？
> 　　　……etc。

　課題は一気に複雑困難になる。こういう状況に対して，どういうハードウェアを考えるのかということはあまり意味がない。ここでこそ，ソフトウェアが問題になる。ここまでに蓄積してきた情報の質と量が問われることになる。

　そうはいっても，4床室を主体にし，患者同士のコミュニケーションを重視した空間を用意すること，普通の生活に戻るのだから，普通並の日常になるべく近い環境を整えること，外部との人や情報のヤリトリを活性化させるような仕掛けを工夫すること，等は必要である。

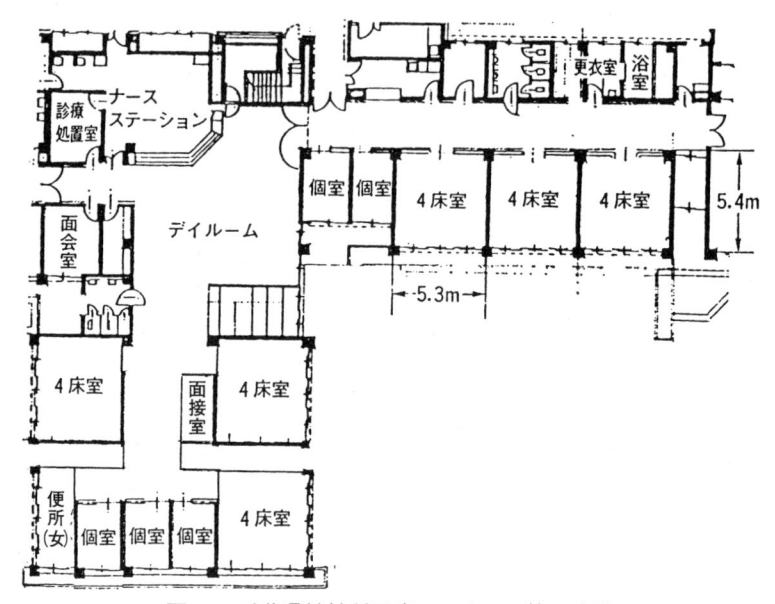

図19　千葉県精神科医療センターの第2病棟

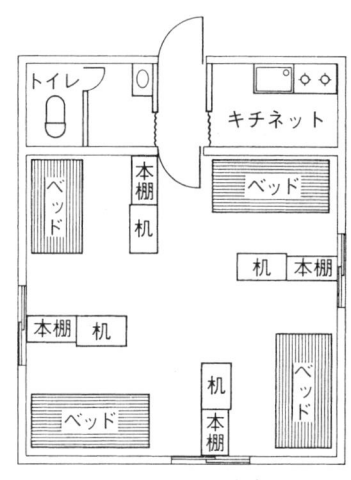

図20　4人部屋のプラン

　図19はその一例。それほど感心する程のものではない。
　このプランで不十分なのは，生活空間としての日常性の保証である。デイルームと称するリヴィング・ダイニングルームがゆとりをもっているのはいいが，これは本来居間と食堂に分離するべきである。
　4人部屋であることはいいとして，その中でのプライバシーを守るべき仕掛けがもう一工夫あってしかるべきだ。図20*は素敵なプランだが，相当金がかかりそうだ。
　この病棟での仕事について，「それは入院しながらでないと出来ないのか」という疑問が湧く。
　また，こことデイホスピタルの仕事はボーダーレスだと言ってもおかしくないような側面がある。将来の精神病院の建築設計には，そういうコンセプトも組み込ん

で，病棟でもありデイホスピタルでもあるような形を求めても良いかもしれぬ。

d) 抑 制 帯

　抑制という手段がいいのか悪いのか議論はしない。精神科救急を抑制なしで出来ないわけではない。ただし，物凄い人手を必要とする。人手が無くても，月に一人の入院なら話は別だが。

　本書で論じているような精神科救急では，抑制は絶対に要る。患者とスタッフ双方の安全を守りつつ両者の距離を接近させるために必要だ。接近しないでも，治療できる，看護できるという技術があるなら，要らない。

　私達が使っている抑制帯は，図 21 のようなものだ。メーカーは，ドイツのゼグフィックス。他にも勝れたものがある。

　この抑制帯の長所は以下の通り。

1) 最初に抑制するときに，腰部をワンポイント・ワンタッチで速やかに制縛できる。
2) 4 ポイント抑制の許で，寝返り，上半身起こしが出来る。（それでは困るのなら，肩抑制もできる）
3) **部分的，段階的な抑制解除が可能（従来の帯だと，右手を外せば全部解かれてしまう）。**
4) マグネットによるロック機構なので，着脱が簡単。
   （ただし，患者が強目の磁石持参で入院してきたらお手アゲ。）メカは図示の通り。
5) 擦過傷，神経麻痺のような障害の危険がほとんど無い。皮膚面がフェルト製なのと，手足を締める力のバランスがうまく設計されているためか。

　しかし欠点もある。

　最大の欠点は高価なこと。

　それと，実際に使用するのにはかなり習熟がいる。困難は技術的なものではなくて，心理的なものである。我が国のヴェテラン精神科看護師は，従来の一本棒の抑制帯に慣れ親しんでいるので，こういう複雑な新式舶来製品に不信と敵意を持つ。「医者なんて抑制を自分でしたこともないくせに，ナニガワカルカ」……ごもっともです。でも，このほうがずっと便利でお得なんです。

　それから，手の動きにある程度自由があるので，ウッカリすると点滴を引っこ抜かれたり，甚だしきはバルーンカテーテルを力ずくで引っ張りだされたりという悲劇が生じる。無論そういうものを装着しているときは，手の部分を短くセットしておけばよい。

　上記の内では 3) が重要な点である。治療のソフトウェアに立ち入る話にもなるがここで述べておく。

　入院直後の患者は最悪の場合 4 ポイント抑制，隔離室収容の状態からスタートする。

　そこから始まって回復の各段階を通って行く。

　各段階毎に，病気からの回復と処遇上の自由の回復が二人連れでやってくる。

　疾病からの回復は自律性を取り戻すことだ。この過程をスムースに通過させるの

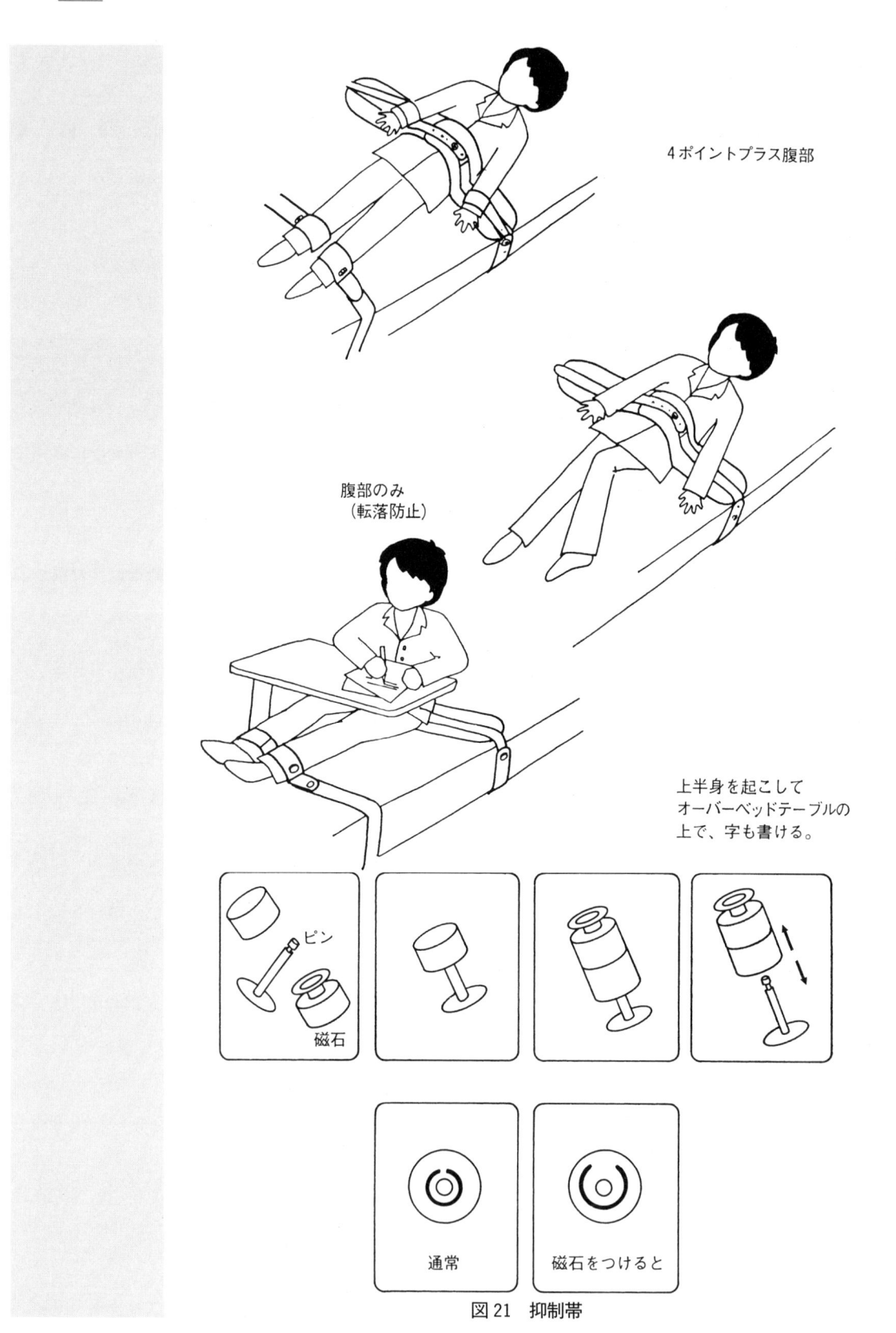

4ポイントプラス腹部

腹部のみ
(転落防止)

上半身を起こして
オーバーベッドテーブルの
上で、字も書ける。

ピン

磁石

通常　　磁石をつけると

図21　抑制帯

にコツがある。そのコツというのは，煎じ詰めると次の二つである。
　1 各段階ごとにカッチリと固めること。
　2 病気が良くなることは，自由を取り戻すことであると，患者に実感を持ってもらうこと。

1 がないと，すぐに逆もどりする。それだけではなくて，治療の焦点がぼけて，なにをやっていたのかワケが分からなくなる。

2 がないと，患者が「前に進もう」という気を持たなくなる。ムツカシク言えば，治療意欲が阻害され，「治療」に参加する気をなくしてしまう。

最悪の場合からのスタートであっても，上の原則は同じである。

そこで，次のような会話が出てくるだろう。

「この縛ってるのをとってくれ」

「暴れる人の所へは近づけない，それでは世話してやれない」

「乱暴しないよ」

「約束ができるなら，手を外してあげる。そうすれば，御飯を自分で食べられるよね」

（ここで，オーバーベッドテーブルが入る——大丈夫なら，そこで洗面，歯磨きも出来る）

こういうヤリトリが，以後切れ目なく連続する。そういうことを可能にするために，抑制帯の部分解錠は極めて有効である。ここがしっかりと固まれば，すぐに全面解除に進むことも稀ではない。

今のところ，抑制という野蛮な手段は，……残念ながらヤッパリ必要である。そうして，これを治療技術として使う以上は帯と言えども医療機器であり，あまりいい加減な作りでは困る。患者の命の綱になることだってある。機器そのものが信頼が置ける物であることも重要だが，外国製の物の場合にはそのサプライについても，ディーラーは責任をもってくれないと人命にかかわることだ。

e) 自殺予防のハードウェア

そんなものあるワケない？　やる気ならどこでもやれる。？

それはそうでも，全館「やらせないぞ！」と宣言しているような建物と，「ここでやっても，ナースは気がつくまい」と思うような場所がアチコチにあるのとでは，多少違うんじゃなかろうか？

一つだけ書いておくと，トイレの大便所の扉である。扉そのものではない。それを上下三分の一チョン切って，中をマルミエにしろなどというアホウな話ではない。

問題は扉の上の桟である。ここに紐を掛けて死ぬ人が時々ある。これを防ぐには，桟をなくしちゃえばいいのである。ところが，建築屋にそう言うと，「出来ません」と言うのが常だ。

「強度が持たない」と言うのである。強度があればいいのか？　そう……便所のドアの方立（ホウダテ）の所を石材かそれと同等の強度を持った素材で作れば桟はいらない。図22 参照。

「死のうと思って病院中歩いてみたけど，マア良く考えたネ」と言って退院した鬱病の患者がいたそうだが，本当か嘘か。

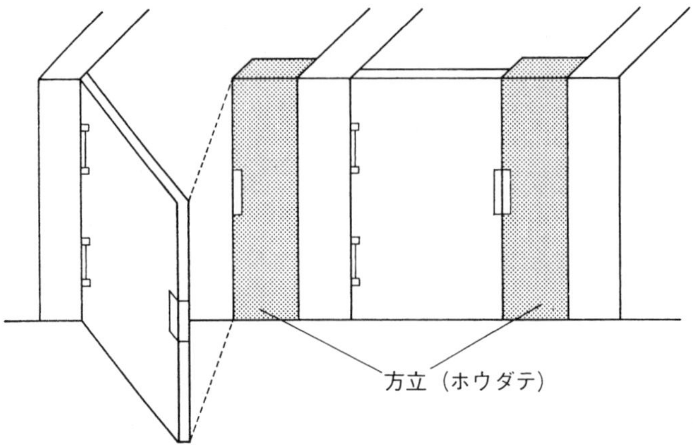

図22　トイレットのドア部の工夫

　満19年間（1985，6～2004，6）の退院総件数7024の内自殺による死亡退院は3件である。他に救急センター転院後死亡が一件。手段は縊首2，窒息（ビニール袋）1，飛び降り1（2階デイケア使用中）だった。

☞ 資料11

f）畳の部屋はいるか？

　いらない。なんの意味もない。老人が好む？嘘つけ，老人ほどベッドの方が楽なのだ。畳の部屋の存在理由は，「詰め込める」利点の他にはない。

g）秘中の秘

　本当は書きたくない仕掛けが千葉県精神科医療センターにはしてある。今まで使ったことは一度もない。これからもない。あったら困る……じゃない，あってはならない。
　実は，二つのナースステーションのデイルームに面したカウンターの窓の内側に電動シャッター（アルミの格子）が降りてくるようになっている。今勤めているナースは知らない人が多い。ナースが一人夜勤している時，カウンターを乗り越えて患者が侵入したらドウショウという発想から作られた。こういう装置のお世話になるときは，精神科救急の終わる時だ。
　精神科救急病院を初めて作るときの，私達の怯む気持ちの現われであり，全て恥ずかしいことではある。
　病棟を患者に占拠されちゃったら，どうしよう——実際にそういう事態になって，警官隊に来てもらって，その護衛のもとにようやく院長が病室へ入れたなどという，笑えない喜劇もあったというではないか？　——そこまで考えちゃったんです。
　初めての時には，つい悪いほうへ想像力が働く。備えあれば憂いなしとはいうものの，チト備え過ぎであった。20年間このシャッターは一度も降りなかった。

　以上で，ハードウェアの話を終わる。

F. 治療へのスタンス

　精神科救急病院の治療的な"タクティックス＆ストラテジー"である。
　そもそも，何をしようとしているのかがハッキリしていないのでは，戦術も戦略もない。それに，やる気がなくてはイクサにならぬ。精神科救急に従事しようとする医療スタッフの心構えが相当重要なポイントになる。急性期精神病状態からの回復のプロセスを，3つの段階として素描し，それぞれの治療的タスクを示した。
　3段階とは，
1. 生命的な危機状態で他者の援助がなければ生存できない状態。
2. 言語的交流と基礎的而立生活が可能となっている状態で，栄養的にも情緒的にも取り入れが可能になっている時期。
3. 現実生活に戻るための準備的時期。

である。
　この3段階を見きわめ，各段階ごとの細部構造を明確に把握して，それに要する治療手段と看護手順を時間軸に沿って確立することが重要である。これがなければ，精神科領域でも導入を求められているクリティカル・パスの設計は不可能になる。
　クリティカル・パスは医療の効率化を要求する市場原理優先思考の産物の側面を持つが，その一方では患者に対して「入院して治療を受けると，どういう順序どういう時間経過で何が起きて，その結果はどんな利益が受けられるのか」の詳細計画，設計図を提示し説明し納得して貰うと同時に，その約束を守る責務が医療者側に発生するという，患者の権利保障の側面も持っている。入院している時間は，決して無償の時間ではない，経済的にも患者の生活・生命にとっても。
　精神科救急はタイム・コンシャスな仕事である。このF章と次のG章がこの本のエッセンスであると見てくれてよい。

1. *WAIT AND SEE* はやめてくれ

　この章では，医者の心構えと看護者が気をつけるべき点について述べる。
　まずイラスト1を見てもらいたい。Aは伝統的な精神科医のやりかた。外来で分裂病の診断をする。そこまででひと仕事。
　分裂病の診断さえすれば，後は医者がやらなくてもやってくれる。いわば，後ろに向かってボールを投げる。そうすると，後方で看護者がボールつまり患者をガッチリとキャッチしてくれて，隔離室へ入れてくれる。注射のオーダーをして，約一週間は「様子を見」る。
　この「様子を見ましょう」というヤツを英語では "Wait and See"（これから，Ｗ＆Ｓと略す）という。欧米の精神科救急の教科書で真っ先に槍玉に上げられるのが，このＷ＆Ｓである。Ｗ＆Ｓの好きな医者，これしかできない医者は精神科救急には向かない，ヤメロと書いてある。

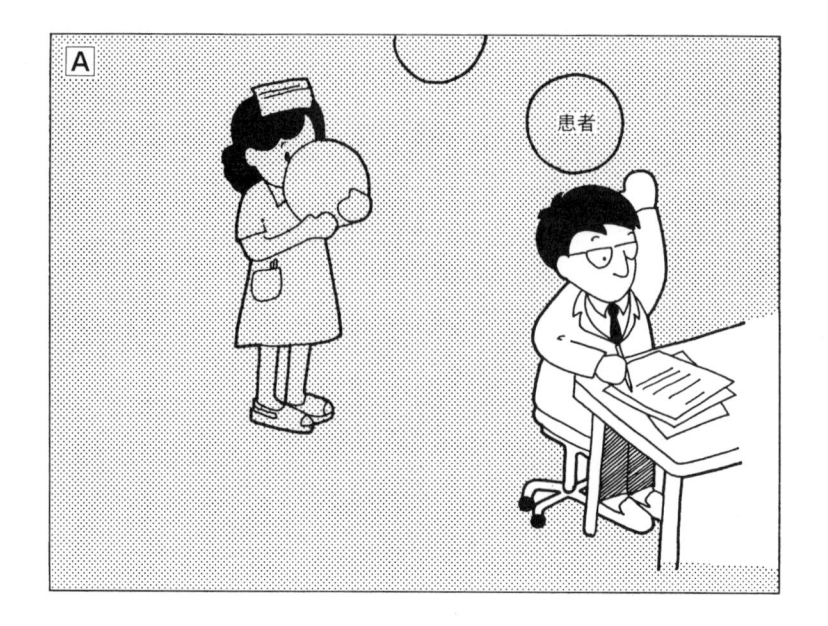

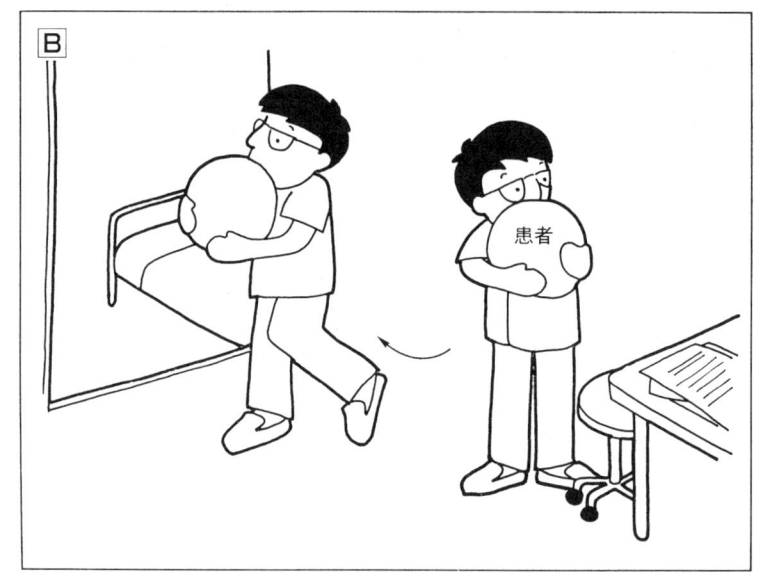

イラスト1

　さて、隔離室へ入れられた患者はどうなったか？　この間、向精神薬の注射でほとんど朦朧となっている。一週間ほどして「状態が落ち着いた」のを見計らって、「先生」が登場する。それから、「診療」と「記載」をする。
　今は、精神保健法で、「毎日診察」の義務*が決められたから、多分こんなことはないだろう事を希望するが、伝統的にはこんなものだった。
　だから、ひところ頻発した精神病院の告発で、どこの病院の患者も異口同音に「入院させたっきり、一週間も医者が見てくれない」と不平を鳴らしたのである。
　一方、Bはこれとは違う。外来で診断するのは同じ。そのあと、患者をつかまえて（——でも抱きしめてもよい、無論背負ってでもよい）グルッと向きを変えて、

*「毎日診察」の義務

隔離室まで一緒に行く。

　その後一週間は，医者が一番患者に密着する。「よきにはからえ」ではなくて「ワシにまかせろ」だ。

　何を任せろと言っているのか？──関係をつけることと，情報をとることだ。

　この時期，医者と患者が団子になって，周りに看護がいる。そこに向かって医者は次々に手渡す。

　何を手渡すか？　この患者との関係のつけかた，そのノウハウ。それから病気に関する情報。その看護の仕方。

　この受け渡しがうまくいくということは，同時に病からの回復もスムースに進行していることだから，医者は段々手を離して行く事が出来る。いつまでもベッタリくっついて，患者離れの悪い医者になる必要はない。それを患者のせいにして「感情転移がドウノコウノ……」とワケの分からないことを呟く必要もない。

　こういうことを書いていると，他科の医者が「ナニを書いてるんだ。太陽が東から上がると書いて本になるのか。そんなのは，当り前じゃナイカ」とバカにする声が聞こえて来る。

　そう全くそのとおり！　──外科の手術場，術後管理，内科小児科の重症患者の入院病棟──医者は皆同じ原理で働いている。病気が重い時は医者が一番近くにいる。受け持ち患者を人に任せたりはしないのだ。

　精神（科）病院ではどうして違っていたのか？

　それは，時間がいくらかかってもよいからである。

　精神障害者を終生安全に保護することが病院の目的なら，Ｗ＆Ｓをズーッとやってたって構わない訳だ。

　D/2/③でも検討したように，精神科救急病院に許容される在院期間は，病床数，その地域の人口構成，社会経済的環境，精神科医療状況等の複数の変数により決まる。

　最終的には，病床数と年間入院件数できまる。

　365×病床数÷入院件数，がその答えである。例えば50床で500人なら，平均36.5日で退院させなくてはならない。この数字に精神科救急病院の医者は縛られる。逃れることは出来ない。辞める以外には。

　そういう状況になって，初めて精神病院に「時間」が導入される。いついつまでに仕事を仕上げなくてはならないという「課題（TASK）」が登場する。

　ある限定された時間の中で，一定の目的を果たすこと。これを可能にするものを「技術」という。TASKが登場するとは，「技術」が要求される事態になったということである。

　もう一つ要求されるものがある。

　「やる気」である。何とかしてその課題を解こうとする積極的な態度である。だから，Ｗ＆Ｓが許されなくなるのだ。

　精神科医は職業的に中立性を維持しなければならないとされている。日本の精神科医は無教育で未分化だから，あまり「中立性」などといってもピンと来ない人が多かろうが，早い話が「お前は悪魔だ」と言われても，ムキになって反論しなさんなということだ（私は時々するが）。

ムツカシク言うと，感情的・道徳規範的に中立性を保てということになる。そもそも近代精神医学は狂気と不道徳を分けた所からスタートしたのだから，病人に向かって「ケシカラン」とお説教するのは無意味だという，「セオリー」である（精神分析の自由連想法で治療者に要求される中立性はもうちょっと厳密なものだが，これは成書に当たられたい）。

しかしいずれにせよ，この中立性というやつが精神科救急では精神科医のアリバイになりやすい。中立性の背後に逃げ込んで積極的な介入をさぼる口実にする医者が多い。

「気取ってないで，多少のルール違反は覚悟でドンドンやれ！」と言いたい。

どういう風に「中立性を保つんだ」という気取りが出るか，一例だけ挙げておく。
院長の私が回診している。
私「この人はどんな病気ですか？」
主治医「エ，ここで言うんですか？」
私「はいそうです」
主治医「エ，ですから，その……エス* です」
私「どんな病気なんです？」
主治医「エ，ですから，その，体験* がありますんで……」
そんなことは聞いていない——では，何と答えればいいのか？
私ならこうだ。

「この人は，頭の中で人の話し声が聞こえて困っているんです。私はそれは精神病の症状だと思って治療してるんですが，この人は半信半疑なんです。しかし，以前のようにその声に支配されて変なことをしちゃったり，日常的な行動が邪魔されたりする事はなくなってます」

——これなら，院長の私は「前より楽になりましたね」とか「病気か病気でないかは別にして，声に邪魔されないで自由に考えたり，行動出来たりする方が良いですよね」とか言って，カッコよく次に移れるではないか。

上の「精神病の症状」と言うところを「分裂病の症状です」と言っても構わないだろう。それが当面の課題を明らかにし，焦点をはっきりさせることに有意であるなら，さらに，その医者が精神分裂病とはどんな病気であるかを，患者にキチンと説明する力量があるならば。

近頃は統合失調症などという言いやすい病名を精神神経学会が考えてくれたので，もっと気軽に病名告知出来るのだろう。ただし，その分「どんな病気か」の説明が詳細で分かりやすくなったわけではない。なぜなら，学会はラベルは変えたが中味は同じだと，のたまわっているから。

2. PARTIALIZATION AND FOCUSSING

「技術」と「やる気」が問われることになった。

ここでちょっと戦争の話になる。周知のように，戦争のやり方を決める時には戦略と戦術というコンセプトを使う。技術が問題になるのは，戦術のレベル以下まで話が降りてからのことだ。

「中東からサダムの影響を武力を用いても排除すべし」は政略，「緒戦は航空戦力，

*エス

*体験

＊この項1991.1.13記ス
少し予想が外れた
（脚注）

次いでトルコ国境から戦車軍団が侵攻，同時にペルシャ湾からの上陸作戦でイラク軍の背後を突く」が戦略，さらに下位の司令部がこういう戦略目標を達成するための作戦を立てるのが戦術だ。その下には，個々の部隊，ときには個人レベルの戦闘になる。

　人間がなにかの問題を解決するべく迫られた時の，定型的な発想は大体このモデルに従っている。精神医学でもアメリカの専門学会誌によく，STRATEGY とか TASK FORCE＊ とか，物騒な軍隊用語が登場するのもそのせいである。

＊TASK FORCE

　そこでもとの筋に戻ると，「精神分裂病による長期収容者の数をこれ以上増加させない」が大きな戦略目標。精神科救急のネットワークをそのために構築するというのが，一つの戦略。精神科救急病院を作ること・運営するためのノウハウは戦術レベル。

　個々の治療者が，どういうスタンスをとるかというのは，前線で敵と向かい合っているレベルの話になる。

　戦争で使う地図のことを思い浮かべて貰いたい。戦略用の地図は，アラビア半島全体くらいの物だし，前線の指揮官が必要なのはせいぜい100キロ径程度の物であろう。さらに中隊長や軍曹にとっては「地図にも載っていない」ような「地形，地物」の知識がクリティカルになる。

　精神分裂病の症状，経過，転機，予後等について学校で教えるものは，「アラビア半島とは——」と論じている程度のものだ。

　スケールが違うのみならず，伝統精神医学の記述というのは，多分に抽象的観念的であり，臨床という実戦で使用するプラクティカルな道具というよりは，むしろイデオロギーに近いものである。つまり，生きた患者から，症状を引き出してきて分類に当てはめるのに便利なだけで，生きた人間の生きた現実を理解し問題を解決するのには役に立たない。

　今，一人の精神分裂病患者が入院した。
「治療目標は何か？」
「ハイ，分裂病を治すことです」
「とは，何か？」
「エー，精神症状を除去することです。病的体験や幻覚などの」
「それだけか？」
「ア，陰性症状もあります」
　——医学部の試験ならこれでも通るんだろう。本当は通してもらっては困るのだが。教えるほうが臨床経験希薄だから仕方がない。

戦術試験の模範解答
「治療目標はなにか？」
「約2ヵ月で家に帰すことです」
「家はあるのか？」

　この本を書き上げてから13年たった。この注も古くなった。今やイラク戦争はニューヴァージョンに変わり，英米連合軍は予想通りゲリラ戦の泥沼に迷走し，出口も見えない。戦略・戦術メタファーとしては旧版のほうが明解なので，そのまま残す。歴史的遺産の記録である。

「ア，ありません」——これでは落第！
「治療目標は何か？」
「約2ヵ月で退院させることですが，この人の場合単身者でアパートも追い立てを食っていますから，サポート体制を組み立てるのに少し時間がかかるかも知れません」
「どんなサポートを考えている？」
「PSWが福祉事務所と連絡して生保にしてもらっています。アパートにそのまま居られるかどうか，大家さんと折衝中です。青森の実家にも連絡を取りましたが，ハカバカシクありません。保健婦の担当を決めて，所轄の保健婦にもう少し症状的に安定してから来院してもらって，退院後の援助を協議します」
「当面の方針は？」
「睡眠リズムがまだメチャクチャで，食事もようやく流動食を飲める程度です。抑制帯は今日中に外しますが，保護室のドアを開けるのはまだ無理です。3，4日のうちに，ミニデイルームには出られるでしょう」
「今なにが起きているのか？」
「何かしようとすると，邪魔されているように止まってしまうようです。頭の中で制止する声が聞こえているものと思われます。目の前のことに集中することは10秒位しか出来ません」
「会話は？」
「こちらの言うことは理解していますが，彼の方からは話してくれません。イエス，ノーの意志表示はできます」
「当方を識別してくれてるのか？」
「病院であることは理解してます。受け持ちの看護婦さんのことは分かってます。私は嫌われてるようです」

　一人の患者についての治療の設計図を書くときにも，せめて戦略と戦術のレベルの違いくらいは頭の中で使い分けて貰いたいのだ。
　2〜3ヵ月で退院させることは，この場合の戦略目標としてもよい。（ただし，もっと長期的な戦略も胸中に秘めておかなくてはならない。一回だけの入院でケリがつくとは限らないし，特に若い患者の場合はその人の生涯にわたる展望のなかで病気を治していく，言葉を換えれば成長を保障していく，という観点が不可欠になる。）
　その目標を達成するために，「アラビア半島の地図」をいくらシゲシゲと眺めていても答えは出ない。もっと細かい地図が必要だ。
　本書冒頭にも述べたように，精神科救急に患者が搬入されるという事態は，いくつかの事態の集合によって成立している。仕事に取り掛かるためには，全体を漠然と捉えるような眼ではなくて，個々の事態をそれぞれ具体的にクリアーに見分ける眼が必要なのだ。
　つまりいくつかの事態に**分割すること**（partialization）と，その中で今やらなければならないことに**フォーカスを絞り込むこと**（focussing）である。勿論，今やらなくてはならないことを切り出すということは，その残った部分を切り捨てるという意味ではない。その今の仕事を終わることによって，次の仕事，またその次

の仕事が，はっきりと見えてくるのである。

　ここで「事態」を切り出すと言っているのは，つまり仕事が見えてくるということに他ならない。そして，その仕事は必ず「何時までに」という条件を持っている。

　このいついつまでに仕上げねばならなくて，しかも明確な輪郭をもった「仕事」をTASKと名づける。先程の戦場の例で言えば，「24時間中にあの丘を奪取せよ」てなことになる。そういう仕事を請け負う部隊をTASK FORCEと呼ぶ。

　治療を戦略的に設計するというのは，このようなTASKの連続として治療計画を編み直すということなのだ。これらを次々に片付けていって目標に至る方法のことを，Task Centered Methodという（近頃はこの変形でProblem Oriented Systemという言葉が流行っている）。

　この章の冒頭で述べたように，こういう考えかたこそいわゆるクリティカル・パスという道具の登場を必須のものとする思想である。パス（日本語化してPASUとスにアクセントを置いて発音する模様であるが）という産物，またその使用マニュアルが重要なのではない。仕事の質がそうなっていないところで，パスだけ整備したってしょうがない。

　クリティカル・パスの思想は時間軸の仕事への導入と同義語であるから，パスにも時間の長短があるはずだ。分きざみのパス，例えば外科の手術介助やCPRの手順だってそれこそ生死を分けるという意味でのクリティカル・パスだ。時間刻みくらいが，今言われているクリティカル・パスの実例は多いのであろう。ロング・ターム，ミドル・ターム，ショート・ターム程度に分けてそれぞれにクリティカル・パスを作らねばならない。

　D/2/ 3 の表9と66ページの表12を見比べていただきたい。この二つを合わせれば，ミドル・レベルのクリティカル・パスにそのままなるはずである。これだけではワカンナイというなら，この双方を睨んで，3つのフェイズごとにナースの仕事を抽出して，それに時間限定を書き加えれば出来上がるはずだ。いつまでに何が達成されていなくてはならないか（例えば，食事の自立が），それまでのナースの時間制限付きの仕事の明示。もしその時間内に達成できなかったら，その遅延要因は何か。患者にある脆弱性の程度の問題か，それともナースの手順のまずさによるのか，あるいはそもそもそのタスク設定に不自然や無理があったのか？　このような検討が可能となること，またその結果を見て新版が作製可能であることがクリティカル・パスの目的であり効用であるはずだ。

　しつこいようだが，この本の初版再版のころにクリティカル・パスなんて誰も言ってはいなかった。私のヴォキャブラリにもなかった。それでも，10年近く経ったあとでこういう考察ができるということは，書評家風には「著者の先見の明として誉められてもしかるべき」ことだ。

3. *THE FRAME OF REFERENCE*

　精神病急性状態という事態を分割して，焦点を合わせ，TASK群を切り出せと述べた。

TASKを作りだすに際して、どうしても必要な条件が一つだけある。

それは、シンプルでなくてはならぬということだ。

何故か？　このTASKはチームでやることだからだ。

戦争でもスポーツでも、あまり手が込んだ複雑な作戦は失敗する。チームの全員がその作戦を頭に入れることは出来ないし、それに習熟するのに時間がかかる。病院ではチーム医療とヤカマシク言われるが、三交代シフトでバラバラに切断される勤務時間の職種とそうでない職種が組んでチームを作っているのだという条件を考慮すると、そう簡単にチーム、チームと言えるのかという気もする。

ともあれ、チームでやる仕事。だから、簡潔明瞭な作戦命令書でなくてはならない。

そういうものを作成するために、事態を眺める眺め方はどんなものがいいのか？

準拠枠（frame of reference）、あるいは今流行りの言い方ならパラダイム──数学のx、y軸の様なものである。

私は精神病を理解する枠組みとして、次の二つの系列を使うことにしている。

1 自律性：*Autonomy*

2 関係性：*Relationship*

1 ここで言う自律性とはヒトの主として内部で起きる現象。完全に外部世界と無関係に生起するとは言えなくても、ほぼ自動的なリズムとして体内にセットされている生命維持機構。睡眠リズム（サーカディアンリズム＊）、摂食、排泄、清潔の保持。別の表現をすると、個体の内部環境の出来事とそれに対する関係の持ち方。

＊サーカディアンリズム

＊☞　文献6

2 つまり世界との関係。現実との関係（Relation to relity）、対人関係、対社会的関係、言葉によるコミュニケーション、個体の外部環境に対する関係、の持ち方。

1 と 2 は完全に分離独立したものではない。両者は相互に影響し合っている。精神病理を解くということは、この両者の関係を解くことに他ならないとも言える。それに例えば、清潔の保持を自律性にカウントしてもいいのか、というような議論も成り立ちうる。

実用性の目的のために、かなり大ざっぱな整理がされていると考えて貰いたい。そんなにクリスプなコンセプトではない。むしろファジーなものである。

表12にこの2系列が障害された時にどうなるのかを示した。治療の組立ての便宜上、障害の程度を3段階に分けている。この3段階が、治療の3ステージに該当する。

図23は 1 と 2 の系をX軸Y軸にとって治療の3段階が進行する方向を示したもの。図のゼロ点の付近は「死」に近い。すなわち寝ない、食べない、大小便失禁又は尿閉、まとまった行動は不可能。対人関係から完全に退却。言葉の意味の共通性が失われている。

社会的な死というのは、生物学的な死と同じことである事をこれは示している。ここまで来れば便宜上分けた2つの軸は融合してしまうから、二分割は意味を失う。

その寸前の所から精神科救急の仕事が始まる。場所は隔離室、患者はおおむねべ

表12. 自律性と関係性の障害，1，2，3段階

	自律性	関係性
1.	サーカディアンリズム崩壊，栄養失調，発熱，低体温，不潔（数ヵ月入浴せず），皮膚疾患，足蹠，歯に問題，高度便秘，尿閉，大小便失禁など。	完全な引き篭り，閉居，言語交流不能，現実との関係は保持できない，妄想的リアリティーに没頭「病院にいる」とは認識してない。
2.	サーカディアンリズム回復（睡眠延長），心地好いケダルさ，面倒臭さ，清潔保持は自力で出来る，食欲昂進（甘いもの），便秘は解消，むしろ下痢が多い。	一対一の人間関係は保てる，言葉で今までのイキサツを話せる，現実との関係で疲労しやすい。
3.	普通のサーカディアンリズムに近い，洗濯，掃除，化粧，お洒落など，外出，外泊など。	多数の人との関係可能，病院外社会とのつながりの回復と獲得，増加，病前よりマシな人間関係になることも。

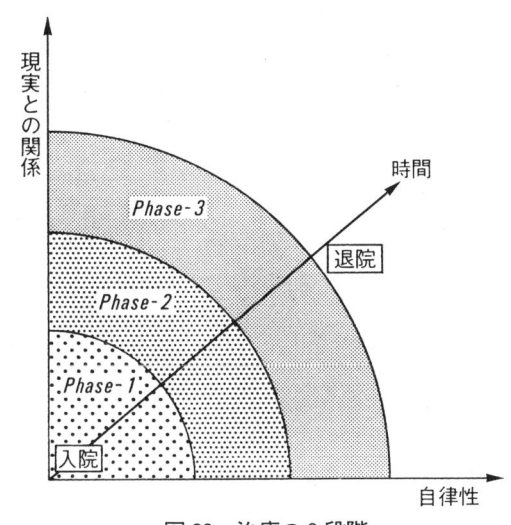

図23 治療の3段階

ッドに4ポイント抑制されている。点滴がセットされ，留置カテーテルがつながれていることも稀でない。

千葉県精神科医療センター開業当初は多用されたが，感染・引き抜きによる自傷などが頻繁に発生するので，現在はおおむねおむつの使用が常態。

表13に千葉県精神科医療センターの6年間の統計で入院後に行なわれた処置を示しておく。

自律性と関係性の2つの座標軸の間に患者の現在をピンポイントしたのは，そこでのTASKを明らかにするためである。

2つのスケールの上で，戦略的な目標を目指して段階的に構築された仕事群を手っ取り早く片付けて行く。

自律性のスケールでの戦略目標は「人に依存しないでも普通に日常生活が出来ること」・関係性のスケールでは「最小限必要な社会的関係を維持出来ること」である。

少し細かいマップで見て行こう。
第一段階【Phase-1】
まず，自律性。スケールのゼロ点に近い所では，ほとんど100％の依存なしには生きていけない。誰かが見てやらなければ——つまり，放っておけば確実に死ぬ，という状態だ。ここでは，医療・看護についての他科との違いはない。錯乱，興奮などの症状があったとしても，他科の意識障害の患者と比較すれば量的な差でしか

表13．入院直後の処置

総入院者数　1,699（男945・女754）
平均年齢　35.4歳

処置	男 (%)	女 (%)
保護室収容	613 (65)	347 (46)
抑　　制	420 (44)	247 (33)
静脈麻酔	138 (15)	82 (11)
点滴注射施行	279 (30)	175 (23)

(1985.6.1〜1991.3.31)

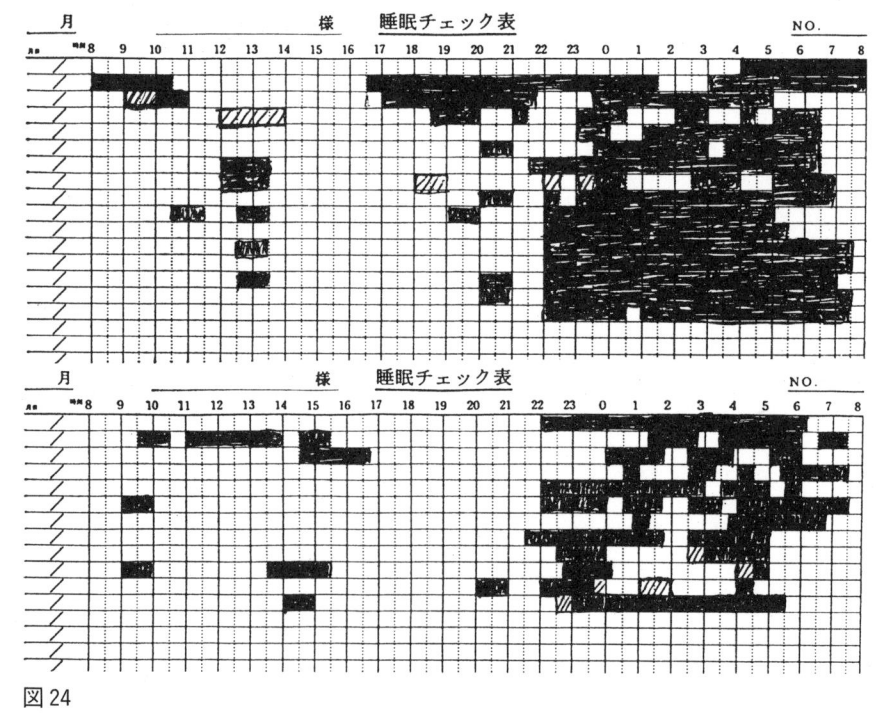

図24
上は入院後約10日で，睡眠リズムがほぼ正常化した，40歳女性，**診断：非定型精神病**
下は，精神症状が表面上は目立たないで，一応礼儀正しい振る舞いができるようになっているが，実際はチットモ改善していない患者の例，32歳女性，**診断：分裂病**

ない。

　栄養を確保すること，排泄を確保すること，安全と休息を強制的にでも確保すること。

　第一段階の戦術目標は，サーカディアンリズムの回復と摂食，排泄，清潔の保持が介助すれば可能になること。

*☞ 資料2
　睡眠表をキチンとつけることは非常に重要なことである。それはたとえば資料2のような簡単なものだが，これを実際に看護スタッフに記入してもらうことは，全然簡単ではない。筆者は以前に勤務していた病院でこれを最初に試みたが，結局うまく行かなかったことがある。

　何故うまくいかないか。大人数の患者を少数の看護スタッフで診ると，観察が細かくできないことが主な理由だ。その結果，眠っているように見えて実は眠っていない人とか，昼間の睡眠状態の把握をケロリと忘れたりすることが起きる。

　精神分裂病の急性期や，そこから回復する時期の睡眠については，精神科医はまだ十分に理解してないのであるが，かなりヘンな睡眠が観察される。例えば「眠っているのだが，家人に朝まで全然寝返りを打たないので気持ち悪いと言われた」などという訴えを聴く。直接観察でも，緊張病性昏迷の人は寝ているのか寝ていないのか分からないことが多い。かなり研究的に調べないといけない領域である。

　臨床実務では，睡眠の質が分かるほど高級な記録はできない。キチンと付けさえすれば，一目で異常が分かるような単純な睡眠表でも十分に役立つ。いくら精神症状は無さそうで，結構愛想良く人と話せても，睡眠表を見れば一目瞭然ということがよくある。図24下はそういう人の一例である。

　次いで，関係性。自律性を回復させるように働く医療スタッフを，「救助する人」と認識すること。少なくとも敵ではないと認めること。医者の名前と担当看護婦の名前くらいは覚えること。言葉による交通ができること。病院の大体の輪郭をつかんでいること。

　これが，第一段階の TASK になる。これを，どのくらいの時間でやり遂げるか？　1週間？　10日？　例外的なケースでなければ，2週間を超えては困る。

　ここで，自律性と関係性の間の，いわば**第3のスケール**が出てくる。今進行している仕事は，「**自立**出来るように**援助**する」関係を保っている仕事だ。つまり，医療スタッフの仕事の中で，2つのスケールが統合されている。

　重要なのは，獲得された自律性の程度（つまり，依存性の減少の程度）に応じて，「出来るようになったら，自分でやろう」というカタチで患者に投げ返さなければイケナイということだ。

　よく精神医学では，依存性の問題が大きく取り上げられる。ポジティブにもネガティブにも。作られた依存性――インスティテューショナリズムが，施設内でしか生活できない大量の長期療養者群を作ってきたのも事実だ。

　一人で生きられない状態の人に，依存するなというのは無意味だ。一人で出来ることを面倒見るのは余計なお世話だ。ところが，世の中には「余計なお世話だ」と言ってくれない人がいる。その人達は時には「世話してくれる人の立場を考えて」お世話になりっぱなしに甘んじちゃう人達だ。精神分裂病になる人はまことに「相手の立場」を優先する人なのである――らしい。

　そういうコンガラガッタ話になったら，もう手がつけられない。

だから，自立こそ全てだということを，鉄が熱いうちに——元気なうちに，隔離室の中から開始する。インスティテューショナリズムに陥ってからでは遅い。

自律性の回復（自由と独立の回復）に応じて医療のスタッフの関与が変わるという両者の関係はこの後も継続される。スタッフの関与の仕方が変わるだけでなくて，関与するスタッフの陣容が変わる。その変遷を図 25 に掲げた。

簡単に言えば，自律性が増せば社会性が増し，スタッフもより社会に近い人々になるということだ。行き着く果ては言うまでもなく，「普通の人々，シロウト」である。

各段階毎に，患者その人と患者に関する情報が別のエージェントに手渡される。その原型は，隔離室に入ってからすぐの時期の医者から看護への情報伝達にある。

第二段階【Phase-2】

これについては E/5/b) でも述べた。スタッフも患者も楽な時期である。楽な睡眠をとる（または，とらせる）ことが仕事なのだから。

楽に乗じてやっておきたい仕事が一つある。病気になる前のことを話してもらうことである。

ここまでの経過が順調に推移していれば，そんなに難しいことではないはずだ。ちょっと水を向ければ話してくれる。というより，聴いてもらいたい気持ちで一杯なのが普通だ。

なにをどう聴くかについては，次章で書く。**この段階までは，話の時制は「過去形」**である。以前にあったことを想起して話すのである。

ここでの獲得目標は，

1) 睡眠をタップリとること。睡眠時間が延長して 10 時間以上になっても，「このままダメになっちゃうんじゃないか」等と心配しないで，朝寝坊の楽しみを享受すること。

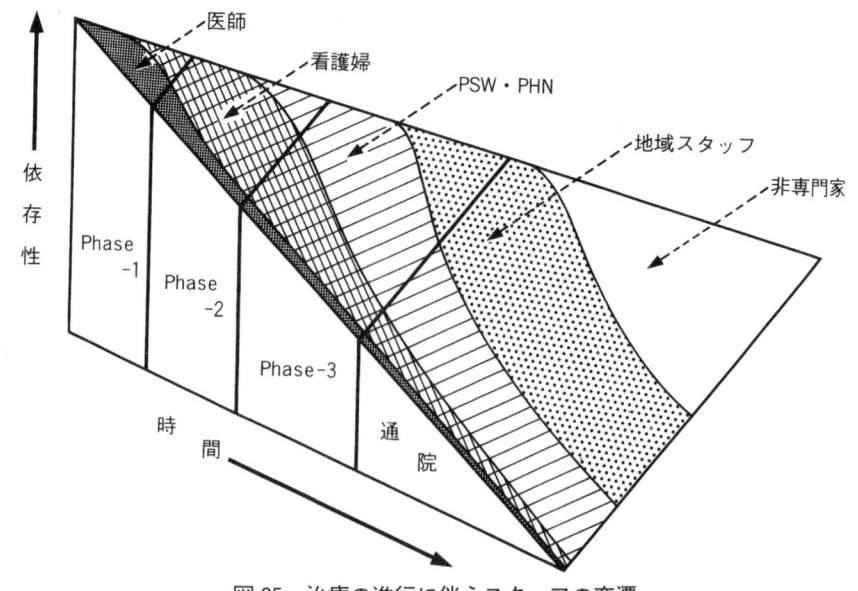

図 25　治療の進行に伴うスタッフの変遷

2) 食事その他は自立すること。洗濯，部屋の整頓まではやれなくてもよい。
3) 数人のスタッフと交流できること。専任の「通じる人」一人だけではダメ。
4) 出来れば――病気に至るまでの出来事を振り返って話せること。そうして，スタッフはそれについてのある程度のまとまった筋道をつけてやること。
5) その話を患者にフィードバックして，当たっているか外れているか，当たらずと言えども遠からずか，全然的外れではあるけれども「私のために考えてくれたという熱意は感じた」くらいは思ってくれたのか，それが確かめられればベストの水準である。

第三段階【Phase-3】
ここから，仕事の時制は未来形に変換される。
その意味は，課題が「これから先のこと」になるということだ。
狂気から回復することは「私」を取り戻すことだとよく言われる。「私」というのはしかし，紛失した財布の様なものではない。それに，前と全く同じ「私」が手許に戻ってくるわけでもないだろう。
昨日―今日―明日の時間の経過の中で，「明日何をしようか」が明瞭に分かっている状態が「私がある」ということにほかならない。明日が無理なら「このちょっと先」でもよい。
ちょっと先のこと，明日のことを思いめぐらすなかに「私」が立ち現われる。いつも固定的にそこにある「物」ではない。
人間が不幸になる時とは，「これからどうしたらよいのか分からない」時である。私達の日常でも明日の仕事について「明日になったらアレをやろう，その次にコレをやろう」と計画が出来ていることが一番楽しいことであって，その逆「明日も何にもすることがない」「明日どうしていいのか分からない」のを不幸という。失業したり，窓際族になるとよく分かる。
そういう「時と共にある」ことがあって，初めて人間はアクティヴに人生に参加できるのだ。
幻覚といい妄想と言っても，全て過去に脳中に貯えられた情報の産物である。そう言う情報がいわば無秩序に自動的に乱舞している状態が急性期精神病である。
治療の第一段階というのは言葉を換えれば，「人間が完全に過去に支配されている」状態だ。
それにくらべて，第二段階は「現在が戻ってくる」時期なのだ。現在を「今の現実」「目の前にある刻(とき)」と言ってもよい。
第二段階が一人でゆっくりしていられる時間でないと困るのはこの理由による。ユッタリした時間，なんとも心地好く，時のたつのを忘れてしまうような時間の中で，はじめて人は現在を取り戻すことができる。過去に追われ焦燥に満ちた時間を過ごしている人には現在も現実も帰っては来ない。
そういう「時間と共にある」体験を基盤として「現在」がつくられ，その現実―現在―今日を基礎にして，昨日が振り返られ，明日が想定される。
以上は，ちょっと難解かもしれないが，極めて圧縮して単純化した，「精神病と時間の関係」の要約である。

この本は実務書だから，これ以上の評論を避け実務に戻る。第三段階の課題であ

るが，何故これから先のことなのか？

あと1ヵ月くらいで社会に戻らなければならないからである。病院の庇護から離れて一人で独立の人格としてやっていかなくてはならない。

分離と独立。別れと出発。それへの準備を整えることがここでのTASKになる。

心理的には，悲哀と不安が問題になる。病院から退院したい退院したいと言っている人でも，実際のところは出て行くことに不安を抱いている。スタッフへ依存したい気持ちも強い。

しかし，別れは否応無しにやってくる。

どうやって不安を減らすのか？

これから先のことについて出来るかぎりの情報を持つことである。

必要な情報についてもこの2系列で考えればよい。

自律性

睡眠の重要性をしっかり頭に入れてもらう。服薬の必要性を理解してもらう。理解してくれなくても「服むことは服む」と約束してもらう。駄目ならデポ注射が必要な事態になることも予測しておく。自分の病気について「こうなったら危ない」というようなことを，なるべく丁寧に教育する。

関係性

生きた社会に戻るのだから，そこについての情報だ。

そこで，治療スタッフと患者の位置の取り方について考えてみたい。

第一段階ではベッドサイドに決まっている。第二段階の初期に患者をトイレに連れて行く時には，ナースが「手を引いてあげる」ことがあってもヘンではない。あるいは，ナースが背後から支えながら売店に連れて行くこともある。また，今までのことについてジックリ話を聴くときには，対面するであろう。

では，第三段階でのナースの位置はどこなのか？　ベッドサイドではもうそんなやることは残ってないはずだ。この段階で，手を引いてあげたり後ろから支えてあげては絶対に困る。それでは依存性を強め病院から離れられなくしてしまう。

これから先のことについて，一緒に思いめぐらすには，横に座っているのがいい。二人でへたり込んで，額を寄せ合って「これからどうしようか？」とヒソヒソ談合しているという図，そういう感じこそベストだ（イラスト2）。

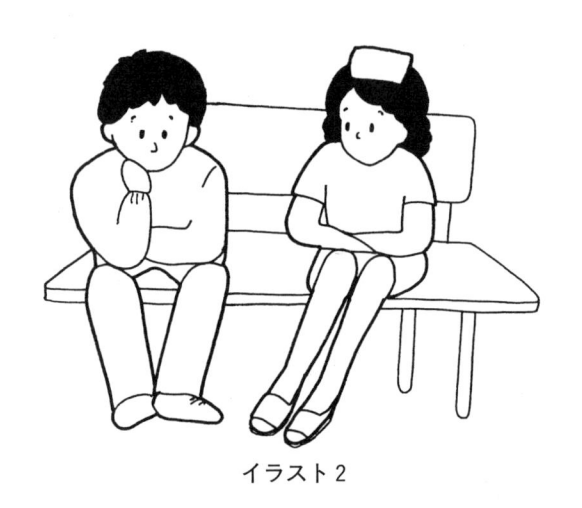

イラスト2

そういう感じというのは，病棟の中でどういう生き方をしているかにだけ眼を向け，そこに発見される「異常」「オカシサ」を修正しようというやり方だけが看護だ，というナースからは出てこない。そういうナースは大概親切である。長期収容型病院の勤務の長い人に多い。私はこれを「抱きしめ型」看護と読んで毛嫌いしている。時々「優しさが人を殺す」などと口走って嫌われている。

さて，そのようにして「これからどうしようかねえ」と一緒に考えれば，「あれも心配，これも心配──アアそういえばあれもあった」ということになる。

こうなる人が大丈夫な人である。「あれはどうするの？」「ダイジョウブ」「これは？」「ダイジョウブ」なんていう人はまず失敗する。再発して再入院になるか，そのまま第一段階にUターンする。

あれやこれやの心配の種を一気に全部解決できない。大体「×××問題の最終解決」というヤツは常に災厄を引き起こす。(20世紀は人類がそれを学んだ世紀だと思っていたのだが……。)

一つずつ片付けるしかない。片付ける順番は，「出来るものから」である。

「だれが片付けるのか？」の方が実は重要な問いである。

何も患者が自分でやらなくたっていい。だれか代わりにやってくれる人がいれば頼んだほうが楽だ。助けてくれる人はどこにいるのか。

病院内には？　病院外には？　見つかった？　じゃそいつに頼もう。

病院の保健婦はもう決まっている。ケースワーカーは誰それだ。その人達はもう地域の保健婦や福祉のワーカーと連絡してあるのか？　こないだ来てくれた？

外の人，組織，機関，ネットワーク等はこのほかにも，会社，学校等いろいろある。

無論，家族環境の調整もある。しばらく**デイホスピタルを利用するかどうかの検討**も要る。

患者と相談しつつ将来の問題を予測し，その問題の解決に必要な部隊を組織する仕事。**コーディネーターの仕事**がここにある。

これは，病院の組織の中では誰の仕事か？

患者と額を寄せ合って相談できる位置にいる職種，ナースが主導権と決定権を持って遂行してもらいたい。でも，日本の現状では「ナースの主体性」を声高に叫ぶ割には，こういう仕事を責任をもってやってくれるナースに，ほとんどお目にかかれない。

ここで一つだけ注意しておきたいのは，**このナースは実行部隊ではない**ということだ。自ら地域に出向いてサポートすることを以て地域看護だと思い込んでいる人が多くて困るのだ。

大事なのは，「作戦，部隊の編成，実行の指令」なのである。それは患者の今のアタマでは一人で出来ないから，一緒に遂行するのである。

以上，これから先のことについてのTASKを考えてきた。第三段階の仕事としてはこれがメインになるが，病院にいる間にやっておきたいことがない訳ではない。

身だしなみ，お洒落，化粧，社会の時間に合わせること，礼儀作法等である。特に女性の場合はお化粧が極めて重要だ。なぜならば，10年間化粧品を買ったこと

がないなんて人がたまにいるからだ。私は知らないが，お化粧もかなりの修練が要るもののようなのである。

＊自律性

こういう能力の獲得（回復）は，自律性の領域にカウントされる。

しかし，内容を見れば分かるようにこれらはかなり社会的な機能であり，関係性の軸の上にあるものとの差異は小さくなっている。普通の人間が普通に日常を送っている時，2つの軸はその生活の中に統合されていて，そんなにハッキリと異なる2系列になるわけがない。

関係性の軸上の出来事の内で，スタッフの変遷については図25に書いたが，医者，ナース，患者の位置の変遷をイラスト3に示す。

第一段階での対人関係は，1対1が基本になる。始まりは，母と子に決まっている。母を医者がやるのはケシカランといわれても困る。別にジェンダー（性別）とは関係ない。そういう役目をやるということだ。男の医者でも女の医者でもよいのだ。医者でないと困るのは，メディカル・コンディションの把握と薬のさじ加減が重要だからである。ここでは，医者が最前線にいる。

第二段階では，まだ医者が近くにいるがそんなにくっついてなくてもよい。患者とナースの関係の方がより重要である。それと，ここでは，関係がマルティプルになることに注目しておくべきだろう。受け持ちナースがいるのは構わないが，その人でなければ看護が出来ないのでは困る。

3交代勤務なのだから，違う人が世話することもある。色々な人がいて，それぞれの特徴に合わせて付き合うことも患者に覚えてもらいたいことなのだ。

それから，第三段階では，多数対多数の関係が入ってくる。つまり，患者達とナース達，私達とあなた達の関係である。

それよりもっと重要なのは，患者同士の関係が相当重要なファクターになるということだ。そこには大きな治療的な力を期待することが出来る。

しかし，この力は彼らの力であって私達治療スタッフの力ではないことをシッカリ銘記しなくてはならぬ。しばしば病棟内の患者同志の団欒や付き合いに余計なお節介をして，「集団療法」などと失敬千万なことを言い，あまつさえ論文等を書く輩がいるのは嘆かわしき限りである。人サマのものを盗むな。ナースがいないから，ナースの悪口が言えて気が晴れるのです。

精神科救急病院はメディカルモデルに貫かれた病院であり，その意味ではよき管理が隅々まで行きわたっていないといけないが，医者やナースの全然知らない部分にこそ，病院の外の暮らしの中でヒューマン・ネットワークに育っていくものの種が蒔かれるのである。

この項を再度見直して気がついたことがある。

自律性と関係性という2系列を便宜的に設定したが，この2つのスケールの上の現象が，治療開始時と終了時では互いに溶融しあって，明瞭な2分法にならない。

急性期の頂点では，精神機能の個別性，特殊性が失われて，ある意味では原始的な混沌状態になっている。一方，社会生活を始めるまでに至った段階では，それぞれの個別性，特異性を回復した両系列の諸々の精神機能が，互いに絡み合い織りあって，「生活」という織物をかたちづくり始めている。

自律性の系というのは，分離・独立・個体化（separation, independence, individuation）の系だといってもいい。

F．治療へのスタンス　75

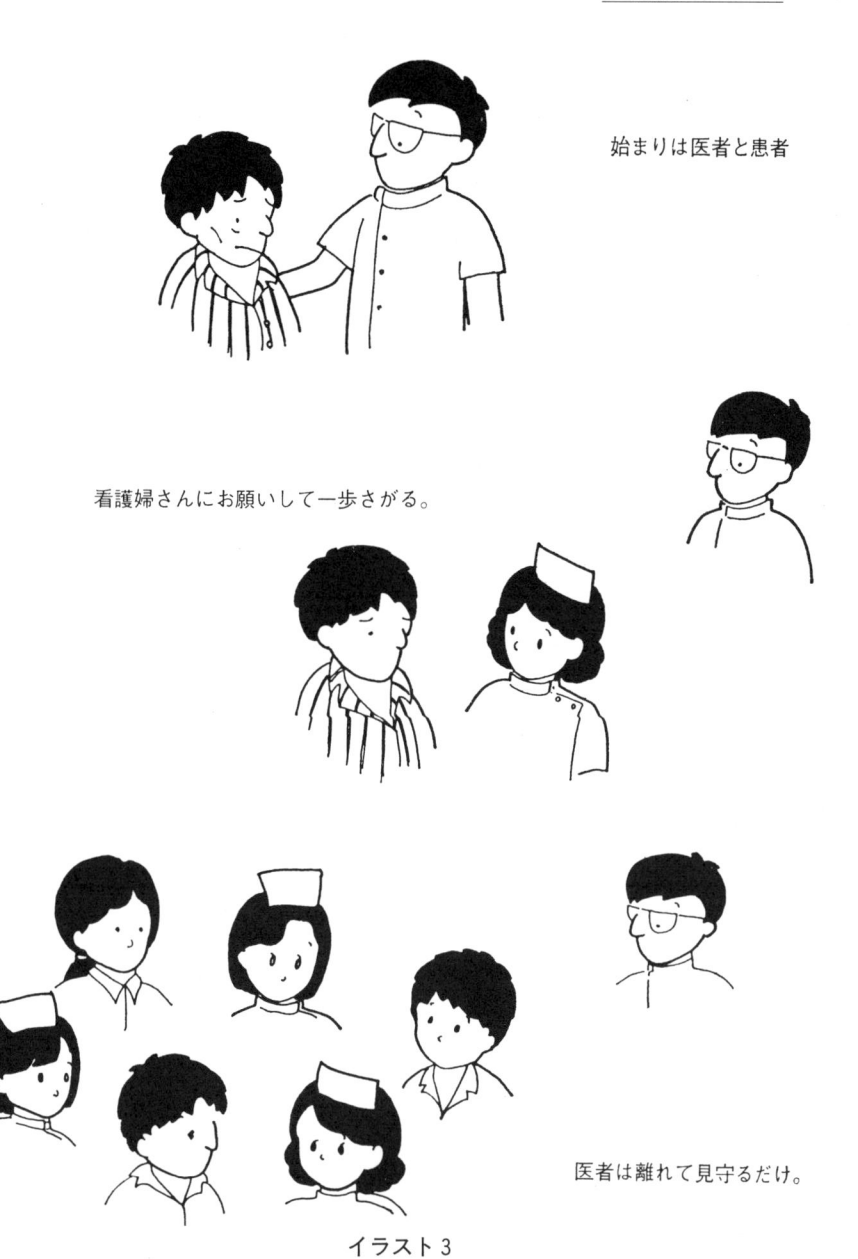

始まりは医者と患者

看護婦さんにお願いして一歩さがる。

医者は離れて見守るだけ。

イラスト3

　関係性の系は文字どおり，新しいつながりを求めて行く志向性の系である。
　人間の社会生活は，この2つが常に表裏一体のものとして統合されて営まれている。
　自立していない人は，大人の関係に入れない。人と人の繋がりを全く欠いた人は自立した生活もすることができない。
　精神科医療の最終的な目標は，精神障害者が，自律性と関係性のリファインされた糸を使って生活の織物を完成していくことができるようになることだ。
　精神科救急は，そのミニマム——自律性のミニマム，関係性のミニマム——までは，なんとか漕ぎつけようというTASKを負っている。

精神科救急の実践で戒心しなくてはいけないのは，ともすると独立，依存の排除，セパレーション，個の確立の方にだけ目がいって，関係性の修復，時には新しい関係性の創出が重要であることを忘れてしまうことである。そういう仕事の主なフィールドはリハビリテーション・ネットワークを作る場所，つまり病院外の地域社会になるのが当然であるとしても，出発点である精神科救急のデザイン次第で帰結は大きく変化する。

G. 短期救急精神療法

　以下は，F章でのべた3つの段階に生じる患者のメンタリティーの変化と，それに呼応する精神療法の技術である。救急精神科医療の世界だから，ゆっくりのんびり精神療法用治療室にこもってやるわけには行かない。

　それから，精神科救急病院は精神科医だけが優越的ポジションで仕事をするような場所ではない。普通の精神科病院より多職種・多人数の人々が忙しく立ち働いている。そういう職場環境では，当然のこととして情報の共有が強く求められる。言いかえると，精神科医が今なにを考え，なにを次にしようとしているかに関するスタッフへの説明義務が生じる。

　上記の条件のもとで精神療法を行うとすれば，時間軸に沿った進行状況の把握が可能な内部構造を持ったものが必要になる。しかも簡潔でなければならない。簡潔だからお粗末でもいいかと言えばその逆で，しっかりとした土台と枠組みを持つ本格的精神療法を簡便型に作り替えて用いなくてはならない。

　この章ではそういうチーム医療の枠組みでの精神科救急精神療法の実際を解説した。

　次章はもう少し専門的というか，「精神療法理論的」な，あるいは「精神病理学的」考察も加えた記述にしてある。こちらのほうが，医師や心理療法家向けである。

---

*分裂病の精神療法

　精神療法という言葉を，精神分裂病の患者に関して使ったら先輩の医者から大目玉を食う，などということは，今では昔語りであろう*。

　精神療法の教科書は百花繚乱であるし，保険の点数にも，精神分裂病の精神療法は認められている。

　だが，我が国の現状ほど精神療法についてのマトモな議論が不毛な所も珍しいのではないか？　昔のように「俺のやってることは，間違ってるんじゃないか，これは科学的な方法論じゃないんじゃないか，ただのセンチメンタリズムじゃないか，こんなことやってたらバカにされるんじゃないか」などと，とつおいつしながら精神分裂病へのアプローチを試みていた頃の方が緊張感のある議論があったような気がする。個人としても，精神科医集団としても。

　世界的にも，精神療法の各学派がそれぞれの哲学，それぞれの流儀を主張して，他派を攻撃することで自らを際立てようとすることが影をひそめて，各派の違いよりは共通点を強調して「折衷的精神療法」でやっていこうじゃないかという風潮になってきている。

*☞　文献8

　精神科救急にも精神療法*が必要なんですか？
　正直にこういうことを私に質問する若き精神科医がいるので嬉しくなる。
　答えは，**正に精神科救急こそは精神療法の世界なのです**。

正しい精神療法の理解と方法論を持たないと、精神科救急は大混乱に陥る。

前項で縷々綴ってきた、準拠枠の話や、治療の3段階や、各段階毎のTASKの話はとりもなおさず精神療法の話なのである。

病院という組織、チーム、向精神薬の処方、隔離室その他の病室等々は結局のところ精神療法を可能にするための道具立てである。逆の言い方をすれば、**精神療法という核が中心にあってそこから外に向かって幹や枝を伸ばして、葉っぱをつけると精神科救急病院が出来上がる**という関係になっている。

その核心になる精神療法はいかなる構造をなしているか。

よく簡易精神療法とか、短期精神療法とか、或いは簡便精神療法とかいう言い方がされる。

本格的な精神分析療法は時間と金がかかり過ぎる。貧乏人はその恩恵に浴することができない。しかし、救急精神科の仕事を始めると、沢山の貧乏人がやってくる。この人達にも精神分析的な療法による利益を享受する権利はあるだろう。

というのが、これらのブリーフサイコセラピーの発明者たちの動機である。

私の精神医学修練は精神分析療法の修業で始まった。その後、我が国の精神医療の現状批判を実践的にやっていく中で、一旦教わった技法は忘れてしまった。精神分析医であることよりも、精神医療をもうちょっと医療の名に恥じないものにする、という仕事の方が面白かったからである。そういう仕事の延長上に今精神科救急をやっている。

その時間の経過の中で、昔の知識が晒され、さらにその時々の私のTASKを果たすために仕入れてきた精神医学の知識が堆積して今の私の精神医学、精神療法がある。

歳月に晒されても残ったもの、どういう状況でもそれを参照して当てにできたもの、が結局現在の実務を行なう時の理論的バッググラウンドになっている*。

フロイドの精神分析療法のいくつかの中心的コンセプトの中に、「想起、反復、徹底操作」がある。これを換骨奪胎してこしらえたのが、L. Bellakの集中的短期救急精神療法（Intensive Brief and Emergency Psychotherapy：B.E.P.）である*。

ベラク氏はこんなことを言っている。「短期精神療法と本格的精神療法の違いは、短編小説と長編小説の違いのようなものだ。短編小説が我々に深い衝撃を与えることもあるし、短編を書くときの骨折りが長編より楽だということもない。長編には長編の、短編には短編の価値があり、それぞれに必要な技量がある」だから、B.E.P.をやっつけ仕事の間に合わせと考えてはいけないのだと。

時間的に切り詰めれば切り詰めただけ、その分**明快な概念化と厳密な方法論**がいるという主張である。ベラクのB.E.P.は、主に外来のTrouble Shooting Clinicなどでの仕事から作り上げたもので、本書で述べているような重症精神病への入院治療にはそのままでは応用できない。そこでベラクを更に換骨奪胎して私の救急精神療法をこしらえる。

自由連想法では、過去の出来事について自由に想起させていくと、やがて繰り返し繰り返し同じパターンの態度が出現する（多くは主に治療者に対する抵抗ないし転移として）。

*☞　文献⑧

*☞　文献⑧

この繰り返し現われるパターンが治療者に向けられたときに，これを過去に由来する不合理な現実への対処の仕方であることを，今度は治療者の方が繰り返し患者に投げ返す操作をして，そこから患者が身を引き離すことを求めるのが「**徹底操作；working through**」である。

いわゆる転移現象についての一番重要なところは，「**過去が現在に投影されている**」という点にある。

なにをツマラン事を言うと思うでしょう。ん？ そんなこと知ってる？ そういうあなたがこの短いカッコ内の言明の大事なところを本当に理解しているかどうかは極めて疑わしいのだ。

しばしば誤解され，理解されないのは，このカッコ内の言明の内で強調されるべきなのが「**現在に**」という部分にあるということだ。

現在というスクリーンがあるから，過去を投影することが可能なのである。

分析家はこの「**現在**」を作りだすことに全精力を傾ける。これが，一番大変な作業だと言ってもよい。本当に精神分析をやったことのある人間ならこのことはスグに分かる。

そうして，これが分かればワザワザ自由連想法という面倒な技法を全例に施さなくても，比較的速やかにこの地点に到達できるようにもなるし，手早く仕事を片付けることができるようにもなるものなのだ。また，対象の患者に応じて柔軟な接近法もとれるようになる。

現在の関係（自由連想法では患者が治療者に向ける転移関係）がなければ，過去は形をなさない。出現することができない。色もなく形もなく，現実形を喪失した過去に由来する情動，情念を無意識と名付けたのがフロイドだ。

この無形のもの，認識の対象であることを逃げ去り続けるもの。これを「衝動的なもの」と名付けてもよい。

「イドがあったところに自我を」というフロイドの主張は，このものに光を当てて，認識可能なものに変え，それを現実の場面で処理（実現または断念）できるものにしたいということなのだ。

Bellak の短期精神療法の基本構成は 5 セッション，1 回毎に 50 分で治療契約は長期精神分析療法と同じ。5 セッションで必ず終了するところがミソである。各セッションを簡単に紹介しておく。

1 **徹底的なヒストリーの聴取**が主な仕事。この徹底的聴取というのがベラク氏の大いに主張したいところのようで，exhaustive, とか wholesale, とか表現されている。重要なこととしては，ここで「**いつ症状がはじまったか**」を正確に同定すること。その時患者が置かれていた生活状況と，何故その時に彼が受診したのか，を正確に理解することだとされる。

今回の不幸（病院に来るに至ったいきさつ）と今までの生活歴の中の共通分母を探して，今の訴えを全生活歴の中に位置づけた文脈の中で理解すること。過去と現在，意識と無意識，そして症状との間のコネクションを確立すること。そうして，この第 1 セッションで既に治療者の頭の中では，患者が抱えている問題のテーマについて，介入するべき領域，介入の方法と今後の治療の継続の中でのなりゆきなど

について，なんらかのプランが形作られていなくてはならない。

このセッションで早くも，**治療同盟**が締結されるように努めなくてはならない。例えばこんな言い方がある。

"あなたの中に，健康な部分と混乱している部分があります。困っている部分をよく理解し，それを助けだすために，あなたの健康な部分ができるかぎり私に協力してくれる必要があるのです"

② この回は，基本的には前の回を拡大し深化することが仕事だ。患者の現在（症状や訴え）と患者の過去との連続性，その中でも現在差し迫って緊迫している問題，たとえば自殺の危険のある鬱病の場合の攻撃性。そこで自らに向いてしまっている攻撃性は，元々は誰に由来するものなのか，などに探求が向けられる。この回の最初に，前回のセッションについて，患者が受けた印象を聴き出しておくことが大切だとされる。

③ ここでも，1回，2回で明らかになったテーマの「徹底操作」が行なわれる。この回の特徴は「**分離不安**」が取り上げられることだ。来たるべき別れ（治療者との）について語り，更にこの別れの辛さが事態を再び悪化させる可能性についても話しておく。

④ しばしば，患者は具合が悪くなったように感じる。そういう感情を徹底操作することで，これまでに取り上げられた素材について，治療者への関係について，分離不安についてカバーすることができる。治療が終了してからも，その後の様子を聴かせてもらいたいこと，治療者は必要があれば患者の必要に応じる用意のあることを繰り返しておく。

⑤ このセッションをベラク氏は，mopping-up operation（掃討作戦）と名付けている。この人も軍隊にいた人だ。

ここで新しく出てきた素材，前回までに徹底操作できたことの全て，情報の要約と見直し，更には患者に陽性の転移感情を残すことなどが全部「掃討すべき」地面だ。

以上はベラク氏の原文をかなり短くして意訳したものだが，これでもまだわかりにくく，未整理の観がある。

これよりも後年書かれた，コ・メディカル向けの実践的ハンドブックでは，セッション数が7に増えそれぞれの中身の説明が丁寧になっている*。

以上のような考え方，その他のいわゆる「クライシスインターヴェンション理論」も参考にして大胆にショートカットしてしまうことにする。その際に前項で述べた「**精神病と時間**」の考察が考えるときの下敷きないし基礎工事になる。

精神病状態の定義で一番簡単な代物は，DSM-III にある。

精神病的とは？　――「現実検討能力の重大な損傷」を意味するという。

その前の DSM-II では，「普通の生活上必要な要請に応える能力が広範に障害される程の，精神機能の重大な損傷」となっていた。

今度出た改訂版の DSM-III-R では，「現実検討能力の重大な損傷」に加えて「及び，新しいリアリティを創造すること」とある。いじればいじるほどオカシクなるとはこのことだ。映像芸術家が怒るんじゃないかな。

*☞　文献⑧

私の精神病状態の定義──
現実と断裂した状態。現実には，外部環境の現実と内部環境（身体の中）の現実と両方含まれる。

DSM-IV に至っては，精神病的の定義を断念してしまった。
私の定義の新版：初版以来の思考の変遷の結果，今のところ以下のような所であろうか。
脳が現実を作る労作に疲労困憊して，粗雑な現実を作り出した状態。

急性精神病状態の精神療法の目的は，現実を取り戻すことにある。取り戻した現実を基盤として，未来に向かって生活を設計できるようになることも目的である。さらに，「望みうるならば」再び精神病状態にならないような丈夫さ，賢さを身につけることも目的だ。

色々な精神療法，とくに短期救急精神療法の技法を，切り詰められるだけ切り詰めて，エッセンスは逃さないようにすると，3つの *Phase* にまとめることができる。この 3 *Phases* は前述の 3 段階に相当すると考えてよい*。治療の 3 段階として書いてきた事柄のうちで，精神療法的な側面に焦点が当たっていると理解してもらいたい。

＊☞　文献⑧

1.　*Phase*-1

重要な獲得目標は二つある。
一つは，**情報収集**。もう一つは「**治療同盟**」の成立である。
収集する情報には 2 種類ある。
1つは患者自身から得るもの。2 つには，主に周囲から得るもの。
現実との関係が切れてしまった人から何の情報が取れるんだ？　などと言わないでもらいたい。全くのタワゴトを以下に提示する。これは実例だ。

「おれはぜったいおめでたい，いけないいけないいけないというか，いちにさんいちにさんいちにさん，アインツバイドライドライはサントリー，リングとかいてエロイカたたけるか，これでいいのかおれはいったいなんなんだ，わからん烏賊ひとつで開いた，おれが 24 あかるいと思いたい，会うひとの呼吸というやつをどこかで，あしたは五万五千円，まっすぐで罪は消えますか，いいですかイエスですかマルはつけないほうがいいですか」

この男は，駅の売店で乱暴を働いて警察官同道で来院した。株が暴落した直後の証券マンである。ほとんど不眠不休で損をした顧客に弁解をしまくっていたのだが，上司に要領が悪いとハッパをかけられたことが誘因になったらしい。
「相手を見てものを言え！」「その人その人なりの呼吸というものがある」等と言われたんじゃなかろうかという推測が，上の陳述とこういう状況を総合すると浮かび上がってくる。
この段階での患者の陳述はほとんど断片化している。大部分は意味をとろうにも

取りようがない。しかし，これを支離滅裂，言葉のサラダと症状記載して澄ましていては駄目なのだ。ここで私が書いているような推定は或いは間違いかもしれない。治療者の勝手な思い込みかも知れぬ。しかし，この時この患者にとって重要なのは，**誰かが一生懸命になって俺の言うことを聴こうとしている，私の言葉に意味を見出そうとしてくれているという体験**なのだ。

これが当たっているかいないか，もし当たりならどんなコトバにして，こちら側から返すか。そのあたりは，*Phase*-2 の仕事である。だが萌芽は既にここにある。

実はこの後も上記のキテレツな言表のことをずっと考えていた。
気になっていたのは烏賊である。なぜイカなのか？ この発言のなされた頃，缶ビールの呑み口の開け方はプル・リングと称するリングを引っ張る方式であった。リングについて音韻連合することがらがないだろうか？ ある日のこと，食堂で給食を食べていて気がついた。
そのメニューは「イカのリング揚げ」であった。

断片的なコトバから，真実に近いものをすくいあげる作業が一方にある。
その作業は，しばしば治療者側の恣意的なものに転落する怖れが強い。だから，もう一方での「客観的」な情報収集作業が極めて重要になる。
この情報収集はベラク氏が，exhaustive（枯渇的徹底），whole-sale（棚卸，大店ざらえ）とまで言っているように，丁寧綿密なものである必要がある。
しかし，そうは言っても夜中の2時3時に立て続けに患者が搬入されるような状況で，そんなこと出来るのかという現実もある。
実際的には，必要な情報が洩れないようなマニュアルを作って置いて，それに頼ることになるだろう。千葉県精神科医療センターの使っている「インテーク用紙」を載せておく（資料3～6）が，私は満足なものとは思ってない。

*☞ 資料3～6

一番重要なポイントは，決定的にオカシクなったのは何時からかをシッカリつかまえることだ。
(a)ある程度ムリが重なっているなという時期。
(b)大分消耗しているなという時期。
(c)少し変だなという時期。
(d)「変」が目立ちだした時期。
その後で，(e)「大変だ」になる。その前には必ず不眠がある。完全な断眠に近いような重篤な不眠が二晩あったということなら，迎えるほうの病棟も大変な人が来るぞ覚悟しなくてはならぬ。精神科救急の「急ぎ働き」の場面では，その日に聴きだせるのは，(d)のあたりまで事態が進行してからの話である。
それから，最終的なブレークダウンに至る寸前に，何か決定的に引き金を引くような出来事（precipitating factor）がなかったかどうかを追及する努力も怠ってはならない。危機介入理論では，長くとも1カ月以内に必ずそういう事件が見出されるといわれているが，必ずしも理論の通りではない。
私見では，事件を探すことよりも，「**彼または彼女が，何をしようとしていたか**」を見つけだすことが何より重要なことのように思える。
つまり，上記の(a)(b)(c)あたりの段階で，彼（または彼女）も「これはまずい」と

必ず思っているのである。このままではイカン，なんとかしなくちゃと焦っているのである。

　例えば，勉強に身の入らない高校生が「やらなきゃ，やらなきゃ」とズーッと思っていて，ある時一念発起，受験雑誌の教える通り睡眠時間を4時間にして，明け方に起きて勉強するというようなムチャなスケジュールに突入する。

　例えば，マタニティーブルーが長びいて，産後2年ほど体調が悪く家事に疲れやすく，夫にすまないと思い続けていた婦人が，家計が思わしくないのでパートで働きに出る。

　その他色々あるのだが，**共通しているのは「現状をなんとかしよう」という意図のもとに何かをやりかけていたという状況**である。

　この人はこういう**意図**を持っていたなという想定。それに基づく発病に至るまでのある程度のまとまりを持ったストーリー（意味関連の連鎖）を再構成するつもりで事情聴取なり，情報収集をしなくてはならない。

　治療者の頭の中にそういうストーリーがおぼろげにでもできていなければ，患者の言はタワゴトとしか聞けず，両方をつなぎ合わせることなど思いもよらないだろう。

　患者の現在の「支離滅裂」に過去が投影されている。神経症との違いはまさに無意識そのものが荒々しく眼前に出てきているということだ。

　その無意識的な言表と，治療者が周囲から得た情報によって「意識的に」再構成するストーリーのコネクションは，治療者の頭の中でのみ可能である。だから，それが作成されないということは，患者が依拠すべき現実が準備されないということになる。これは危険なことだ。

　ベラク氏が，主に神経症を相手にしてやった仕事について言っている「過去と現在のコネクション，無意識と意識のコネクション」と述べていることと本質的には同じ過程である。

　20歳の男性。入院三日前母と外食中，「それはやっちゃいけない！」「何が分かる！」と強い口調で唐突に口走る。翌日，東京日本橋でブツブツ独り言を言いながら歩いている所を警察に保護されて帰宅。母を睨み据え「あんたの後ろに誰がいる？」「ゼウスがついている」などと言い乱暴，ガラスを割ったりする。そのまま家を出て行き，翌日横浜方面で警察に保護。

　帰宅後も全く落ちつかない。警察官同道で来院し入院となる。

　入院後一旦速やかに鎮静して，隔離室から1週間で出るが，個室に移ってから不穏，衝動的な傾向が再燃し隔離室に逆戻りするなど，モタツイたが3ヵ月ちょっとで退院，デイホスピタルで治療継続。

　具合の悪い時期の発言から，意味のありそうな断片を拾ってみると――

　「休みたいけど，考えが頭に浮かんできて眠れない」「お金があるのが大人，僕はないから大人じゃない」「だれか俺を助けてくれる人はいないのかなぁ」「『孤立無援の名誉』という本を持ってきてくれ」

　かなり不穏で機嫌が悪く，私に「どうしたらいいんだ？」と詰め寄った後大声で「会社がそんなに偉いのか！」とあさっての方角を見て叫ぶ。

ここで私は積極的な介入をした。その内容に入る前に彼のヒストリーを読み返してみる。

物心つく前に父母離婚，一人っ子。母は会社事務員として働き患者を育ててきた。千葉県の東京に近い都市の国道沿いのマンションに住む。高等学校は東京の私立。高校二年ごろから学業不振。大学には進まず，いくつかの職業を転々。「フリーター」である。一度は，家を出てアパートを借りて自立したこともあるが，再び母の許に帰る。ガールフレンドがいたが，半年位前に別れた。

千葉県の中学生にとって，高校進学の際にその子がかなりデキが良く，県立のせめて二流校ぐらいにひっかからないと，県立の新設校で誰でも入れるがちょっと勉強にはならないような所で我慢するか，東京の私立高校にゆくか，県下の「落ちこぼれ」専用のような私立高校へいくかの選択を迫られる。この子が東京の私立へ進学したということは，そういう背景の中で，母に経済的負担をかけるという負い目を感じつつも「マアマア」の線に収まったことを意味する。

その後，「フリーター」をやっていたということは，大体平均的なコースである。しかし，この人の場合呑気そうにしてはいても，心のどこかに「母に悪い」「早くキチンと働いて安心させたい」という気持ちがいつもあっただろうことは想像できる。

そこで，

「せっかく高い金を出して東京の私立に入れてもらったのに，勉強に身が入らずに悪いことしたなあって思ってたんだろう」「どこで働いてもうまくいかなかったんだよね」「どうして，こうヤルコトナスコトうまくいかねぇんだろうって，不思議な気がしてたんじゃないの？」「俺は一人で生きて行けるのか不安なんだ」「お母さんを早く安心させたいんだよね」「でも，いま焦っても空回りになって，どんどん悪いほうへ悪いほうへいっちゃうよ」

という意味のことを，一言一言明快に語りかけた（私は主治医ではない）。

これは，彼の心に届いたと私は確信している。

何故そうか。目と目でわかる。いまでも外来で彼と会うと視線だけで何か通じるものがある。

こういう言葉が相手に通じたかどうかは，その時の表情に一番出る。何か中空をさ迷っているような眼差しが一瞬，焦点を結ぶ。引き締まった「現実的な」顔つきになる。そうして，ピタリ決まったときにはその後すぐに表情がゆるんで，あくびをする。寝てしまう人も多い。

このセッションのあとで，乾いた熱風に晒されているような焦燥感が消えて，睡眠障害も改善した。

上の介入は *Phase-2* でやるべきことである。理解のためにここで例示したが，P-1はこういう介入の準備のための情報収集の時期であることを，再度確認する。

ここで情報収集のやり方について，少し書いておく。

科学的客観主義，論理実証主義的な思考にしばられて，形式を重んじるあまり，真実から遠ざかるような「証言」の集め方はよくない。

私には，精神医学的インタヴューの技術的専門書よりも，法廷で争われる，証言の真実についての書物のほうが，参考になった。

☞ 文献⑰　　A．トランケル「証言の中の真実」には，5歳の少年ラーシュの証言分析で，児童精神科医の行なった「尋問」が徹底的に批判され，ひっくりかえされた例が載っている。

白状すると，もっと役に立ったのは，スウェーデンの社会学者夫婦（マイ・シュヴァール，ペール・ヴァールー）が書いた10冊の警察小説「マルチン・ベックシリーズ」（邦訳，角川書店，「笑う警官」「ロゼアンナ」「唾棄すべき男」等々）に出てくる刑事たちの尋問である。

上手な尋問も，下手な尋問もある。小説だから，大変面白い。

要するに，ある固定的な思考の枠組みが先にあって，それに当てはまる情報だけを拾うのはダメなのだ。

精神医学の体系というコンテクストに適合する情報だけ集めて診断するという仕事なら，想像力は必要ない。教科書を暗記すれば，中学生でもやる。その結果，デキの悪いデカの捜査と同じことになる。

ある人が，その人の「生」のどこかで，窮迫して狂気に追い詰められてゆく過程で，**彼や彼女がどんな意図を持ち，どんな風に世界が見えていたか**。それを知ることが，**精神内界を知る**ということなのである。

私がその人の中に入り込んで「**内から，外を**」見たらどんな世界がそこにあったのかを知ることである。ヘンなたとえだが，**ドラム缶のなかに入って，穴を開けて外を見たらこうでした**ということである。**缶の蓋をあけて覗き込んで，「こうなっている」と所見を述べることではない**。

精神科医はしばしばこれをやる。人の頭を覗き込んで「ここがオカシイ，あそこがオカシイ」と「精神内界」を論評する。時間の経過とともに生起する現象について，まるで鳥瞰図のスナップショットを切って取るような操作をする。

1 Psychotic Break Down に至る道筋でなにが起きるか？

いよいよ始まるという前の準備期に，「どうもうまく行かない，いつものやり方が通用しない」という面白くない時間が，相当程度持続する。

次には，「これをなんとかしなくちゃ」という，決意のようなものが来る。

だから，始まりは真面目な意図から幕が開く。

それが段々大真面目になる，大真剣になる。

その辺で周囲からは「オカシイんじゃないの？」「止めといたら？」というような声が出る。

本人は，「こんなに一生懸命なのに，ウマく行かないのは，何故だろう？」と，不思議な感じがし始めている。

そろそろ，他人の話が聞けなくなってきている。もうひと踏ん張りしようと決意する。

疲労，心労が蓄積する。眠れなくなる。感覚，知覚が過敏になる。日常に較べて世界が多少変容しているように感じられる。

もう一段疲労困憊が進むと，「何故だろう？」という心中の執拗な疑問に，一挙全面的な解答が突然出現する。——ア・そうだったのか！

しかし，そういう天の声が下るときには，「現在」を構成していたエネルギーが急速に減少して，「現実」が，つまり本人にとっては「世界」が一気に崩壊する。

　上に描いたのは，1つのモデルである。発病過程のシナリオのプロトタイプの1つである。
　シナリオは1本だけではない。いろんなヴァージョンがある。
　精神科医は，せめて2～3本の典型的シナリオを，それこそ自家薬籠中のものとして，用意していなくてはならぬ。
　その自家製のシナリオと患者の話を照合しながら，想像力を駆使して話を聴いてゆく。

　ここで照合しながらと言っているのは，分裂病の一級症状のリストと患者の言明を引き較べて，合うか合わぬか調べることとは違う。
　K．シュナイダーの初志とは全くかけ離れた事態なのだろうが，日本での「一級症状」の扱われようは，まるで「不磨の大典」である。変更は絶対許されない。
　私が，シナリオと言っているのは，一人一人の精神科医の，経験や力量に応じて作られてゆくものだ。
　だから，照合というのは正しくは，「相互照合」であり，こちらのシナリオは個々の患者の実体験にフィードバックされて，その都度書き換えられるものなのだ。
　修正し，また修正して20年も経てば，歳月が本質を多少は明らかにしてくれる。マアマア使える代物になり，それだけヤブではなくなる。「不磨の大典」にしがみついていると何十年やったって，ヤブ医者にもなれない。
　これこれの罪はこれこれの罰にあたる，ということを法律書に当たって決定するというのは医者の仕事じゃない。

　法律に使われているような言葉の使い方を英語では stipulation, stipulative と表現する。約定，約定的の意味である。借金に関する利子はいくらでいつまでに何回払いで返済するというような拘束力の強い文言に用いる。これが明快で疑いの余地のないものでなければ社会は成立しない。死刑にあたいする罪の種類が日替わりでは困る。一旦決めたら動かしてはならない。こういう言葉の使い方を，例えば精神病というような生命的現象に適用するのが適切なのかは良く考えなくてはならないことだ。ここで生命現象というのは，言いかえると時間を生み出す現象と言ってもよく，瞬間毎に変化・生成する現象である。
　こういう分類方法をカテゴリー的分類ともいう。ある一定の必要・十分条件を満たせばある一定のカテゴリーに入る。その条件がそのカテゴリーの定義である。自然種の定義，哺乳動物の定義，ナニナニとは何か？　の答えである。疾病の分類も近代医学の始まりから，この分類法が主流であったろう。しかし多くの疾患領域で今もこれが有効かは疑わしい。いったんピシャッと決めつけても，次々に周辺的現象，境界領域の現象，一つのカテゴリーからもう一つのカテゴリーへの移行現象等々，生物なら当然の現象が数多くあって結局当面こう決めておくくらいの定義しかないのが現実であろう。
　精神医学では，依然としてこのカテゴリカル・クラシフィケーションを厳格に踏

襲する傾向が強い。必ずしも，精神医学に限ったことではないだろうが，精神医学が特にその傾向が強いのには理由がある。精神医学の診断が法律と交差する場面があるからである。一つは非任意入院に関する法的適正手続きと，刑法犯への刑の減免制度である。前者では人身の自由が制限され，後者では病人でなければ服役または死刑となるものが執行されない。こういう場面での使用のためには精神疾患，特に人身の拘束や刑罰の減免を可能とするような（狭義には精神病状態の）定義は高度の厳密性の要求に応える必要がある。精神医学はそれゆえ，このカテゴリー的分類を手放すことはできない。少くとも2-30年の間は。

だがしかし，生命現象としての生きた精神病を時々刻々追いかける観察手段としては，この分類法は役に立たないし科学的でもない。病的現象が始まってから何ヶ月か経過しなくては診断できない病名を用いて，今進行している目の前の病態をどう観察し，治療するのか？　このあたりの問題点は，実はDSM-IVのIntroductionにカテゴリカル・アプローチへの限界としてちゃんと記述されている。本来は，ディメンショナル・システムを開発すべきである，連続的に分配されクリアな境界を持たない現象の分類には，と。ただし，ここの記述は上述の法律とのクロス・セクションの問題に触れていないので，やや不足があるが。

では，そのディメンショナルな記載とはなにか？　これは医学生なら誰でも知っている（と思う），炎症の定義がそれである。

潮紅，腫脹，頭痛，発熱だ。この4つの各ディメンションの数値をある時点で固定して見れば，その炎症の種類と程度がおおまかに把握でき，それぞれのディメンションの量的な時間推移をみれば，炎症の活動と消退のありさまが把握できる。この炎症の定義は，今もなお仲々のすぐれものと私は思うが，もはや現代医学生からは捨てられただろうか（図26）。

炎症を簡明に示す便利な4つの主徴のようなものが，精神科でも欲しい。特に急

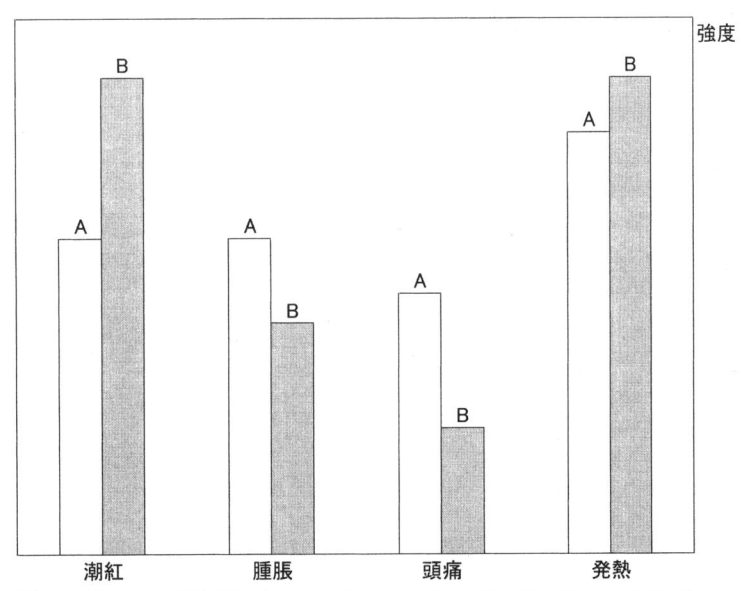

図26　炎症の四徴候をディメンジョンとすれば，それぞれの病態ごとに経時的変化を捉える。（A疾患とB疾患）

性期観察には是非必要だ。理由は本書の中でも縷々のべたように経時的な病状評価の道具として必要なのだ。クリティカル・パスだって本当はこれがなければ作製できないはずである。

図5，表8（p.26）に私の作った7ディメンションの評価スケールと，これを使った全国20病院約400ケースの前方調査による，各ディメンション総合得点の標準回復曲線を示す。

2 「治療同盟」

ベラク氏が示しているような説明が隔離室の中でできるわけがない。なにしろ，表11（p.50）で描いたような大騒ぎなのだから。

要するに，「こいつらは，敵ではなさそうだ。この連中のおかげで，何だかよくわからないけど楽になったような気がする」「それに，喧嘩しているのにも疲れたし，第一面倒臭い」というような所へ持ってくれば，上々である。

そのためには，元気で若いナースがつねに傍にいて見守ったり，世話してくれるのが一番効果的だ。自分がそうなったときのことを想像すればわかる。

それと，上で書いた「私のタワゴトから，人間的な意味を見つけだそうとしてくれているな」という実感である。これは，本来から言えば，最も密着しているはずの精神科医の職務であるが，実際には，ナースの方がズットよいセンスで受け止め，伝えることも多い。

2. *Phase-2*

Phase-1で挙げた例で，うまく当たるとアクビをすると書いた。これは，今までの臨床で発見した経験的事実である。最初のうち，「話が嚙み合うと眠そうな顔をする奴が多いな」ぐらいにしか思わなかった。このことに意味があるのではないかと思いだしたのは，患者は何故寝ないのかが気になりだしてからだ。

絶対に疲れ果てているはずなのに，ほんの少しの睡眠で足りてしまう。そうして，起きだしては落ちつかなく徘徊したり，いつまでも現実離れしたことを喋り続ける。壊れたテープのように。

何故疲れないのか？

同じことをいわば自動的に繰り返しているだけだから，エネルギーが消耗されないんじゃないのか？

現実の人を相手に話をするときには，いくつかの同時的配慮をしながら話す。だから，疲れる。そういう疲れがたまるから，夜眠くなる。**ろくな仕事をしなかった日にはろくな睡眠が訪れない。**

現実離れしているから，寝ずに済む。寝ないから，現実とのつながりを維持し続けるだけのエネルギーが溜まらない。——ここで悪循環が発生する。

夜寝ない子は昼間ウンと遊ばせろ。じゃあ，レクリエーション療法でもやりますか？

精神科救急病院で？

やはり，ここはアクビの出る会話，眠気を催す「精神療法」を是非ともやっても

らいたいのだ。

　そこが，現実との最初の接点になる。そこで，患者と治療者が**現実の地平の上で**はじめて会う。

　急性状態から回復したばかりの人がどれほど消耗しているか，それには想像を絶したものがある。

　私は人間の脳にとって，現実と接触し続けるという仕事を維持することがエライ大変な労働なんだろうと思っている。だから，私の脳は睡眠を必要とするのではないか。その後の考察を加えれば「現実を作り続ける仕事」が正しいかもしれない。

　だから，現実が戻るといっても最初は一瞬である。それしかモタナイのである。

　その一瞬を見逃してはならない。そういう瞬間に何を言うか，どういう態度でそれを言うか，Phase-1 から引き続き準備されていなくては答えはない。治療者の頭の中で**考え続けられていなければ，咄嗟の時に間に合わない。**

　幻覚がある。妄想がある。だから現実に戻れないのだ。これが，伝統的な正統な順序のものの考え方であることは分かっている。だから，そういう症状を消せ。だが，どうしてあんなにも苦痛な妄想に支配され続けるのか。私たちと共通の現実，共通の約束に基づく時間の流れの中での諸々の体験に戻ってくれないのか。本書では詳しく論じられないが，私は，**患者が「今」を定着できないでいるせいだろうと思っている。**

　私たちの日常体験からアナロジーを言えば，なにか不愉快な目にあって「もう忘れよう」と心に言い聞かせても，どうしてもそのことに心を奪われて，眼前の仕事に没頭できないことがある。過去が浮かんできて，それに伴う情動——例えば恨み，憤懣——が今の自分を動揺させる。ひどいときには，現実感が希薄にもなる。今自分が何をしようとしているのか分からなくなる。

　これは，過去が現在に侵入して「今」の成立を危うくしていると考えることが出来る。

＊リンビックシステム

　幻覚妄想は，脳の中で記憶と情動を司る部分（リンビックシステム＊）の自動発火のようなものだ。そのため，患者は自分の過去を，一貫性のある意味関連の連なりとして捉えることができない。だから，いつまで経っても過去を過去として「時の過ぎ行くまま」にまかせることができない。壊れたテープのように同じ話をし続ける。

　「現」がないから，現実がない。現実からの強力なフィードバックがないから，妄想は消えない。

　私は，患者の過去について Phase-1 で得た材料をもとに私流のストーリーをこしらえる。それは，患者のバラバラの素材から意味の連関をもつ**歴史をでっち上げる**という行為だ。それは，真実ではないかもしれない。一種のフェイクかもしれない。でもなんにもないよりは，フェイクでもあったほうがまだマシなのだ。それを批判することで，「本当はこうだったんだ」という真実に到達できるかもしれないではないか。

　また，そう難しく考えなくても，一所懸命になってひとの話を聞いてくれるのは嬉しいものだ。「あんたこうだったんでしょ」なんて，的外れのことをいう友達でも，いないよりは有り難い。そういう奴がいるから，マアもう一度生きてみようか

という気にもなる。
　私の精神療法の核心はこんな程度だ。

　じゃあ，そこまでいったのなら，「ところで……」——とりあえず目の前のことを片付けだすとするか。部屋を整頓したり，洗濯したり，風呂入ったり，歯を磨いたり。——こんな日常的なことをやるだけで，なんとクタビレることか。すぐに，眠くなることか。

　救急精神療法の大半の仕事は，理念的にはこれで終わっている。理論だけで言えば医者はもう用無しだ。**患者と現実との関係を回復するブリッジの役割は果たした。**
　戻ってきた現実のコマゴマとした構成部分を再度構成し直す仕事は，医者みたいに浮世離れした抽象的メンタリティーの持ち主よりも，毎日の暮らしで苦労の多いナース，ソーシャルワーカーなどのコ・メディカルのほうがよくわかっている。

3. *Phase*-3

　理論的には「もう医者はいらない」と言ったが，実際にはまだ取り残した仕事を片付けなくてはならない。ベラク氏のいうモッピングアップ・オペレーションだ。「徹底操作」の時期とこれを見ることもできる。一旦現実との関係を回復しても，フラフラと元の方へ戻りたがる傾向があるからだ。「アッチの水は甘い」のだ。
　この段階では，おおざっぱに分けると2つまたは3つのトレンドに気をつけなくてはならない。
　これを，以下のごとく命名する。

　1 インプリンティングの危険
　2 可哀そがりの危険
　3 抱きしめナースの危険。または，依存性促進の危険。

　1 インプリンティングというのは，御承知のように鳥類が卵から孵化して最初に見たものを生涯親と思い込むことをいう。そういう用語を人間に適用してはイカンのはわかってはいるが，よく似た現象だからネーミングを借りることにする。

　現実との関係を取り戻したといっても，その「リアリティー」との紐帯は決して強固ではない。現実との関係が弱いということは，主観的には「どういう**やり方**をすればいいのか分からない」という体験になる。だから，ナースステーションの冷蔵庫の中のジュースを取ってくるだけで疲労困憊する。人との関係で「どういう関係の取り方をすればいいのか」が課題になれば，「役割」の困難性ということになる。
　例えば極めて重い昏迷状態から，1ヵ月位かけて戻ってきたような人。その行動を観察すると，極めてギコチなくたどたどしい。職業的な詮索の眼差しで見ると，どうもわざとらしい。
　「一度自力で出来たことをナースにやってもらおうとする。ナースが入室した途

端にベッドにひっくり返った」などという報告が頻々とされる。「ヒステリーじゃないのォー？」──違う違うそうじゃない！

病院のなかで一番安定した役割は病人の役だ。**世話してもらう人のままでいたいのではなくて，そうでなくちゃイケナイんじゃないかと思うのである。**

難しくいえば，アイデンティティーの混乱が起きているのだ。何に同一化（アイデンティティフィケーション）すれば，関係が維持できるかが緊急課題になっているのである。

この程度であればまだ良い。中には「狂人」のプロトタイプに同一化してしまう，つまり誰の頭にもあるような，「狂った人はこんな風だ」という型を演じてしまい，そこから抜けられなくなるという悲劇が発生することもある。

インプリンティングと似ているというのは，これが回復途上のある**一定の時期にのみ現われ**，それが**永続する危険**を孕んでいるからである。回復し始めた患者を，いかにも「狂って」いるように見える人の群れの中に置くことを避けよというのはこのためである。

[2] 可哀そがりの危険。可哀そうだと思う主体は患者である。他の患者を可哀そうだと思うのだ。精神科の病気になるような人は，人一倍他人の痛みに敏感である（そういう貴重な人類だから大切にしなくちゃならない）。そうして，他人が哀れな様子をしていると「俺のせいだ，なんとかしてあげなくちゃ」と思いたがる。

他人の痛みが我が身の痛みになるのは，「誉むべき」かもしれない。しかし痛みは痛みに違いないから，あまりの痛さにイライラしたり，それを誰かのせいにしたくなってくる。ある日突然ナースをポカリなどという現象のルーツを辿ってみたら，「愛他精神」であったなどという，何を言ってるのか分からないような話になる。（私は人の悪い精神科医だから，「そうじゃない，殴りたい気持ちが先にあって，それを表現するのに愛他精神という大義名分を使ったんだろう」と思っているが）。

私たちとしては，「患者の苦痛を取り去るのはワシらの仕事だから，仕事を取り上げないでくれ」とお願いすることになる。

本当は，「自分の頭の上の蝿を追え」「話をヤヤコシクしないでくれ」と言う。

[3] これは，実は [1] の裏返しのようなものである。だから，2つまたは3つと書いた。[1] のような危険，受け身，依存的な存在で居続ける危険のある時に，ナースの態度（それは，個人の責任ではなくて，その病院全体のエトスの反映なのだが）がこれを助長してしまう危険のことである。前項治療の第三段階で書いたことをもういちど，読み返して下さい。

こういう危険をかいくぐって，患者は再び「元の」現実を取り戻す。それは，元のままだから，また病気になる可能性も高い。そのリスクを低くすることも，救急精神療法の目標には入っている。

──どうやって？

これについては，あまり自信のあることは言えない。なによりも，患者が自分の病気を理解して，慎重に生きてくれることが全てだ。ただ，この場合「病識」というような，硬い，イデオロギー的な準拠枠でものを考えていると絶対に失敗する。人間が生き物なんだから，病気も生き物だ。変化する。時と共に変わる。年月の単位でも変わるし，刻々にも変わる。

患者に理解してもらいたいのは，そういう変化である。日々の変化を，いわば生活のリズムの実感として，カラダで覚えてもらいたい。年の単位の変遷については，「この病気は，長い時間はかかるけれども，ユックリと治っていくんだ」というような知識を，いわば教育的に。

　こういうことを聞いてもらう，その聞いたことが腑に落ちるためには，「治療同盟」がどこまで出来ているかが結局最後には問題になる。

　これもまた，ムツカシク考えるよりは，夜中に心細くなった時に電話できる人を病院にいる間に一人でも作ることが出来たかどうか，ということである。その人が，プロフェッショナルであってもいいし，患者仲間，あるいはその他のシロウトであってもかまわない。

H. 救急精神療法の実際

　精神科救急の仕事をしていて，若い同僚に「精神療法はどうなってる？」と尋ねると，エッ？　という顔をされることがある。

　精神科救急と精神療法というコンセプトが，別のカテゴリーに分類されているらしい。精神療法とは，患者と密室にこもってじっくり丁寧に行うものだから，救急という急ぎの仕事とは無縁だと思われているのだろうか？

　それとも，生物学的精神医学が全盛を迎えた今日，精神療法みたいな効くか効かぬか主観で決まるような科学的でない方法が流行った時代は，とっくに去ったと思われてるのか？

　精神療法は，昔の話ではない。今現に診療報酬の対象になっていて，入院精神療法（Ⅰ）は1回に3600円という精神科では唯一の技術料が請求できる。通院では，30分超3200円也だ。請求伝票には記入するんだから，精神療法を実体的に否定しているのではなさそうだ。

　「精神療法はどうなってる？」と聞かれてキョトンとするのは，そんなにたいそうなことでなくて，実は何を聞かれてるのかわからないのかもしれない。以下の文章で上のカッコ内の問いが，再度出てくるので便宜上「質問」と略すことにする。

1. 言葉の使い方

a. 現実を取り戻すこと

　救急で搬入される患者は，大半が精神病状態にある。精神病状態とは何かと言えば，現実を失っているということである。仕事は，患者に現実を取り戻してもらうことに尽きる。

　ひと言で，現実といってもいろいろの側面をもち，様々な深度での障害が考えられる。医学的に最も基礎的な現実とは，生命が維持できなくては困るという現実である。そのレベルでは，サーカディアンリズムが回復し，食事を自力で摂れるように援助することが仕事になる。

　そういうベーシックな部分が回復すれば，現実のもつその他の側面も自ずから回復してくるというのは，多かれ少なかれ真実ではある。余計なことをしてくれなくても，立ち直るものは立ち直るさ，なのかもしれない。

　しかし，眠って食べれば，それで精神病が治るというほど人間は単純ではない。そういうことが可能になるようにこちらがしている行為があり，それを普通の日本語では世話をしていると言う。こちらとは，つまり医療の提供側である。

　寝て食べることで治るのか，その間の親切な世話で治るのか，どちらかに決めなくてもいいようなものだが，その世話をする行為のありようでは，食う寝る以外の

現実の側面の回復の様子が少なからず変わるということはある。その戻るスピードにも違いが出るだろう。

こちらがする行為というよりも相手との間に生じる関係に，治療を進める方向かそれとは逆の方向かに押しやる力が潜んでいる。簡単な言い方をすれば，あっちとこっちのやりとりである。

b. 言葉と言葉以外のもの……言葉の使い方

そういう相互関係のなかで，大きく分ければ言葉のやりとりと，言葉以外のもののやりとりがある。手で触れることに始まる様々な身体的な，主としては看護的な行為は基本的にヒトを支える強い力をもっている。それにはそれで技術も必要なら，修練もいる。

これまた無理に2分するのが正しいとも言えないのだが，そういう非言語的な交流のほかに言語を用いた交流がある。精神療法とは，ここでの言葉の使い方のことである。

身体的に支えてもらうことは，何よりも安心感のもてる行為ではある。だが，自らの経験に照らしてみればただちにわかるように，ヒトは，言葉によって理解されることを強く求める動物である。それがないことには，われわれは本当のところ生きた心地がしない。

この生きた心地がするというのを，精神医学的には現実感覚を取り戻したと説明する。この現実感覚が戻らないのでは，何のための治療かということになる。

もちろん，ただ言葉のやりとりだけということはありえなくて，表情，身振り，温かい態度・冷たい態度などの非言語的なものが，言葉とともに行き来するという事実を無視しているのではない。それも含めての話なのだが，いったんは「言葉のやりとり」と限定しないと，その「やり方」の話には入りにくい。態度のとり方，雰囲気のもって行き方について方法論を述べよというのは難しい。それがまったくないのではなくて，この項の終わりのほうで少し触れる。

c. 言葉のやりとり……フィードフォワード＆フィードバック

そこで，言葉のやりとりである。

そのやりとりの目的は，こちらが相手を理解すること，こちらが理解したらしいことを相手がわかってくれることである。

やりとり，または遣ったり取ったりは見てのとおり2方向性をもっている。こちらから出すのと，向こうからのを受けるのと。

神経生理学的に言えば，フィードフォワード投射と（最近はフォワード投射と表現することが多い）フィードバック投射である。脳内でのニューロン群がこの2方向のやりとり回路（reentrant circuit）を膨大な規模で実行して情報処理し，その結果を脳外——つまり，外部世界に投射するのが行動である，ということになっている。

脳内回路だけは活発だが，脳外とのやりとり困難になった状態を，術語的には自閉という。そういう状態に言葉が届くのか？

届くわけがない，無駄であると考えるなら，この項は不要であり，精神科救急に精神療法？　と不審がっていればよいことになる。

d. まず,何か言え

なんとか通じさせたいと思う人は,どうやって？ と考える。

言葉のやりとりにも,順序がある。「やり」が先にあるから,フィードフォワードが先である。どういう言葉を発するかが,第一着手になる。それに相手がどう応じたか。

貴君は患者さんに何と言い,患者さんはそれに何と応えたかというのが,「質問」の意味である。

正直な答は,「何を言ったらいいのかわからなかったし,返事なんかできそうもなかった」である。いくら正直でもこれで3600円はひどかろうという話になる。そんなこと言ったって,まだ双方何がなんだかわからない時期に無茶ですよと言うか？ だけどここは救急の現場で,時間がたっぷりあるわけじゃない。

ここで,問題は2つある。

1つは,何か言ってあげたくたって,情報不十分で言いようがない,第一この段階でヘンなこと言ったら,後に悪影響を遺すかもしれないという事情。……TASK-2 となる。

もう1つは,それにしても何かしら患者が少し安心できるようなこと,1つくらい言えないかという要請。……これが TASK-1 となる（ナンバーは,仕事の順である）。

TASK-2 は,まだ準備ができてないのだから仕方がない。待つしかないのだが,答がひらめくのをただ待つのではない,いうべき言葉を準備する仕事がある。

それは,多少後まわしにして,まず何を言うかを考えてみるのが TASK-1 である。

e. 「困っていること」の発見

共通の命題は,患者は困っているに違いないということである。困ってない患者というものは表現上の論理矛盾であるからと言って,この命題はア・プリオリに理解されるだろうか？

困ってるのは患者じゃない,家族であり社会であるというのはご勘弁願うとして,あまりに理解を絶した（ように見える）病状を前にすると,この人は困っている人で,そのお困りの原因を何とかするのがこちらの仕事だと言う,至極当たり前のような事実が見えなくなる仕儀に,われら精神科医は時々陥ってしまう。

なぜそうなるかの理由は,後で述べるとして,困ってるんだという前提で前に進むことにする。困ったということが了解されたら,次は「何に困ってるのか？」である。

困らせていることの発見が,第一着手の中味でなくてはならない。

ここで,こちらの頭は2つに分裂する。分裂が嫌なら,同時2回路思考と言ってもいい。

TASK-1 は,今ここで困ってること。

TASK-2 は,ここに至るまでに困っていたこと,の発見である。

f. 入り日の影法師……リエゾン救急精神療法から

ここで,以前経験した救命救急センターでのリエゾン救急精神療法を紹介してみ

る。

　穿孔性イレウスの術後,何回か再手術になり,その都度ICUと一般病室とを行き来している間に,不眠が続き,軽いせん妄と精神運動不穏,看護者への被害妄想を呈した,60歳の女性である。

　この人がそのとき困っていたことは,もう大丈夫と思うとまた手術になるので,これでは終わらないのではないか,安心してもまた元に戻るのではないか,永久に終わらない繰り返しではないかという不安・恐怖である。

　そうして,これは一種の懲罰なのではないかと思ってしまったのである。

　私のような,何一つ人に後ろ指を差されるような行いをした覚えのない人生を送ってきた人間が,なんでこんな思いをしなくてはならないのか？ 自らの人生を振り返って,少女時代の「私」を表現したのが,「入り日の影法師」という形容であった。祖母にそう呼ばれていたという。この言い回しがわかるのにちょっと手間取っていたら,「やせっぽちで(細長く),色が黒いから」だと教えてくれた。10年以上前だが鮮明に記憶している。そのやせっぽちで色黒な女の子のまま,やせていても身体は丈夫だったから一所懸命働いた,私は他人の2倍は働いたよ。それなのに,ここでこんな目に遭う。これはいったいどういう因果であることか。

　たった1つ思い当たるのは,この前一般病室に上がったときに,食べてはいけないと看護婦さんに言われたのに,小さいクッキーを食べてしまった。その罰に違いない。いけないことをしたのは間違ってるけど,その罰としてはあまりにひどいじゃないか。看護婦さんには本当に感謝してるのだけど,そんなのないと思うとつい当たってしまう,また罪づくりをしてしまった。と,さめざめと泣いて訴える。

　ここで,TASK-1は「終わらぬ刑罰への恐怖」,TASK-2は「後ろ指差されないように,生きてきた自分(が不当な罰を受けること)」である。2の理解がないと,1がなぜかくも強い情動を引き起こすのかがわからない,両者の底をつなぐのが「入り日の影法師」たる私のイメージだろう。

　こっちが,そこのところを,「もう治ったと思うと繰り返すので,この苦痛には終わりがないんじゃないかと怖くてたまらないんだ」,「あなたは,一所懸命生きてきた人なんだね,曲がったことなんか考えることもできない人だったのに,こんな目に遭うのは理不尽だよね」,という言葉で,掬い取った後でなければ「お菓子のせいじゃないよ,それにもう大丈夫だよ。今度はちゃんとくっついてるから」,という言葉はスッとは入るまい。それなくして,「看護婦さんは意地悪なんかしてないよ,あんたの妄想ですよ」と言ったらどうなるだろうか？

g. 精神科プロパーとの異同

　リエゾンの場面では多くの場合,精神科プロパーの場面よりも患者はよく話してくれる。精神科医にとって,いつもと違うフィールドに行き,身体的にリスクの高い状態の人に負担をかけずに手早く進めなくてはならないというストレスはあるものの,ある意味では精神科救急での仕事よりは楽である。

　だがしかし,こういう急場の救急精神療法ができるようになっているのは,普段の精神科での精神療法的修練の賜物であることも事実である。

　このリエゾン救急精神療法では,TASK-1と2の仕事を,ワンセッションですませている。それ以上時間をかけられないからでもあるが,1回のなかにおさめる

ことが可能な条件が揃っていたからでもある。その条件とは何かを検討することが、こういう精神科本来の患者ではない、いわば軽いあるいは普通の人に近いケースと、精神科本来の、たとえば精神分裂病のようなケースの異同を調べることになる。

このリエゾンケースでは、
○その場での苦痛が見やすい。ICUに「苦痛のない人」はいない。
○普通の日常的言語で喋ってくれる。
○どんな人でどんな暮らしをしていたかを、進んで話すことが多い。

これに反して、われら精神科医の臨床では、
○苦痛が見えにくい。
○言語表現が普通でない、時には何を言ってるのか意味不明である。まったく言葉の出ないときもまれではない。
○どこで何をして暮らしていたのか、どんな苦労をしていたのか、本人の口からは聞き出せないことが多い。聞き出せたとしても、それが普通の意味で現実にあったことなのか、疑わしいこともある。

h. 苦痛が見えない理由

患者は苦しいとか痛いとか、実は訴えているのに、こちらがそれを見損なっていることはないだろうか。彼らの「宇宙からの怪光線が後頭部に突き刺さるようだ。それは自分の行動や思考を支配して、向こうの意に従わせるためである」を聞くとき、精神科医はそれが「病的」体験であることに真っ先に眼がいく。

「それは妄想である」から「治してあげよう」と言って接近する。

そのときに、「それはずいぶんつらかろう」「その光線は痛いのか」とは、なかなか言えない。というより、言ってはまずかろうと思っている。そんなこと言ったら、「患者の妄想を認めてしまうこと」になるからだ。

本当にそうだろうか？

「それは、お前の妄想だ」と言われたとき彼らは「やはり、俺が悪いんだ」と受け取る。ハッキリ言う人であれば「苦しんでるのは俺なのに、何でそういう風にいつもいつも、俺が悪いことになるんだ」と叫ぶこともあるだろう。

苦痛を認めてあげることと、その苦痛の解釈に同意するのとは、別のことである。

痛いだろうと言うことは、それが怪光線によるものであると同意することを意味しない。

i. 恐怖への理解

悪夢を見て飛び起きた人をつかまえて「そんな夢見るのは、見るほうが悪い」とは言わない。子供の夜驚症に対して「怖い夢見て怖かったね、でももう大丈夫」と言わないか？

夢だろうと、幻覚だろうと、妄想の産物であったとしても、怖いものは怖いのだ。苦痛であることに違いはあるまい。精神病状態でのたとえば幻覚・妄想は悪夢とは比較にもならない強烈な恐怖感に裏打ちされている。

そういう怖さを当方が理解していることを、先方に伝えることが、第1フィードフォワード投射になる。こちらのその理解について、患者のほうからも「わかってくれたな」というメッセージが戻ってくれば、それが第1フィードバック投射であ

る。

　そこで，頼りないが，やりとりができたということになるだろう。

　こっちが「わかる」と表現する恐怖感のなかに，「ヘンな病院みたいな牢獄みたいな所に気がついたら入れられてた」ということに伴う怖さが，まれならず混入している。

　「こんな所に閉じこめられてしまった，大変なことになったと思ってるでしょう」ということも，伝えなくてはならないことの一つである。そういうことを言うと「お前が入れたんじゃないか，フザケルナ」という反応がありそうで言えないのか？　こういう気持ちがあるだろうことは，当たり前と言えば当たり前である。当方がそのことをわかってると，表現することによってその気持が強まることはない。むしろ先方からの言語表現があったほうが，安全であることが多い。

　これを術語では，ネガティヴ・フィーリングの言語化によって，アクティング・アウトの危険性が減少するというらしい。ただし，こういうたぐいの精神医学ジャーゴンを使って事態を説明しても，何の利益もないのであるが。そういう言葉で，括った途端に本当のところはすり抜けてしまう。

j. 症状由来の恐怖，状況由来の恐怖

　症状由来の恐怖感，それに状況由来の恐怖感（精神病院に入れられちゃった！）が重なっていることを，まず理解して伝えること，それが患者が「今，困ってること」の発見になる。

　仮にその人が抑制されている場合にも，「こんな風に縛られているのは，苦しいでしょうね」と言って悪いことは何もない。いきなり「バカヤロ，お前が縛ったんじゃないか」と怒鳴られるとは限らない。仮に怒鳴られても，会話の糸口になることも多い。会話がスムーズに進められるようなら，もう抑制は不要だということを意味する。そうであるなら，ただちに解除しなくてはならない。

　自分で縛っておいてそんなことをいうのは気が引けるなどと気取っている人とは，多分十分に説明可能な根拠もなしに，安易に抑制という手段をとる人でもある。

　話にならない精神状態だから，抑制した。話ができるようになったかどうか，確認しに行くのは義務である。会話の始めに，「こんな目に遭わせて，さぞつらかったでしょう」と挨拶するのが礼儀というもので，だからといってこれが謝罪であるというのではない。

k. 昏迷の精神療法

　症状的な苦境で，比較的ありふれた病状に精神医学的昏迷がある。古典的な言い方では「意志発動性の障害」，周りからの刺激は認識できるが，周りへの意志的行動ができない，要するに，インプット可能，アウトプット不能の状態である。

　このとき「思うことが言葉にならなくて，困ってますね」と問いかけるのは，精神医学の初歩である。それに続いて，聞こえることは聞こえているだろうから，当方の問いに首を振って意思表示してくれと頼むことで，重症昏迷でなければ不十分ながらコミュニケーションは可能になる。ここでも，「困ってることの発見とその伝達」がキーとなる。

　昏迷の場合のやりとりは初歩的・日常的な医療行為でたいがいの医療者には周知

図27 患者と治療者の関係

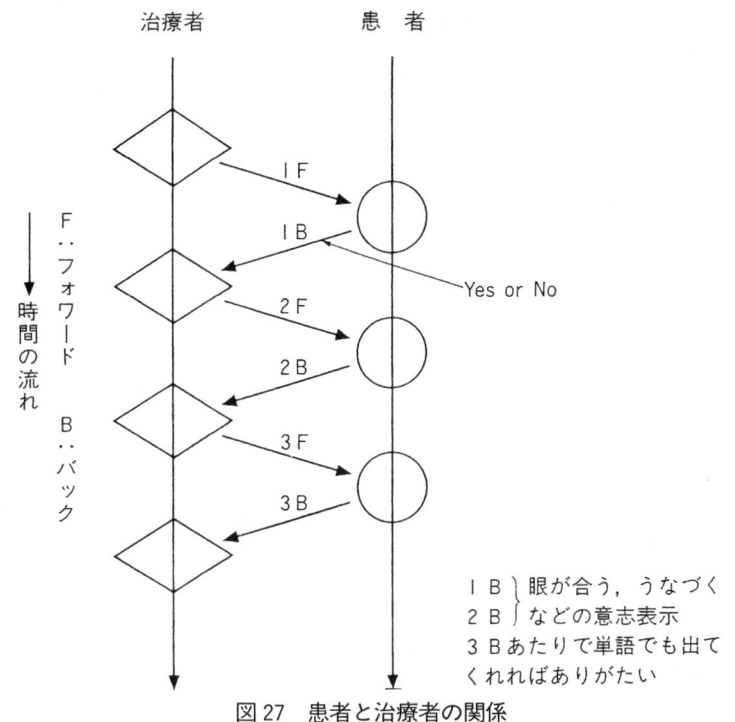

F..フォワード　B..バック
時間の流れ

1B ｝ 眼が合う，うなづく
2B ｝ などの意志表示
3Bあたりで単語でも出てくれればありがたい

の現象なので，精神科での患者と治療者との関係の一般モデルとして使ってみよう。その関係を模式図にすると，図27のような相互のたすき掛けのような絵になる。

　2本の縦方向の矢印は，患者と治療者それぞれに流れている時間である。TASK-2になると，これが3本になるが，それは後述する。

　関係的たすき掛けは，はじめ治療者から開始される。それへの返しは，イエス・オア・ノーでしかない。

　そのイエスを，受け取った治療者のなかで言語化して確認する過程で，言葉にならずに宙に浮いていた何かが，形を獲得する。健康ならこの過程は代理人がやらなくても，本人の（脳の）中で自然に進行する。病気だから，こっちが代理しているので，この代理行為を術語を使えば補助自我機能という。

　言葉にならないモノがギュウギュウに詰め込まれているのが，精神病状態の人の頭の中である。外に出なければ，隙間がなくなるから爆発するかもしれない。外に出るには，言葉という表現形式（様式）を得なければならない。それがなく，不可能になっている。これは，病気でなっているのだから放っておけばいつまでもそのままだ。

　放ってはおけないから介入する。元々そういう意味では治療とは，お節介な行為である。お節介と言って悪ければ，積極的な行為だ。

　ここまでのところでも，普通いわれている精神療法の教えとは勝手が違うと感じる人が多かろうと実は思っている。

1. 中立性

　もっと中立性を保たなくちゃいけないんじゃないの？　患者さんが話してくれる

まで，じっと耳を傾けるのに徹するべきでしょう。

別のところでも書いたが，あるアメリカの精神科救急教科書には，「中立性の蔭に隠れて，なんにもしないのは止めてくれ」「wait & see が好みの人は，この畑には向かないから来ないでくれ」とまで，書いてある[1]。

まずこっちが先にカードを出してみることが大事だというだけのことなのだが，なかなか理解されない。その理由の1つは，その教科書でやっつけられている，「入院して様子を見ましょう」という思考に，精神科医が長期収容型精神病院の勤務体験から慣らされてしまっていることである。

しかし，それだけではない別の消極性の原因もあるようだ。

m. 「治療関係」というセッティングをつくる仕事の基盤整備……作業仮説

そのことの検討に入るために，今ここで論じている治療開始時期でのこちらのスタンスの取り方について，それが意味するものを考えてみる必要がある。

医者は助けるのが仕事，しかし精神科医は「助けてくれ」とは必ずしも訴えてない人をも助けなくてはならない。治療的なセッティングをある程度意図的に構成しないと，スムーズな治療関係に入りにくい。ここの仕事は，今後の治療という構築物をつくっていくための，グラウンドワークである。治療の初期に，固めるものは固めておきたいのである。

困ったことの発見というのは，この基礎的作業のそのまた基盤づくりのような仕事なのである。

困っていることがあるから，助けるという行為が成立する。本当に困っていないのなら，いくら探してもそれが見つからないから，そのときには医療行為が成り立つのかどうか，疑わしいことになるだろう。本人は全然困ってない。困ってるのは周囲の人で，大きくは社会であるというなら，医者の仕事ではなくて警察の仕事であるほうに大きく傾く。

簡単に言ってしまえば，ここでわれわれはこの状況を「困ってる人とそれを救助する人」のスキームに入れたいのである。仕事の遂行上，丁寧に言えば，そのスキームに入ることなのかどうなのか，早く知りたいのである。

もしもそういうスキームに入る事態なら，その先の仕事は手早くやらなければならない。だから，急ぐのである。

そういう場面で「あなたは，こういうことで困ってるんですね」と言う。誰だって，そこで躊躇する。

なぜ躊躇するかと言えば，正確を期するからである。あまりいい加減なこと言いたくない。もし外れだったら余計に傷を負わせるかもしれない，治療関係を破壊してしまうかもしれない。こういう不安をこの場で全然もたない人も，これまたこの畑には来てもらいたくない人である。

「困ったことの発見」は，治療という枠組みの基盤整備の仕事ではあるが，同時にこの作業は，仮の枠組みを作っているような仕事でもある。別の言い方をすれば，作業仮説の製作である。

なぜ仮説かといえば，患者が困難を抱えているだろう，いるはずだというのは仮説であるし，抱えているであろうものがこれであるというのも仮説だからだ。

n. フィードバックの原理とは

　フィードバックという言葉を最初に使ったノーバート・ウィナーはこの言葉を「フィードバックの原理とは，自分の行動を調べて，その結果で未来の行動を修正することを意味する」[2]と述べている。こう書かれた時代にはフィードフォワードという言葉はまだ出現してない。ウィナーの仕事は，高射砲の電子計算機による制御だが，そこではまずタマを1発撃ってみることが，フィードフォワード投射にある。その誤差――的(マト)からの外れの距離を元の高射砲に情報として戻すことがフィードバック，その結果で照準を修正することが，ここでいわれているフィードバックの原理である。

　だから，もともと1発目は多少「的外れ」であることを，見越している原理なのである。

　重要なのは，その誤差を次の発射では修正することにあるのはもちろんだが，最初多少の外れを覚悟で，というより1発目というのはそういうものであると認識したうえで，撃ってみることがさらに重要なのである。

　高射砲の実験では，撃つという行為が前提だから，そんなことをわざわざフィードフォワード投射などと名づけてはいないのだろう。

　わが精神科救急医療で，患者を前にしてなんにも言わずにだんまりを決め込むのは，1発も撃たない高射砲と同じである。

　撃つには方向を見定めて撃つだろう，ヤミクモに撃ったらそれは危険である。その方向性を，先ほどから強調しているのである。困ったことを探せと。

o. イマジネーションと自己観察

　変な声が聞こえて困る。
　自由に考えられないで困る。
　行動を常に監視されているので困る。
　頭の中で考えていることが，外部に漏れてしまうので秘密が保てないので困る。
　精神分裂病の1級症状というお墨付きのシロモノを，発見しただけで喜んで「診断」してオシマイにしないで，その後に「で困る」をつけてみることだ。

　自分がそういう目に遭ったら随分と困るであろうと，あなたは思えるか？　そんなの思えるわけがない，だって健康なら存在しないから，病的体験というのだ？

　想像力・イマジネーションがここでものをいう。それから，普段あなたが自分の頭の中をどの程度観察してるのかも，実は問われているのである。

　実人生で，これは少し冒険だけどやってみるかどうしようかと，自問自答したことのない人はいないだろう。そのときおのれの頭の中では，ある種の声にはならない会話が途切れなく続いているはずだ。それが，時としてもう考えるの止めようと思ってもどうにも止まらないという経験もあるだろう。俺の頭のなのに，勝手に動いているような気がしてきた。

　むろんそこから先に行ってしまって「声」となって聞こえてくることは滅多にはない。外部からのハッキリした音声として認知されるというのは，普通では皆無であるから，ここで述べているのは，患者もわれわれも五十歩百歩だというのではない。そういう思い込みは，むしろ危険だ。生理的現象でただちに病理的現象を類推せよという意味ではない。

あなたの脳と幻聴が活発に鳴り響いている人の脳を，PET，SPECT でも使って眺めて見ればその差は歴然と現れるであろうから。

ここで言っているのは，今見ている病状が，どんな苦痛をもたらしているだろうかと，想像力を働かせる手がかりに，われわれの日常にでもある現象を使用してみようということである。思考というものが自由意志でストップできるとは限らなくて，時には自らのコントロールを失って進んでしまうこともあれば，やがてはそれが苦痛になってくるときもあるという体験をもっていれば，自分の思考が自分のものでなくなるという恐怖感を理解するのに少しは役立つだろう。

もう考えたくないのに，またも想いが浮かんでくるのを嘆いた詩歌は古今東西に多い。そういう想いの数々をおもちなら，「苦痛」の「理解」のためにそれも動員してください。

しかし，そんなに主観的なことばっかりやっていいのかな？　それはよくない。だから，TASK-2 の話に入る。

p. 客観的正確さよりも重要なものがある

その前に，ここまでの一くくりとして，TASK-1 の段階ではこっちが言ってることが的に当たってるのかどうかはさほど重要ではないことを強調しておく。

何が大事かといえば，一所懸命に自分の苦痛をわかろうとしている人間がいる，という感触を相手がもってくれることだ。

天才ウィナーさんの弾も 1 発目は外れである。間違ったら，修正すればいいのである。なんだかわからないけれど，こいつは俺のこと助けようとしてるのだなという感触さえ摑めれば，少々の間違いは許してくれるさ。

その様子が，あまりに夢中であり，言うことがあまりにトンチンカンなので，患者のほうが笑いだしてしまったら？　治療はすでに大幅に前進している。

2. データの収集と再構成

現在患者が困っているであろうことについて，当たらずといえども遠からずくらいのことは言えたとする。困っている人と，それを助けようとしている人という関係のフレームワークも，まだ堅固とは言えないまでも，足場に上がっても崩れない程度にはなった。

そこで「次の一手」はなんだろうか？

a. 患者が過去に出会った困難とは

解答を求められているのは前項と同じく，患者に向かって何をこっちが言うのかという課題であり，その話すことのテーマは患者が逢着した困難性・困難な状況は何だったのかである。

TASK-1 は現在ぶつかっている困難。
TASK-2 は過去に出会ったであろう困難。

前段では，目の前にある苦痛を見てとり，それを言語化すればよかったのが，ここでは推論的にあるストーリーを作成する仕事になる。なんのストーリーをつくるのかといえば，患者がここに至るまでの生活の再現の物語りである。

われわれの患者たちにも，ここに至るまでの生活があり苦労がある。その途上でつまずいたのである。こういう風に生活を再現してみる必要を書くと，すぐに心理主義的な見解だろうと短絡する人がいる。
　「精神分裂病は全部心因反応か」，などと言う中学生みたいな議論を始める精神科医もいる。こういうのには「それじゃあ，あるとき突然精神分裂病が天から降ってくるんですか」とでも言っておけばすむが，ここで述べているのは，心理主義とも原因論ともほとんど関わりがないことである。精神病という現象を，生活途上の出来事に由来するものとして全部説明し切ろうとするものではない。
　心因だろうが，内因だろうが，病気はヒトが生きているという事実・事態・時間の流れのなかで生じる。その時間の流れが順調なら，つまりやろうと思ったことがおおむね実現して，次にやりたいことが見えてくる，明日やることがあって，そのことに取りかかるのが楽しみであるというような生活なら，誰も病気にはならない。
　どこかで，それがうまくいかなくなったのである。うまくいかなくなったから病気になったのか，病気になったからうまくいかなくなったのかは，この際どうでもいいのである。
　どちらにしても，困ったことには相違はない。どこでどう困っていたのかを発見しなくてはならない。それを探すことは，それによって疾病の原因についての説明をしようというのとは違うのだ。
　医者がわかる，あるいはわかったつもりになることが重要なのではない。これについては後でも再説する。
　再び「入り日の影法師」のおばあさんに戻ってみよう。
　「入り日の影法師」という自己像は，過ぎ去った時代の自己像でもあり，今の自分のイメージでもある。多分そのイメージを彼女は愛しているのである。そういう自分……やせっぽちの少女時代，その後半生での苦闘，真面目一筋の労働などの記憶が今ここで甦っている。そういう私が，何でこんな目に遭わなきゃなんないのだ，という問いから疑惑，猜疑へと発展している。
　そういうことを，こちらが理解するために「入り日の影法師」なる自己像がキーワードになっていて，それが過去の苦境にも現在の苦境にもつながって続いている何かの再発見・回復につながる。この取り戻すものに，あえて名前をつけるとすれば，自己あるいは現実的な自己体験である。
　このケースでは短い面接時間（約30分）に，患者自らが過去現在を話してくれている。材料をお客さんのほうで提供してくれている。当方の仕事は料理するだけ。料理の仕方は，話をまとめ，その話のなかで過去と現在をつなげること，つながった時間（体験）のなかで現在の苦痛，恐怖を理解することである。
　この場合には，その苦痛に過剰で歪んだ意味（懲罰→看護婦による）が付着してしまったことが，病理といえば病理だが，そんなことを解釈しても意味はない。
　ある1つのコンテクスト（意味関連の文脈）のなかで，今の苦痛が1つの意味を獲得している。その意味づけの仕方がオカシイと指摘するよりも，むしろそのコンテクストをみて取ること，コンテクストの作成を手伝うことのほうが重要である。その方法は，聴き取れた文脈をこちらの言葉で話してあげることだ。

b. TASK-2のフォーミュラ

　リエゾンではない場合，精神科医が本来の領域で扱うケース，つまり精神病状態ではこうはいかない。最大の理由は，過去の出来事について語ることそれ自体が不可能になっていることである。この不可能は，想起不能と表現不能の両面がある。まして，現在と過去を通底する何かを見出すことは，患者の言葉だけを頼りにしていては，到達不可能である。

　過去を語れない――表現できない・再現（represent）できないという事態が生じている。想起不能と表現不能とは，実は同じ事態の2つの側面なのだが，これをなんと名づけるのか，今日の精神病理学は解明してない。したがって症状名として適切なものはない。むろん，この状態をはたから見て呼ぶ吸称はある。支離滅裂とか，連合弛緩，緘黙などというのがそれである。

　表現形式を失っている，むしろ様式を失っていると言うのが正しいかもしれない事態。

　そういうことなので，患者ができなければ，われわれが替わるしかない。そこで，この人物についてわれわれなりの過去の再構成を試みることになる。

　そこで発射する言葉は；
「なにかを，やろうとしてたんですね」
「なかなか，それがうまくいかなかったんですネ」。
「あなたとしては，そこを何とか努力して乗り切りたかった。休みも返上して頑張っていた」。
「そのうち，ますますうまくいかなくなった」。
「何をやっても，努力すればするほど成果が上がらないような気がしてきた。焦りを感じ出した」。
「焦れば焦るほど，打つ手打つ手が逆目に出るようになってきた」。
「夜も眠れなくなってきた。（または），突然ある晩全然眠れなくなった」。
「事態を一気に解決する方法を見つけてそれに取りかかろうとした」。

　――そうして，その先に病気が待っていた。

　上のものが，TASK-2におけるフィードフォワード投射たる，こちらの語りかけの公式（formula）である。見方を変えれば，難局に逢着した人間の一般フォーミュラかもしれない。なぜなら，「病気じゃなくても，こういうのってある」からだ。私だってある。

　現在の苦境と，過去の生活に共通するもので，しかも病気の成り立ちと関係ありそうだという因子が見つかるようなケースで，そういう共通の因子を，L. Bellak は，共通分母と呼んでいる[3]。過去の外傷体験が，形を変えて症状として出現しているときに，現在の不可解な症状の意味を過去の体験の再現あるいは再構成によって意識化させて乗り越えさせる。精神医学の分類では，精神分析的な考え方に入る。神経症，特に外傷性の神経症などでは，そういう共通分母の発見（意識化）だけでもかなりの治療効果――症状の軽減や消失をもたらすだろうが，そういう効果が精神病一般にも当てはまると期待するのは無理である。

しかしわれわれの場合には睡眠障害の質と程度が病人の場合とは決定的に違っている。そのお陰でその先のコースへと突き進むことがない。普通はそれでも何とか眠ることができる。だから，病気は待っていない。

　このフォーミュラは，骨組みだけである。
　これらの言明だけでは語りかけとは言いにくい。
　以下の間投詞を忘れてはならない。
　大変でしたネ。
　ずいぶん困ったでしょうね。
　怖かったですね。
　どうなることかと，心配でしたね。
　何とかしたかったんですね。
　私だってそういう目に遭ったら，どうしてよいかわからなかったでしょうね。
　その他，難しい局面に立たされた人間の感情で，苦しく，悲しく，みじめで，やりきれず，焦りに焦って等々，思いつくものはなんでも言ってよい。そういう感情的な言葉を動員すること，そのために患者が余計にみじめになることはない。感情に名前がつけば，名前のない感情（の塊）であるより，それだけ圧力は減る。
　だいたいわれわれの患者になる人は，普段自らの感情をやたらには表現しない人々である。個人的資質としてそうだということもあるが，生育的な環境でも，感情を表現し，それがわかってもらえたという体験の乏しい人が多いのである。

　この「感情をわかってくれる」と言うことの実体的な意味である。それはたとえばこういう言葉で話しかけられる体験のことである。
　これは上のようなミゼラブルとは反対に嬉しいときだが……
　ドキドキしちゃうね。
　ワクワクしちゃうね。
　これは，だいたい大人が子供に言うのだが，それを聞く子供は「言葉」を覚えるだけでなく，感情というもの，そのものを覚えるのだとみるべきだろう。わが身の中にうごめく「なにか」に名前をつけること，それを表現することがなければ，感情も心もその子供に知られることはない。ムツカシク言えば感情の自己所属性が獲得されない，となる。
　ここで「自分の気持ちがわかること」は，知的理解であるよりも，もっと深いレベルでの「体得」とでもいうのが適当であるような過程でもある。そういう自己内部での，自らの気持ちを発見するのに，かたわらに他者が必要である。さらにはその発見したものの名前がそこにいる他者との共通の言葉となって，そこに交流が生まれ，さらにその先に，新しい言語の発見も待っている。
　この過程は無窮である。
　他人に語ってもらうことで，わが身の気持ちに得心がいくということが，何も精神療法という狭いフィールドだけの現象ではなくて，人間の精神にとってユニヴァーサルな現象で，しかも生きた心地がするには，必須のものだということが了解されたであろうか？
　精神療法で使うのは，そういうどの人間にも通用する原理であって，取り立てて物殊な秘教・秘儀，相伝のドグマではない。まして，鬼面人を驚かすたぐいの奇術，

手品の仲間ではないのである。

c. 現在の成立を阻んでいるもの

　ここで，多少理論的なことを述べておくことにする。

　前項で，感情に名前をつけることの重要性を説いた。この感情というのは，過去に由来するものである。過去の体験によって脳内に蓄積されたものである。だから，感情に表現可能な言語的回路を与えるという作業は，別の言い方をすれば「過去（の体験）に表現形式（様式；modality）を与える」のと同じ作業になる。

　それがなぜ必要かといえば，そうしないと過去にならないからである。

　悔しい思いをした場合を考えてみる。

　誰かに裏切られた。そのために，人生にやり直しのきかないほどのダメージを受けたと仮定しよう。事実としてのダメージとは限らなくて，その人の想念の中でそうとしか考えられないような事態でもよい。

　そういう傷を与えた人にわれわれは仕返しをしたいと思う。だが，多くの場合それが可能とは限らない。金銭的なものなら可能だが，愛情関係のことになるとなかなか困難どころか不可能であることのほうが多い。心変わりした人への仕返しに，あなたが心変わりしてやったとしても，敵は痛くもかゆくもないのである。

　あるいは，愛するものとの死別というような事態ともなれば，誰に仕返しできるものでもないのが普通だ。

　しかし「思いは残る」のである。悔しさや恨み，まとめて悔恨という感情は，その人の重大な障害・邪魔となることがある。なんの邪魔かといえば生きることの邪魔である。

　どうやって邪魔するか？

　現在をアヤフヤにすることによって。

　われわれは時間を一種の流れ，進行するものと認知して生きている。過去・現在・未来が間断なく続いているもの，誰にとってもそれが自明の客観的なものとして，時間を理解している。だから，たとえば「現在」といったときに，誰にでも変わりなく現在はある，人間の精神活動とは無縁のものという意味で客観的な実在だと思っている。

　だがしかし，これは錯覚である。現在というのは，われわれの脳の作成物に他ならない。あるいは，覚醒した正常状態での脳といってもよいが。夢の中に現在があるかといえば，それは「ない」のである。

　怨恨に捕らわれている人は，今目の前の作業に集中できないことがある。何かをしようとしても，恨みの感情がこみ上げてきて，集中できない。目の前のことに注意を向け，何かの課題を成し遂げていくことで，人間にとっての時間が経っていく。それが阻害されたら，時間が少しも経たないことになる。

　怨恨を癒すのは何かといえば，それは時間の経過である。怨恨と限らず，精神的にせよ身体的にせよ苦痛は時間が癒してくれるのだ。

　時間が経たなければ，癒されることはない。

　感情的なものが解消されず，したがって過去が過去にならずにいれば，現在が危うくなるのである。ここで述べているような，日常体験で，しかも話そうと思えば話すことの可能なものですら，かくのごとく邪魔をするのであるから，もしそれが

日常を超えるような量的・質的なレベルのもので，しかもそれについての言語的表現を奪われているようなときには，現在の成立を破壊してしまうことがあり得るだろうということは，想定可能であろう。

そうして，ヒトは現在を基盤にして現実的関係を構築し，維持する動物である。

仮にここに二人の老婦人がいて，実年齢はどちらも75歳だとする。老人性の疾患で，一方は37歳，他方は25歳に若返ってしまっている。その年齢で会話してるのである。

はたから見れば滑稽を通り越して，ほとんど悲惨な状況であるが，しかしこういう会話は実際には強い「治療的」効果を有するものだという。そうしているなかに，段々実年齢に近い自己認識ができることもあるという。

常識では，この二人は過去に生きている。それも相当狂った過去にである。それでも，そういう会話が許されないときに比べて，二人ははるかに生き生きしているし，まあ正常に近づきつつある。これは要するにこの二人の間に，「会話という現在」が成立しているからなのである。

今を共有しないことには，どのような会話，どのような交流も不可能になる。そうすれば，永久に流れない時間の中に閉ざされる。その結果を，私たちはたとえば精神分裂病の人々の精神世界にみることができる。共有する現在という関係がないから現実からのフィードバックは有効に働かない，現実に合わせて自らの観念を修正できない。

幻覚妄想状態に終生閉ざされるのは，その行き着く果てである。

d. 過去の再構成

先のフォーミュラをもう少し肉づけしなくてはならない。つまり，その人その人ごとに異なる生活のデテイルが必要になる。

なんのためか？　それは困窮の発見のためであり，それを何とか患者の口から語ってもらうためである。もし患者が語れないのなら，こちらが語る。そのためには，情報が必要になる。

過去の再構成だから，ここではある程度の客観的なデータが欲しい。どんな人でどんな人生を送っていたのか，どこでどうつまずいたのか知らないで治療しましょうというのは，情報* なしで戦争するのと同じである。

治療のこの段階までには，最初の大騒ぎはすんでいる。夜中の緊急入院したようなときの，「忙しくてとてもそこまで聞けませんでした」という弁解は，もう通用しない。ここまでの日数で，欠けていた情報は補充されているはずだ。

それに，大忙しの救急の場面だから重要な事項についての情報が得にくいという言い分も鵜呑みにはしがたいような気もする。

わが国での，身許調べ・家族調べのやりとりの典型例は以下のようなものである。

「お父さんのお仕事は？」

「会社のほうです」

「どちらですか？」

---

*情報：情報というのは，元来は軍事用語である。情況報告だから情報。この字の情況は，戦闘情況のことだ。英語ではインテリジェンス。スパイの親玉機関CIAのI.はこの頭文字。

「東京のほうです」
「ですから，なんの会社ですか？」
「化学関係ですけど？」，
すでに双方がイライラし始めている。

医者は，なんで勤めてる会社の名前くらい言わないんだと思い，家族は何で会社の名前まで言わなきゃなんないんだと内心憤慨している。

ハッキリ言う人なら「そこまで言わなきゃいけないんですか！」と，とんがった声を発することもある。

保険証を見ればわかることなのにネ。

なぜ医者はこんな些細なことを聞くのか？

われわれは患者の生活を再構成しようとしている。生活の再構成には「細部」が重要なのである。神は細部に宿るというのは，人間的な仕事ではほとんど常に妥当する言葉であって，デテイルがしっかり書けてない小説は読むに耐えない。小説ですら然り，まして医療は生命にかかわる仕事である。

患者の養育史がどうだったか，父の転勤に伴ってあちこち転校して廻ったことがなかったのか，そういうこととは無関係に病気が発生すると決めてかかっているなら，デテイルなんぞ不要ではあるが。

救急受診のホットな場面では，上のようなとんがったやりとりには，まずならない。なぜなら，家族は困り切って連れてきたのであり，早く何とかしてもらいたいから，体面なんかに構ってられないからだ。

一段落してからだと，(家族の日常が再び顔を出すので) 勤め先１つ聞き出すのに上のごとき仕儀となる。弱みにつけ込むようで申し訳ないが，急ぎの仕事で「取れるものは，あらいざらい取ってしまう」のが肝要なのである。

e. お金のこと，生活のこと

どこでどうして暮らしていたか，であるから家計のことを知らないわけにはいかない。フリーターしてましたで終わりにしてはいけない，時給はいくら取ってたかまで聞く必要がある。自活してたのか，誰かから援助があったのか。

家は持ち家か，ローンが残ってるのか，残ってたら月額いくら払うのか？　子供の学費は？

せち辛い話だから聞きたくない，言いたくないではすまない。われわれが日々暮らしているのと同じ時間を患者も暮らしていて，そこで病気になった。われわれにとって切実な事柄は患者となった人々にも切実なのだ。

隔離室の中で，目が覚めてそこに「主治医」がやってきて，前に示したフォーミュラを肉付けして：「ローンもあるし，今年から息子さんの大学の学費もかかるし，ここんとこご亭主の残業が減ってるんで，思い切ってパートに出たんですね」，というようなことを語るためには上に書いた材料は全部必要である。

その上で，職場に意地の悪いおばさんがいて，初めの内は気にもしなかったんだけど，このところ急に忙しくなったところへ風邪気味なのを無理して出勤したら……と，なってくる。

多くの場合，危機は一気には訪れず段々堆積する重みとして，いくつかの準備条件がのしかかってきて，破断点を迎える。

中年から初老の家庭婦人のケースについてのこれは例示であるが，おおむねこのままで使える人が多いであろう．この骨組みに，いくつかの付加的な条件を重ねていく．

身体年齢的な変調．

ここで加速度的に圧力を増しているストレス因子に先行して存在した生活上の困難．

さらに踏み込めば，あまりに一人で背負い込む傾向，思い込んだら命がけになってしまう癖，等々のバリエーションを組み合わせれば，初老期女性を前にしてその生活の再現のストーリーを考えるときの，プロトタイプないしパターン（型紙）が出来上がる．

生きにくい状況とひと言でいっても，実際には何がどうなったのか，どこでどうしたらオカシクなったのか，一人ひとりで違う．違うといっても，ヒトが時間の進行のなかで，何かをしようとする動物であることはほぼ共通する．

「やることなすことうまくいかない」という言い回しでもわかるように，生きにくい状況とは，行動的な困難である．行動的な困難というのは，何かをしようとする意志，それを現実化するための行動計画の作成，試行，成功または失敗という順序で時系列中に進行する事態のどこかがうまく作動しないのである．

そういう意味で，そもそもこの人はどういう目論見で，なにをやろうとしてたのかを治療側の頭の中でシミュレーションすることが出発点の作業になる．

中学生なら，高校生なら，中年ビジネスマンなら，男の場合，女の場合，それぞれについて考える．同時代人として生きているという事実から，目をそらせなければ，ほぼ妥当な線での病気に至るまでの苦闘についての物語をトレースすることは可能である．そういうパターンをいくつか所持して，いわば自家薬籠中のものとして磨きをかけておくのである．

f． 仮説のためのフォーミュラ

だがしかし，そういうパターンをたくさん作って持っていればこれでオシマイではない．

なぜなら，これらは仮説のパターンで，本当のことではないからである．

患者の生活史の「真実」を求めているわけではないのだとここで書いたら怒られるだろうか？

こういう話は，実際とは違ってるに決まってるのである．普通の人の日常で，自分の発言は無謬だなどと思ってる人はいない．精神科医といえども普段の暮らしのなかでは，そんな思い上がりはしていない．

ところが，仕事の場面ではそれをやりがちになる．患者の状況や病態に名前をつけてそれですべてわかったつもりになる．事態の解釈がそれですっかり可能であると思い込む．名前あるいは符丁で対象である人間をくくってしまうのだ．

そういうことを進めるための，フォーミュラではない．医者がわかるため，あるいはわかったつもりになるための公式ではない．

重要なのは以下のことである．

われわれが患者を前にして，あれこれ考えを巡らせても，「真実」はわからない．また，患者に関する真実の発見が，この一連の仕事の目的ではない．そういう意

では患者を理解した，あるいは理解したと思ったということで仕事が終わりと思ってはならない。

解釈することで満足するのは治療とはいえないことが多い。他者による解釈が真実に到達することは，ごくまれにしか起こらない。そういう醒めた認識をもち続けることだ。

相当程度真実とは離れていることを織り込みずみだから仮説である。真実からの解離は，関係ができあがってから修正していけばよい。

その修正は，言語を使用してなされる。

なぜフォーミュラが要るかの理由は，その言葉のやりとりの開始のキーとして，言葉をわれわれが表現しなくてはならないという，職業的要請があるからだ。だいたいのところはこのへんだろうという粗筋がないと，話も作りにくかろうという程度の話と理解すればよい。

いずれにしても，生活が危機に瀕していた，あるいはそう思ってしまったから，無理な頑張りが始まったのである。

われわれが望んでいるのは，患者がわれわれとほぼ同じ，共有可能な現実性のなかに戻ってくれることに尽きる。つまり，現在を共有したいと思っている。そのとき，過去の病前の生活をアリアリと語ってくれれば，その苦労に「共感」することで，共有の現在は出現する。共感が共有の現在を引っぱり出してくれるといってもいい。

苦労の質・量が圧倒的であれば語れない。だから，「こっちがつくる」のである。

g. 時間というファクター

普通行われている精神科医の教育・研修では病歴の取り方に関して以下のようなことが強調される。

『精神分裂病の発病が何時の時点かを見逃してはならない。一見これという目立った異常が生活の上で見出せなくても，よく聞いてみると何となく元気がなくなる，学力が落ちてくる，時々周囲からは理解しにくいような行動が現れるというような変化が生じているものだ。それが実は精神分裂病の始まりなのだ。あるいは，精神分裂病的な変化に先立つ予兆的（prodromal）なシグナルである……』。

これは新人研修などでは，たしかに重要な事項ではある。しかしながら，その時点で始まっている病変を脳内における進行性の病変であると理解するなら，これは誤りである。

近時解明されつつある精神分裂病の脳内変化などの所見からも正しくはないし，その特定された時点以後に生じてくる様々な現象を，精神分裂病的過程（プロセス）の産物として，全部解釈してしまうことによって偏った理解をしてしまう危険も大きい。

変なことをするのは，全部変なことの結果であるというのは単純明快であるが，そうとは限らないという柔軟な思考ができなくなる。

精神科医の側が思考停止に陥るのは，感心したことではない。

なにかの機能不全がある。どうもうまくいかない，漠然たる具合の悪さが感じられたとき，なんとかそれを代償しようとする行為・努力が出てくるのは当然のことであり，その結果うまく代償されて新しいやり方でうまくいったなどという例も実

は多いのである．一見奇妙でも，実は生産的な営為でしかも成功する可能性ありだった，かもしれないのだ．

結局この時点でのことは，そのあたりからこの患者にとって生きにくい状況が生じたこと，その困難性と直接的な因果関係や内的連関があるかどうかは不明なものの，その後たとえば精神分裂病の発病に至ったという事実として，認識しておけばよい．

h．破断点はいつか

その一方，事態が病気に向かって決定的な破綻をきたしたときがいつなのかを見定めることはかなり重要である．救急の場面ではこの情報がきわめて価値が高い．なぜなら，そこからの時間経過の長短で，入院時における患者の身体的・精神的損傷の程度が予測可能であるからである．3日前に急に始まったのなら，精神症状的には激烈でも，身体的な消耗の程度はさほど重大ではないだろう．むろん，ヘルペス脳炎を見逃さなかったらの話ではあるが．

2～3か月以上の経過となると，睡眠・食事など重要な生命的リズムが障害されている可能性は高い．身体的検索の必要性が比重を増す．年単位ともなると，社会生活に復帰するのに綿密な計画が必要となる．今回の入院での，到達目標を限定することを考えなくてはならない．

障害状態の持続が長いからといって，発病前状況の記憶がなくなっているものでもない．

精神分裂病で10年間未治療だった女性を診たときの経験である．長期にわたる治療（1か月程度の入院3回と外来通院）で，この人はほとんど痕跡を遺さず治ったので，以下のことを自分の言葉で語れたのである．

発病当時末っ子の三男が3歳だった．ところが，目の前にいる子は13歳になっている．この患者のなかでは，この二つがどうしても結びつかない．そう言われるからそうなんだろうという程度．それがハッキリ連続して認識できたのは，治療開始数年後である．しかし，発病直前の状況については，こちらの手助けもあってかなり鮮明に思い出す．10年前なのに，どれほど忙しかったか，そのうち忙しいことがわからなくなり，疲れていることもわからなくなった．ただひたすら横になっていたいのだが，横になっても眠れない．そのうち夕方になってしまい，夫が帰ってくる．なんとか夕飯だけは最後まで作っていたような気がする．夫は当時のことを「なんだか寝てばかりいる人になっちゃったんです」と語る．記憶が戻ってくる順序で最後になるのは，10年間の病気の状態の間のことである．家族は，「季節ごとに，家からフラフラさまよい出て近所を歩き回る．時々，奇妙なことを叫んだり，歌ったりするので子供たちはずいぶん恥ずかしい思いをした」という．この部分が，本人からは「とてもいい気持ちで，野道を歩いていると，草木花がすごく綺麗で，いい風が吹いてきて，歌わずにはいられない」と表現する．

この稿は，精神分裂病の長期にわたる精神療法の話ではないので，このケースの詳細はこれ以上触れない．言いたいことは，ある決定的な時点以前のことは，保たれているからそこを探ることは可能だということである．

その探るポイントは，最終的に発病の引き金を引いた出来事は何かである．そういう出来事を術語では，プレチピテイティング・ファクター（precipitating factor）と呼ぶ。この英語の意味は，釣りの浮子がスッと水面下に引き込まれるような動きのことを指す。

いくつかの困難が連続してやってきて，あるところで限界，そこに何かが起きる。苦労の種，事実としての，あるいは観念上の，起きることはなんでもありだ。

これが探り当てられることは，まれである。しかし，それを探すつもりで一所懸命やることは報われる。外科医が病巣を探る手つきを思い出しながら，慎重・綿密に進める。その部分を大事に取り扱っている治療者側の態度が報われるのだといってもよいだろう。

3. 第三の軸

これから書くことは，狭い意味での精神療法的な接近とは，多少ニュアンスの違うことである。しかしながら，精神療法の目的をコミュニケーションの回復であるとするなら十分にその範疇に入ることだ。回復させるべきコミュニケーションは，医師—患者という1対1関係だけではすまない。社会に帰れば，多種・多彩な人間関係のなかでコミュニケーションを図らなければならない。

a. 医師・患者それから

図28を見てもらいたい。3本目の柱が立っている。医師—患者……その先にいるもの。病院内では多くは，看護者である。その他の誰でもいい。外来だけの話なら，あるいは地域でのサービスなら，家族とかその他の素人でもよい。

救急精神療法としては，治療者—患者の間に短時間でも現実的関係が成立したら，そこまでで一応の終了という考え方もあろう。しかし，純粋に治療者—患者関係だけで成立し，完結する精神療法というものを私は信じない。だいたい「純粋」が嫌いなせいもあるが，それだけではない。精神科治療装置としての病院で行われる医療行為は，必ずあるコンテクストのなかにある。入院，治療，退院というのもコンテクストなら，患者を中心として治療側が取り巻いている関係もそうだ。そして何よりも重要なコンテクストは，ここが職業集団で構成されているということ。

職業的チームとしてのコンテクストよりもっと重要なのは，患者にくっついて医師がどこまでもついていくことはできない，患者は再び社会のなかに一人で戻っていくという事実である。そこに至るまでの過程で辿る，医師以外の人々とのやりとりというコンテクストである。

こういう構成・配置のなかで，医者が知り得たことをチームメイトの仲間に伝えないという法はない。ボールを握ったまま他の野手に投げないのでは，チームプレイどころかゲームにもなにもならない。

b. どんなボールを投げるのか

どんなボールを投げるのか。

そして，どんなボールを受けるかである。

この順序は逆のこともある。

ここで，ボールの種類（野球なら球種だ）を考えるときに，いくつかの軸を立ててみる必要がある。

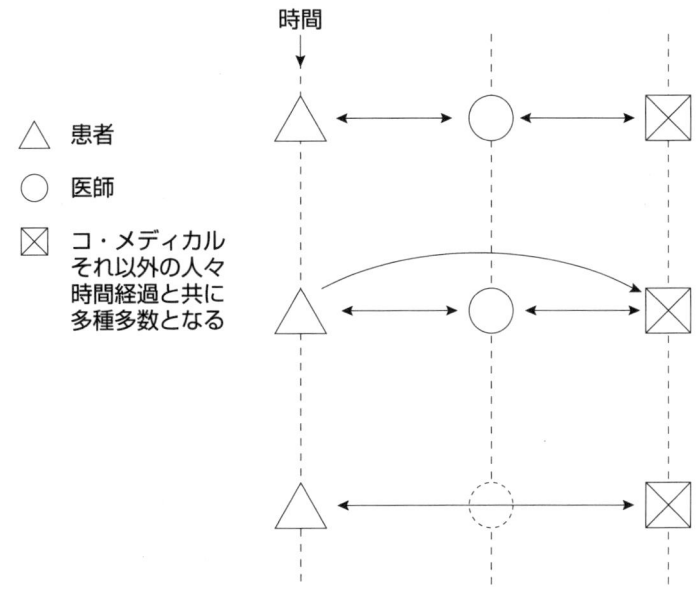

図28 医師―患者―コ・メディカル，その他

(1) 1つは，安全保障である。
(2) 2つには，依存と自律の軸。
(3) 3番目は，展望・見通しである。これからの治療の見通しでもあり，同時に患者の視点で見た展望である。展望の能力ないし可能性である。
(4) 4つ目は，医者の頭の中である。考えてることの情報開示。

1) ボール1；安全保障

看護者には；大丈夫だと言い続けてくれ。あなたは死なない，あなたを死なせない，私たちが守ると繰り返せ。他のことは一切言わないでいい。

飯に毒が入っている。クスリで薬殺される。

嘘をつかれている。なにか変な陰謀が企まれている。癌に罹ってるのに自分には秘密にしている。これらを，「理性的」に説得するのは不可能でもあり，意味もほとんどない。すればするほど八幡の藪知らずになる。こわい，安全感がない，死なないことを保障してくれ，見捨てないと言ってくれというのが，隠れたメッセージなのだ。

2) 安全保障のヴァリエーション；責任解除

あなたのせいじゃない。あなたのせいで，世の中に取り返しのつかないような惨事は起きてない。あなたの家族に不幸なことが起きてそれがあなたのせいになることは絶対ない。

そんなことより，今に集中しよう。やりかけていることを，まずやってしまおう。
私が言うときは「それより，自分の頭の蠅を追え！」となる。

3) ボール2；依存と自律

この軸については，看護者からの情報が必要となる。何についてか。どこまでできるかである。食べること，風呂などについての，回復程度を知っていないと適切なボールは出せない。

病院，特に精神病院は患者を過度に「できない人」扱いする傾きをもつ。さらに言えば，より「できない人」に仕立て上げてしまう。

代わってやってあげる，助けてあげるというのは聞こえはいいが，それを無限に続けることは不可能だから，結局こっちができる限度が患者のできる限度になってしまう。仮に当方が手不足になれば，その分我慢してもらってすますことになる。双方不満を抱きながらだから，精神衛生（保健？）に悪い。

実例；
- もうあまり面倒みないで，やらせてくれ。
- 離れて，見守ってくれ。
- 何をしたいのかについては，よく事前に看護者と患者で打ち合わせてくれ。意図がシッカリできるように，計画の作成は手伝ってくれ。
- とにかく，全部面倒みちゃってください。ただし，こっちの戦力の範囲でしかできないから，最小限これだけはやりますということを，明確に告げて，時間的スケジュールを立て，多少機械的でもいいから，やることはやるという風に。

4） 医者が投げるボールの3；展望

これから患者はどうなっていくかの展望である。しかし，こういう問題設定で正解を出すのは容易ではない。先のことを読むのは容易ではないし，予後予測に関して身体疾患とは違う精神科疾患固有の事情があるからだ。

精神科での患者の変化が，個体内の病態で終始完結するプロセスのみで成立してはいないという事情である。病態が改善すれば，関係もよくなる。関係がよくなれば，病態もさらに改善する。そういう変化が，さらにその先の変化につながるというような連鎖が成立する。

こちらがどういうことをやるかによって，相手の病状が変わる。こちらの課題設定とそれをどう実現するかについての態度決定で病状が左右される。だから，患者がどう変化していくかの展望を語れと言うのは，これからの治療設計図をどう引くつもりかを語れ，という意味とほぼ同義である。

平たく言えば，「先生はこの患者どうするつもりなのよ？」である。

これに対して，病的体験を消失させるだの，病識がしっかりしないからムニャムニャなどという無意味な返答をしてはいけない。

実例；いつまでに退院可能な状態にもっていく。

それをX日としたら，Xマイナス何日にはこれこれの水準に達していなくてはならない（この「水準」のところに，生活の基本的活動の能力に関するきわめて具体的な内容が書き込まれなくては困る）。

さらに，そのXマイナス何日，マイナス何日にあたる今から1週間後までには，これこれの水準に達していなくてはならず，したがって今日只今はこういうことをやってます。と，かようにお教え願いたいのだ。

5） 医者が投げるボールの4；今何を考えてるか？

上の状況からの当然の帰結として，「今この医者は，なに考えてんだか？」「なにをどうしようとしているのか？」を知りたいのである。看護者を始めとするコメディカル諸氏というものは。

ボール3で書いたのが設計図だとすれば，ここで求められるのは工事施行手順のようなものだ。「体験」「病識」系の抽象的観念用語はますます用をなさない。

患者の機能はここまで回復している、と考えている。だから、実際の毎日の病棟生活のなかで、これこれの動作は自力ででき、これこれの動作は短時間しかできないだろう、と考えている。力を貸すべきところはここまで、貸すべきでないことはこれというようにである。

ある能力の回復の強さは、おおむね持続時間で評価できる。会話、コミュニケーションでいえば眼を合わせていられる時間、一連なりのまとまった言説を構成できる時間の長さ。そこを超えると、構成が崩れてしまい「話にならない」ことになるから、こちらからの会話も簡潔明瞭、短時間切り上げで願います。

これと逆もあり得る。やや曖昧な言い方でゆっくり一言ずつ理解を確かめて進めてください。注意の集中が維持できない人にどうアプローチするか。私は年がら年中「今やりかけてることはやってしまえ」とわめいているが、もう少し優しい言い方もあるであろう。

集中できないのは「気が散る」からで、どこかにこの人の「気を引く」ものがあるのだ。それなら、なにも気を引くものがない環境に入れちゃうか（隔離）、気を引くものが存在するが「負けずに貫徹する強さ」を養成するか。その中間あたりでやんわりもっていくか。

この人はなぜこうも、どうでもいいことに引っかかってしまうのかというところを理解するために、つぎの項で「恐怖」問題のあらましを書くことにする。

4. 恐怖について

精神療法といいながら、患者の内面の理解についての話がないではないかと不満をもたれる向きもあろう。精神療法の目的を上ではコミュニケーションの回復と述べた。なんのためのコミュニケーションなのかである。**人と話をすることで、自分の気持ちがわかること**が重要なのである。気持ちを感情と言い換えてもいいであろう。煎じ詰めれば自分の感情を表現できるようになることが、すべての精神療法の目標である。

喜怒哀楽がせき止められて病気をつくる。

なぜ、感情表現が不可能になるのか？

多くの場合は、恐怖が邪魔をしているのである。恐怖の存在に、こちらも相手も気づくことは治療上大きな利益を生む。この項は、多少理論的な話も入るのでやや面倒くさいことになるかもしれないので、飛ばしてくれてもよい。

a. ありふれた恐怖

患者の行動や表現で理解に苦しむとき、「この人は、本当はなにか凄く怖がってることがあるんじゃないだろうか？」ということを、治療側が自問自答してみることは、時として活路を開く途に通じることがある。

ありふれた例では、他のケースではとっくに退院している程度の病状で、しかも治療手段の選択、順序にも間違いを犯してないのにいつまでも快方に向かわないような人では……

○家に帰るのが怖い……のではないか、疑ってみてもよい。

その理由には……

○家の中に自分の位置がないことへの恐怖，社会的なポジションを喪失する恐怖。
別の表現すれば，帰属している社会単位から追放される恐怖などである。
○家族からなにも期待されてない，無用の存在であることの恐怖。父・夫・母・妻などとしての能力・資格（コンピタンス）がないのではないかという恐怖・不安。
○家に帰ると待っている過重な仕事・心労への恐怖。家を会社と置き換えてもいい。
無理な労働による苦痛の記憶への恐怖。

これらの恐怖は，意識/無意識レベルの話としては，意識的な領域にある恐怖であり，それゆえ言葉で表現させることが可能である。

別の言い方をすれば，治療者が自分の体験からでもトレースできるたぐいのものである。だから，「私なら，こういうようなことが心配になりますが，あなたもそうでしょうね」と，言えるはずである。自分が生きていることに自覚的な人なら，別になにかの学派の精神療法的修練なしにも言えることである。

恐怖は苦痛の記憶である。苦痛というのは誰でもあるだろう。他人の苦痛は，苦痛の味を知らぬものにはわかるまい。こちらも苦痛の味を知ってますよという意味を伝えたくて「私なら……」というのである。そうしないと，他者の苦痛に焦点を当てることはむずかしい。

しかしそうは言っても，普通の健康な生活を送っている人に比べたら，その苦痛の量がはるかに多すぎる人たちを，われわれは診ている。われわれと彼らの間にはそういう差異は厳として存在する。だから，われわれは病気にならずにすんでいるのである。

苦痛の量が多すぎる。苦痛が過剰であるというのは相対的なことだから，受けるほうが幼弱であればそれだけ強く感じるだろうし，それへの対処手段ももたない。だから，多いというのは実は，その苦痛を得た時期が早すぎたということとの同義であることが多いのだが，そういう場合には，意識的な想起はむずかしくなる。そうなれば，無意識に到達できる技法や深層心理学の話になり，本書の範囲を超える。

しかし，ヒトの無意識にどんな恐怖が棲んでるか，救急という急ぎ仕事の場面でも実務上知っていたほうがいいことはある。本格的な精神療法によらなくても，無意識的なものがいわばゴロゴロ出てきているのが，この現場であるからだ。

先人の苦労で得られた知識からの，エッセンスのなかで，救急現場で使えそうなものという視点で，少し触れておく。

b. 心得ておくべき，深いレベルの恐怖

大きく分けると，他者に向かう恐怖と，自分自身の内部に向かう恐怖がある。

1) 対他的なこと

(1) 孤独への恐怖

一人で放置されるのではないかと怯える気持ちはわれわれにもよくわかるし，治療や看護の場面で見てとることは容易であり，さらに対処するのも簡単といえば簡単なはずなのだが，結構忘れられてしまう。隔離室に入れられることの怖さである。「一人でこんな部屋入れられるのは怖いでしょうネ」の一言はぜひ言ってもらいたい。怖がりの人は，その環境だけで幻を見たり聞いたりする。われわれはけっして目を離さないぞ，というメッセージと実行が怯えをずいぶん楽にするであろう。

(2) 呑まれてしまう恐怖

上と正反対のものだが，なかなか気づかれにくい。「他人に呑み込まれて自分が消えてしまう」恐怖である。詳細はここで論じる余地がないが，この恐怖は時として相手への強い攻撃行動，それも反射的といえるような，ある一瞬に出現する攻撃を惹起することがある。相手に取り込まれてしまう，囲い込まれる，自分でなくなる，自分以外の表情・動作・仕種を強いられる，そういうものが入ってきてしまう，などの相当強い障害のレベルに達することがあるのも，根っこのところにはこの恐怖が盤踞しているのである。

この種の恐怖の持ち主は他者の接近を極度に怖がっているから，不用意な距離のせばめ方をすると，暴力が突出する可能性のあることを知っていることは，実務的な知識として重要なことである。

2) 対自的なこと

いわゆる強迫症状と近縁の恐怖で，精神科医には周知のもののはずだが，これが実際には何に対する恐怖で，その恐怖がどんな臨床症状的等価物（clinical equivalent）に変換されるかについては，よくわかってない人が多い。

自らの内なる衝動的なもの，それのコントロールが不能になってしまうことが怖いのである。制御能力のない自分であることがイヤなのである。あるいは，そうである自分，インコンピタントであることが知られてしまう，衆人環視にさらされることが怖いのだ。

自分の領土を統治できないのではないかと怖がっている王様を考えてみるとよい。そういう統治者は些細な無秩序，統制違反に過敏になる。過敏になって蚤取りまなこで探せば，次々にそういう現象は見つかって，きりのないことになる。いわば無限の回路にはまり込んでしまう。それではかなわないから，すべての無秩序，統制違反を根絶しようとして弾圧に転ずるだろう。あるいは，厳格なルールを作ってその遵守の是非でよき臣民と悪しき反逆者に峻別しようとする。

歴史上の残虐行為の数々で，正統な権威をもち自信に満ちた統治者がやったということはあまりない。権力の継承手続きや，選出手続きにどこか怪しさのある統治者が，とんでもない独裁や暴虐に走りやすいのである。20世紀の歴史にみる，残虐な場面の一齣一齣をざっと眺めるだけでもこれは納得されることであろう。

自分の中の衝動的なもの，それが適当な現実化の様式を獲得して生じる欲望，それらに対して不寛容であることが反転して他者にも不寛容になる。その結果，もっぱら他者を支配する欲望に身を任せている人は多い。「しつけ，教育」の衣をかぶった支配欲の発揮を母親や教師の態度にみることはまれではない。われわれの患者はそういう時代の陰画のようなものでもある。

この種の恐怖の強い人は，秩序が好きである。反対に，物事の順序が決まってないことに我慢できず，怒りで反応する。何をやるにも順番どおりにやらせないと，気がすまない。

よくあるのは，長期収容病院での入院歴が長い人が医療側からは理解できない憤激を突然示すことである。よく聞いてみると「この病院では，勤務室に患者が入っている」「風呂の日が決まってない（毎日入れるから）」『作業がない』などに不満なのであり，「こんなのワカンナイ」なのであり，挙げ句の果てに「こんなの病院じゃない」と言い出す。

強迫者の怒りは，決めた手順での実行が妨げられたときに爆発するということを

覚えておくと，対応に四苦八苦することが減る。

3) 責任と恐怖の二人連れ

衝動制御への不安と根は同じだが，ちょっとヒネったヴァージョンがある。自分のせいで何か不都合なことが生じているという不安だ。「私のせいで身内が不幸になる」というパターンが多い。入院していることが弟の会社に知れてしまう，自分のせいで縁談が壊れるなど多少理解できないでもない不安から，親が死んでいるのではないか，病気なのではないか，さらには「ちょっと口にできないような，おそろしく重大で取り返しのつかないエラーをしてしまったに違いない」というほとんど妄想に近い観念にとらわれる。

責任がどんどん重くなり，負債が返済不能な額になってしまうという恐怖の特徴から，これが衝動的なもののコントロール不全と関係が深いことが知られるのである。

コントロール可能な衝動は，実現の可能性（または不可能性）の検討が可能な領域にある。だから，それは実現するか断念するかのどちらかになり，量的には減少する。この道筋がつかなければ，どんどん増大する。これが，不安恐怖にエネルギーを与える原動力になるのである。

やたらに責任を取りたがる患者というのもいる。他の患者の悲惨を見て「私が何とかしなくちゃ」と思ってしまうのだ。これも，上に述べた恐怖由来の責任過剰症候群の亜型である。

責任と恐怖は双生児である。

そもそも，人間が衝動的なものを抱き，それゆえに様々な欲望をもつ動物であることに誰が責任を負えるのか？ 欲望は実現してやるしかない，一気呵成ではなく，ヤミクモでもないやり方で，そういう実現可能性がないなら諦めることにする。それが責任といえば責任なのである。

身のうちに，なにかが湧いてくること自体を「お前の責任だ」と決めつけられる，そこが恐怖の発生場所である。

それが極端までいけば，湧いてくるものを殲滅しようとするから，ついには凄惨な自傷行為におよんだり，自殺に至ることもある。

「何でも俺の責任にされる」のが怖いから，やたらに愛他的になる人も存在する。前項の他人が気になって手もと足許がおぼつかなくなる人は，たいがいこの類型である。愛他人間だからといって暴力的にならないわけではないのは，宗教家・革命家にみられるとおりであり，われわれの患者もまたしかりである。

5. 言葉にならないもの――位置と視線，笑顔

精神療法というと，精神療法用の個室という風に考える。あるに越したことはないが，絶対必要ではない。そういうレベルに達していれば，たとえば外来のそういう部屋へ行って面接すればよい。上に述べてきたようなことは，すべてベッドサイドでできる。立ち話でも，歩きながらでもできる。対面してじっくりやるばかりが，精神療法ではない。私の経験で今まで最も緊張し充実した精神療法の時間は，救命救急センターで心室細動の可能性のある心筋梗塞患者へのそれこそ緊急精神療法の約20分であった。

ベッドサイドでは，医者が突っ立って患者を見下ろしてはいけない。椅子がなければ，こっちが床にしゃがめばいい。患者が座っていれば，ベッドに座らせてもらう。対面した位置より，横に座る関係のほうが双方にとって楽である。ベッドに座れば，失禁で濡れていることなどただちにわかる。

　視線である。俗説では，精神分裂病患者は視線が合わないとある。嘘である。私が外来待合室を歩いているときに，先に気がついて視線を合わせるのは患者のほうである。例外はあるにしても，確率的には患者のほうがなるかに高い。そうして，ニッコリする。

　これには，仕掛けがある。入院中に仕掛けをしておくのだ。一種のインプリンティングである。

　よく，患者の無表情とか空虚な笑いとかいう。私もそう思っていた。あるとき，これは違うのではないかと思った。新生児は，奇妙な表情をする。多少不気味でなくもない表情である。抱きつき反射，泣くこと，吸いつくことの他に赤ん坊がもって生まれてくるものは，この奇妙な表情の他にない。この変な顔は，発達に伴って笑い顔になっていく原基のようなものなのだろう。

　あの頼りない精神分裂病患者の薄笑いも，実は本当の笑顔になりかけている，なりそこなっている笑いの候補生なのではなかろうか？

　精神科医になって，20年以上たったころに思いついた。そう思ってから，治りかけの若い精神分裂病患者には，眼が合いしだい無理矢理笑顔をつくることにした。多分，鏡を見たら気持ち悪かったであろう。ほとんど百発百中に，こちらが笑いかける以前の表情よりも，少ししっかりとした笑顔が帰ってくる。面白いからまた笑うと，もっとしっかり笑ってくれる。その関係が，退院後も持続しているのである。

　つまり，患者の無表情，視線が合わないなどというのは，医者や看護者のそれの鏡面像だったということになる。

　そんなことはないと思う人は，実験してみてください。笑顔を，無理やりにでもつくってみる実験をしてください。毒性なし，副作用もない。ただし，仲間の精神科医に「あいつこのごろ，空笑が出てきた」と言われるおそれはある。

6．「壁」になれ

　上で述べてきたところを読むと，救急精神療法の実施者は，親切で優しくて受容的な人間であれと理解されるかもしれない。基本的に不親切で冷酷な人間が，こんな仕事するわけないから，必ずしも誤解ではないが。

　人柄がよくて，仕事熱心で，友人としてもちたいような人物なのに，どうも患者の治りが悪いという現象をみることがある。私のような立場，管理者でもあり治療上のスーパーヴァイザーでもある人間からみて不思議な現象だ。だいぶその理由を考えてみた。以下は違ってるかもしれないが，私の推論である。

　包容力が大きい人というのは，ある種の患者にとっては相手として困るのではなかろうか？　上で述べたボールのやりとりに際して，ボールを投げても帰ってこないような不安定な心地にしてしまうようだ。スカッシュというゲームで，壁にボールをぶつけてもボールが跳ね返らずに向こうに吸い込まれたら，スカッシュにならない。

ぶつけても跳ね返ってこない，あるいは雪の壁に雪のタマを投げるように，消えてしまう。立ちはだかって，跳ね返す姿勢が治療者には必要な場面がある。幼児が崖に向かって走り出したら親は立ちはだかるであろう。同じことが治療場面で求められる状況というのは，投げられるボールが攻撃的な衝動要素を含んでいるときである。それから，こっちが打ち返すボールにも多分にアグレッションが込められているときである。

別の表現をすると，今まで書いてきたことがいわば「理解」のためのもの，「わかるわかる」と言ってあげたい気持ちに傾斜した記述であるのに反して，「理解しない」「ワカンナイ」「NO！」というメッセージを発する必要が生じたときだ。

アグレッション（攻撃性）のやりとりといったって，暴力の応酬の意味ではむろんない。しかし，カウンター暴力装置と考えられなくもない仕掛けを，精神病院は備えている。その仕掛けの具体的構造装置については，本書のほかの部分に載っている。本項は，「精神」療法の項目だからあくまでも言葉，態度の話である。

最も望ましい人間関係とは，悪口を言い合える仲であると私は思っている。親しい友人であればあるほど，会う途端に憎まれ口を叩き合う。そばにいる人は，「よほど仲がいいのだろう」と思う。そういう図は，大人同士の関係ではよく見かける。精神分裂病患者のリハビリテーションなどで，職場の人間関係の取り方が困難な課題となることがよくある。そういう場面で彼らが困ることについて，以下のような訴えを聞くことがある。

「他の人（病気でない人）は，軽くやり合うのに自分はできない。ああいう風になるにはどうしたらいいのか？」実際の訴えとしてはここまでまとまった表現ができないことが多いので，補足するためのやりとり。

「ちょっと会ったときに，軽くジャブ出す感じだろ？　冗談言い合ったり？」
「そうそう」
「あんなに気軽に，相手をやっつけていいのかな，と思ってしまう？」
「そうです」
「喧嘩にならないのかと心配？」
「そうなんです」

この人は，そういうことを「思ってもいけない」と思い込んでいる可能性がある。悪意の存在を許さない心性。そうだとすると，病理は相当深い。このセッションでは，そこまで踏み込めないが。

ヒトは社会的動物だとよくいう。これにはいろいろな意味・解釈があるだろうが，私のみるところヒトとは，自分と相手のアグレッションの折り合いをどうつけるかという課題の解決に多大のエネルギーを消費している動物だと思われる。アグレッションをそのまま出せば，人類は破滅する。双方皆殺しにするだけの知恵と方法はもっている。これは，なにも核兵器以後の話ではなくて，新人（ホモサピエンス）発生以来ずっと変わらなかったであろう。

と言って，アグレッションそのものをヒトの本性から引き抜いたら，これまた死んでしまう。どうしたって，なにかのカタチでその表現が許されなくてはならない。このカタチを別の言い方では，表現のための様式と呼ぶ。

攻撃性の表れではあるけれども，双方を絶滅させるほどには攻撃的でない。そういう儀式的戦争とか，そこから派生した祭式・儀礼が世界中にみられる。詳しくは

文化人類学者にまかせるとして，社会的関係の維持には，攻撃性緩和システムの存在が欠かせないこと，そういう社会に内在する装置が「文化」の大きな要素を成していることなどは常識であろう。

　ヒトの発達過程でも，似た事情がある。

　自らの攻撃性に，妥当・適切な表現様式を獲得することが取りも直さず，発達であり成熟である。それが子供時代のいつどこでどんな風に獲得されるかは，ここでのテーマではない。が，たぶん兄弟喧嘩，親子喧嘩，ガキ大将の率いる集団的喧嘩などが大きな役割を果たしているのだろう。

　重要なのは，ヒトにはアグレッションが内在しているという事実と，それに適切な表現あるいは流出路を与えないとトンデモナイことになるという事実だ。

　これは，救急精神療法家にとってもゆるがせにはできない事実である。われわれの患者の多くが，上のような流出路を欠き，それを獲得するような経験にきわめて乏しいということを，臨床家なら誰でも知っているはずだ。

　上の「軽いジャブが打てない」と困っている人は，そのマア軽いほうの実例だ。会うたびに喧嘩しているように見える仲良し同士は，そういう様式の最もソフィスティケートされたカタチである。喧嘩のようなものだが，喧嘩ではない。この「ようなもの」性をうまく身につけてもらいたいと，私は自分の患者のためには年中願っている。

　アグレッションの様式化は，上に述べたように文化的なコンテクストで起きることであるから，個々の１対１関係では論じきれない側面を多々もっている。しかし，救急精神療法という，主にはこちらとあちらの間を舞台とする場面で，知らん顔しているわけにもいかない。

　そこで，強調しておきたいのが，相手のアグレッションを「理解」したり，「受け流し」たり，「見て見ぬ振り」したりしないで，時には相手の前に壁となって立ちはだかることも必要だということである。

　むろん，やたらに立ちはだかってぶん殴られるのはバカげている。どういう態度をとればいいのか？　それには，でき合いの解答はない。

　問題は攻撃性である。治療する側も，自らの巧撃性をどの程度自覚し，どの程度上等なコントロールの仕方を身につけてきたか，が問われることになる。これは，誰にとっても生涯の課題であろう。

引用・参考文献
1) Alvin Kahn, MD The Therapeutic Stance, In ; Emergency Psychiatry, Ed. Ellen L. Bassuk MD & Ann W. Birk Ph. D., 1984 Prenum Press, N, Y.
2) ノーバート・ウィナー著，池原止戈夫訳：人間機械論，みすず書房，1954, p. 71.
3) Leopold Bellak, MD. Leonard Small, Ph. D., Emergency Psychotherapy and Brief Psychotherapy, 1978, Grune & Stratton, N. Y.

本章は株式会社メヂカルフレンド社の許可を得て「スタンダード精神科救急医療」より「E 救急精神療法」を引用転載したものである。

I. 診断・クスリ・救急対応マニュアル・電撃療法

　診断が重要なのは，精神科救急に限った話ではないが，ノンビリと修正している暇のない病棟では，正確な診断が治療期間の短縮に，その逆は長期化としてすぐはねかえってくる。

　1999年の精神保健法改正で「仮入院制度」がなくなったことの重大さを強調して記してある。精神科診断が人権の制限と密接に結びついていること，社会的変動によって多数の「精神障害者」が精神科医療機関の門を叩くようになっていること，その結果複雑で診断困難なケースが精神科救急受診者に多く含まれる可能性などを考慮するなら，この制度の軽率な廃止は将来に禍根をのこすであろう。特に近時「人格障害」なる診断が安易かつ無思慮に使用され，しかもこの診断を非自発入院の要件としてよいという主張さえ平気でなされていることを顧慮するなら，まことに暗澹たる思いがする。

　人格障害の治療可能性を否定するつもりはないが，もし治療するというスタンスを取ったならば，その医者が最後まで治療責任を負うのでなければならない。手に負えなくなると精神科救急に押しつけて逃げるのは医療行為とは言えない。

1. 診断

　精神科診断学を書くつもりはない。精神科救急病院を20年運営して気がついたことをいくつか指摘しておきたい。

　ケースを3例出してみる。

Case 1

　28歳男性，元国電運転士。旧国鉄がJRに変わるころに受診。大量服薬による昏睡で内科病院入院後，当センターへ紹介。初診時は「何者かに催眠術をかけられたようなヘンな気持ちがする。自分の行動が自分の意志ではないようだ。行く先々で物蔭に監視する人がいるようだ。電話も盗聴されている。知り合いの女性が死んでしまったような気がする。それが自分のせいにされているようだ」と訴えて，所謂「しかめ顔」「ひそめ眉」がひどい。大量服薬については，「死んでしまってもいいような気になって」やってしまったという。

　自ら「私は分裂病ですか？　そう言われました。前の病院で」と述べる。職場関係の東京の大病院の精神科に入院歴あり。更にその後郷里の精神病院に入院している。問い合わせに対して，どちらの主治医も「精神分裂病，緊張型で激しい興奮状態にあった。電撃療法を必要とした」という返事。

　病気の始まりは三年位前，気持ちの悪いような，何にもやりたくないような気分

で，一日テレビを見てゴロゴロしていた。食欲が全く無くて，痩せた。眠れない夜が続いていた。東京の病院に通って一旦よくなり，職場に戻ることになった時に，薬と一緒に酒を沢山飲んだ。

翌日神経が凄くヘンな状態になり，とにかくジッとしていられない。イライラ感が強くて，ワーッとなってしまう。そのあとの事がよく分からないが，気がついたら東京の病院に入院になっていた。その病院ではあまりよくならず，郷里の病院に2ヵ月入院して多少よくなって退院した。

このケースについては，診断に大いに迷った。現在の訴え，そのときの表情などは確かに精神分裂病に違いないような印象であるし，前医の解答も極めて確信的である。「疑いの余地はない」というのである。「相当手がかかった患者で，一時期は失禁もあった」。

その後，現在まで1ヵ月以内の入院を2回した。最近2年間は，時々調子を崩して「休みたくなる」が，頑張っているうちに持ち直して，少しずつ職場での適応がうまくなってきている。現在，処方はアミトリプチリン150 mg/日，を続けている。減らすと具合が悪くなること，血中濃度と症状の推移の相関から見ても奏効しているものとみられる。

診断は，2度目の入院のあとで「鬱病」に変更した。丁度民営移管の時期で，今後の見通しについての意見書も求められたのを機会に，国鉄マンの自殺者が全国的に多発して，世の注目を浴びていた頃である*。

*☞ 文献[10]

この診断変更はそういう背景的事情から，なるべく退職になりにくいように考慮したこともあるが，それが主ではない。

再度病歴を取り直す中で，発病当時に相当強い心因になる体験が見出された。愛の対象の裏切りと喪失，不当な非難と屈辱。心理的に「殴られっぱなし」に近い体験。

*アカシジア

その後で，抑鬱状態となり職域病院外来で一旦軽快したが，多分抗鬱剤とアルコールの相乗効果による強烈な焦燥感，アカシジア*が出現して「なにがなんだかわからないが，イライラ，イライラして，ワーッとなった」体験につながっていったものと推定した。

さらに，初診当初からオカシイと思い，用心して処方しなかったハロペリドールを入院時に注射した際に，症状増悪の方向にしか作用しなかったことも，判断の補強材料になっている。

確かに，病像が修飾され複雑化しているし，疾病そのものもかなり明瞭な幻聴が出現するなどで，完全に定型的なメジャーデプレッションと言い難いところはある。診断困難なケースだと認めてもいい。しかし，それにしてもこの最初に入院させた職域病院の診断と治療はお粗末だ。電撃療法をやってもいいが，発病状況の把握と鑑別診断くらいはちゃんとしてから，やってもらいたい。この病院は精神科では随分老舗である。2番目の病院は旧態依然のアンシュタルトだから，有名大病院の診断に疑いを挟む意志も能力もない。

Case 2

——これも誤診の質は同じである。

27歳男性，某国立大療養所に1年間入院しているがちっともよくならないので自ら希望して転院してくる。主訴は焦燥感，ジッとしていられない。壁に文字が浮かんでくる。

東京の超一流大学を卒業，アメリカ留学中に頸椎損傷，麻痺等はないが頸部の違和感が残り，やや神経症的になった。就職後，勉強と仕事で相当消耗して急性錯乱に近い状態で入院になった模様。診断は精神分裂病。

当院初診時に「入院以来1日も落ち着いたり，ノンビリしたことがない」と訴えたのが印象に残る。当センター入院後も焦燥，イライラ感，身体的不定愁訴，壁に字が見えるなどの症状が消えない。

薬物によるアカシジアをまず疑って，ハロペリドールを中止する。レヴォメプロマジンなどで睡眠状態を改善。多少気分が楽になると共に，日内変動がハッキリしてくる。

病前性格，現在の知的能力の高さ，対人的共感性が豊かであることなどを根拠にして，主治医が「これは鬱病の亜型ではないのか」と疑いだし，クロミプラミンを投与したら，急速に焦燥感，不定愁訴が消失。約2ヵ月で退院。1年後復職した。

Case 3

45歳男性，某アンシュタルトに20年近く入退院を繰り返し，合計15年は病院内生活。興奮状態で搬入。元の病院の診断は陳旧性分裂病。意欲減退が主症状，欠陥状態と。

この人は入院後間もなく，主治医が病歴を洗い直して，はっきりした周期性を持った躁鬱病であることに気がついて診断を変更。

外来で治療を続け，1～2度入院。約3年後に急性心不全で死亡。あまりに長い収容が身体の適応力も弱めていたという印象だった。

簡単に言えば，この3例は躁鬱病，あるいは感情障害を精神分裂病と誤診したのである。あえてこんなことを書いているのは類似の現象がまだ他にも一杯あるからだ。

それから，この3例でも分かるように，誤診がその人のその後の人生を大幅に変えてしまうということ，そうして一旦こういうコースに入ると，その修正をするのが実に容易なことではないという事実もある。

F/3でも詳しく書いたように，精神科救急の仕事では診断学的な厳密さ，細かい分類，クリスプなノソロジーにとらわれるよりも，自律性と関係性というオオマカな枠のどの辺にプロットされるのかという，ファジーなものの捉え方のほうが重要である。

感情障害と分裂病性の障害にしても，必ずしも判然と分けられる全く別の疾患かといえばそうでもない。あるときには分裂病的な病像が全面に出，別の時は感情障害の相貌が明らかとなるという症例は多いし，その時々の症状に合わせて治療をして誤りではない。

ここで問題にしているのは，そういう柔軟さの現われとしての診断的融通無碍ではない。それなら，むしろ歓迎されるべきことだ。

そうではなくて，一旦分裂病と診断するとクスリは変えない，処遇も一律，もう一度原点の所に戻ってみようなどとは，金輪際思いつかない。そういう硬直した頑なさに曝されて，実際上はそのまま放置されることが問題なのだ。もし，そんなことないと言うなら，Case 3 などは，20 年の間にいくら何でもレヴューされてたはずだ。Case 2 にしても，かなりの教育のある知的職業の人であり，他の科でこういうことをやったら，相当な問題になるだろう。

あまり機械的なこととして受け取ってもらっては困るが，抑鬱状態にハロペリドールを服ませるのはやはり，コントラと考えるべきであろう。100％ とは言わないが，まず症状は悪化する。主観的には精神運動制止が強まり，焦燥感のみが強まる。しかも，これが原疾患の症状と見なされて，ますます分裂病らしく見られ，結局長期入院者の道を辿ことが多い。

精神科救急の原則は，「治せるものはサッサと治す」であるから，「長々と置いて結局治せない」ことを招くような診断の間違いは困る。かなりのレベルと見なされる病院から来る患者にしてこれでは，精神科救急が「精神医療救急」に変じてしまう。

もう一つ診断にまつわることがある。診断といっても，「**病気じゃない**」と診断する必要が生じる場合のことだ。

処遇困難例という言葉がある。これが何を指すのか私にはよく分からない。重大犯罪を精神病の症状に支配されて行ない，しかもなお繰り返して同じ病的状態になって，犯罪を繰り返すような患者のことという意味なら分かる。

そういう人が存在するかしないか。いることはいる。そんなに沢山いるのか。そんなにはいないだろう。そういう人を集めて，犯罪傾向を治療によって矯正できる技術と技術者集団が存在するのなら，そういう仕事も大いにやってもらいたい。施設も作ってもらって結構だ。

私はそういう技術は持ち合わせていない。そういう患者がいれば，今のところ長く収容できる病院で社会から隔離してもらうしかない。それは，国立の施設でやるのが一番いい。

*☞ 文献17

そういうハードな処遇困難例* 以外に，入れても困る，出しても困るという困った人達がいる。

Case 4

38 歳の男性。深夜に警官，両親同伴で連れてこられた。高校時代から家庭内で暴れることがあった。3 年位前から器物を壊すのがひどくなった。最近は月に 2 回位の割で家具食器等を破壊する。理由は常に些細なこと。暴れた後ではケロリとしている。時々アルバイトには出るがあまり続かない。

今夜は破壊の程度が常軌を逸しており，父の業務用のファクスをひっくり返し，食器棚を倒し，ガスコンロの上で紙を燃やす。柱に包丁を突き刺してある。同行の警察官の言では「家の中は足の踏み場もない。靴を履いてないと入れない」ほどの

狼藉。

　父は「以前から受診をすすめたり，保健所にも相談したが『そういう人は今は何処の病院も入れてはくれませんよ』と言われただけだった。今日はあまりにひどいので，警察官にきてもらった」と言い，母は煮え切らない態度で，後日になって「私は精神病院に入れるのは反対でした。父親がもっと父親らしくあの子に接してくれないのが悪いのです」と言う。

　本人は「病気じゃない，暴れた理由はあるが言いたくない。言う必要もない。精神保健法の手続きでこんなの入院になるのか。私の言っていることをキチンと書け。お巡りが手錠をかけた時の擦過傷もカルテに記録しろ」と繰り返すのみ。「自分の意志で入院するんじゃないからこのまま運べばいいだろう」と床に座ってしまう。

　精神保健指定医はここでハタと弱った。顕在的な精神症状はない。生活歴で自閉的と言えば言えるが，家の外での人間関係が皆無ではない。現在の主張はかなり一方的で，同じことを繰り返すが，状況への反応として理解できないものでもない。しかし，あまりと言えばあまりな暴力への理由説明はない。

＊仮入院

　ここで我々は鳩首協議して，「仮入院*」制度を使うことにした。精神障害かどうか疑わしいので3週間（94年法改正で1週間になった）を限度として医療保護入院させられるという制度だ。この入院形式である限り「治療」は一切できないことになる。

　周知のように，1999年改正でこの条項が無くなってしまった。これはまさに改悪である。この廃止の理由というのがふるっている，今日では診断技術が進歩発展したから精神疾患の診断に迷うことがなくなった，というのとこの条項による仮入院が全国で数件という少なさだということ。呆れてものが言えないとはこのことだ。いくらCT，MRはてはPETまで動員したところで，精神病状態かどうかの鑑別の難易が変わるものか。DSM，ICDというマニュアル本のお陰で，精神疾患の範囲がおそろしく拡大した。マニュアルゆえに大して勉強しなくても簡便に当てはめ診断ができるようにもなった。それでますます重要になったのが，前述の**診断と法律の交差点**である。

　世の中の大方の精神科医は，この種の議論が苦手か嫌いである。非任意入院は人身の拘束だと言われるだけで反発をする。その心底には医学・医療を提供することは基本的には病者への恩恵であるという信念ないし思い込みがある。強制入院だなんて硬いこと言わんでもエヤナイカ，どんな性格悪い人でも入院させて一週間も見てやればなんとかおさまりますわ，である。私も内心ではそう思っている。コラ，しばらく頭冷やせ！　冷静になるまでここに入っとれ！　と言うセリフは得意でなくもない。医療性善説の上に100％立てれば，それもいいだろうと思っている。

　だが，私は不幸なことに沢山の人権侵害事件を見てきた。その中の代表選手が札幌で起きたロボトミー事件である。この裁判には原告側証人として出廷した。詳細を書くつもりはないが，精神病院という閉鎖空間に自発的意志なしに収容されることの持つ重大な含意を等閑に付す訳には行かない。ワシはそんなことやらん，では済まないのだ。かくいう私だってやるかもしれないという自覚の方が大切だ。全国で仮入院の件数が少なかったのは，大方の精神科医にはこういう自らの本性に関する性悪説的自覚が欠けていたからであろう。ハッキリ言えば人権感覚の欠如である

か，自己防衛本能の希薄によるものであろう。

人権侵害事件はいかなる医療状況にあっても発生する。他科の事件の多くは麻酔下であったり意識障害の病状だったり，自らを防御できない状態で発生する。麻酔の例で言えば，インフォームド・コンセントに基づき，責任の取りようがない状態になって身を委ねることを承諾する。精神科の非自発入院は，インフォームド・コンセントの不可能性を前提とする。つまり，精神科疾患に基づくインコンピタンス（理解・意志決定能力の制限ないし欠如）が存在し，かつ疾患の治療の必要性が本人の治療への合意の必要性を凌駕する場合にのみ許される強制的医療である。この二つの要件，疾患由来のインコンピタンスの有無，合意の必要性を凌駕する治療の必要性を判断することは，決してやさしくはない。クリアカットに剪断的に決定できないケースが多くはないが実在する。迷うことなく平気で決定しているのは，精神科医がのんきで人が好いからだ。だから，仮入院の全国統計が一ケタになった。

精神保健福祉法の改正（？）の後で，大阪教育大学付属小学校事件が起きた。政府は慌てて触法精神障害者のための法律を作った。

この法自体をここで論じるつもりはないが，一つだけ指摘しておくと，詫間なる人物が犯罪行為を為し精神科医療と接点を持った場面での問題だ。安易に，つまり上述ののんきで善意の精神科医たちのやり方で，非自発入院という形式を用いて精神科医療の庇護（？）の許に置いたのではないか？　その時，せめて仮入院させて「刑事責任を負えないほどの精神障害ではない」と判定でき，その後司法当局がしかるべき刑事手続きを為したなら，事件が防げたか否かは別として，別の展開があったろう。

私は今でも仮入院制度は必要であり，廃止すべきでなかったと思っている。それは，精神医学の持つ限界への謙虚さを保持するためにも必要だった。人ひとりを閉じこめることを決めるのに万能感を持ってやるバカがいるか！である。このケースについては自信がない，どうしようかくらいは思うべきだ。

結論からいうと，3週間後，「病気ではない，入院治療の必要なし」の結論で退院した。「もし自分で必要を感じたら医療を求めてくれば，出来ることはする」と，さらに家族には「家族内の関係を調整してもらう気があるなら，家族療法をやってくれる医者を紹介します」と伝えた。

入院直後からよく寝るし，よく食べる。入院後暫くして，あの時暴れた理由を「鰻めしの作り方が気に入らなかった。酒も入っていたし」と恥ずかしそうに白状する。「子供っぽいではないか，まだ続けるのか」には「自分でもわかっている，これをキッカケにもう止めます」と言う。

入院生活は平穏そのもので，看護記録では「非常に協力的，他の患者によく気がついて，優しい心配りをする人」とある。入院体験については悪い感情を抱かなかったようで，むしろプラスになったと感じている模様だった。

こういうケースがやり方一つで処遇困難例に変身する。無理に治療ベースに乗せると，一旦は乗ったように見えて，この強烈な依存と反発が病院やスタッフに向けられて，ニッチもサッチもいかなくなる。大概の医者は手に負えなくなって，そこまで行ってから「病気じゃありません」と病院から放り出す。そのあとは「俺をあ

んなところへ入れた」ということで，さらに暴力がエスカレートする。家族と病院の責任のおっつけあいが発生する。一つの定型コースである。

　この人のように未熟で過敏，依存的なパーソナリティの持ち主は，将来的にはストレスが強まると精神病がマニフェストになる可能性はある。その時になってからでも医療的介入は遅くないし，その時彼が精神科医療全般に対して**怒りと憤懣**を持っているより，いま程度の気持ちでいてくれるほうが仕事がしやすい。

　「あなたが病気かどうかハッキリ分からない。その可能性はある。病気でないならない，あるならあるとハッキリさせたほうが，あなたのやっている行為についての責任も取りやすいであろう。病気でないなら，もっとエスカレートすれば司法の問題になるし，病気なら今のうちに治療しなければ，例えば精神分裂病というような病気に発展することも考えられる」ということをハッキリ告げ，そういう設定の許で診察，行動観察するのは，双方にとって非常に楽である。

　不用意に診断してしまうと，今度は医療上の責任が発生する。あとになって「病気じゃない」と逃げても，世間は納得しない。「病気だと言ったんだから，ましてかなりの期間治療したんだから責任をとれ」というのは道理だ。その時になって，ヤレ「精神医学は社会の治安のためにあるのではない」だのヤレ「だいたい精神障害者野放しキャンペーンはけしからん」などとホザいても誰が聞くものかだ。

　将来のそういう不愉快な事態を未然に防止することも，精神科救急の現場に与えられた任務の一つに違いないと，この頃思い始めている。**キチンと交通整理**をする仕事でもある。

　診断の項目からはやや外れるが，ここで所謂処遇困難例の処遇のことも，チョットだけ触れておく。

　処遇困難例には，処遇する側の問題，処遇が作った困難例もある。

　病気か病気でないかスレスレの人をやたらにイジリまわして，精神療法だか家族療法だかを「試みて」，厄介になると「困難な転移感情が発生」したり，「アクティングアウト*が頻発する」からと称して，精神科救急に押しつけてくるのは願い下げだ。

*アクティングアウト

　アルコールを含む薬物依存の患者についての「処遇困難」性にも，似たようなことは言える。県内で札付の患者も何人か診た。いずれも，院内でトラブルを起こすことはなかった。

　こういう人々とつき合うには，入院期間中に「**借り**」を作らないことが一番大事なことだ。「借り」というのは，**向こうから見て「貸し」**だと思われるようなことである。

　入院中は猫の子のようにおとなしくしていて，退院間際になって「ゴロを巻く」手合いがいる。よくあるのは「所持品が無くなった」と言うのである。大概はパンツ一枚だったりする。

　しかしそこで，
　「あんな汚いの捨てちゃったわよ」などと言ってご覧なさい。
　タチマチ──我等にとってのパンツ一枚がどれほど貴重で血と涙の結晶であるか，あんた達はいい暮らしをしているから底辺の人間の気持ちがわからない，大体この

病院のやり方は何だ，隔離室に居るときに……というトンデモナイ大騒ぎになること必定である。

やるべきことはやる，キチンとやる。クールにやる。フェアであり続ける。所持品なんかで文句つけられるようなスキを作らない。こういうような態度が一貫して保てればそんなに困難ではない。

それでも，別れ際にオカシナことを言いだしたら次のようにオゴソカに言う。

「あなたは，今まで何カ所かの病院で嫌われて，結局どこも診てくれなくなってここに入院したんでしょう。ここにもソッポ向かれたら，本当に困ったときに面倒見てくれるとこが皆無になるよ。それがあなたの為なのか？　人間，別れ際が大事ですよ」

2.　クスリ

急性期精神病にどんな処方をするのか？——これについても本当はそろそろスタンダードが出来てもいい頃だ。

救急精神病院は，急性期精神病の「宝の山」であるから，こういうところでこそ，平均的，基準的な抗精神病薬の種類と量がどの辺で妥当であると言えるのかの「研究」をしなくてはならないのではなかろうかと，考えてはいる。

＊薬物投与のアルゴリズム(注)

本書が世に出てからだいぶ年月が経った。この5〜6年くらいはいわゆる非定型抗精神病薬の全盛となった。それと前後して，薬物投与のアルゴリズム＊と称するものも流行している。アルゴリズムとは元来算法のことだが，注に見るような用法がなされる。これで見ると向精神薬の使用選択手順程度のものなら，ヒューリスティックというべきだろうとも思うが。これのお陰で，以前に書いた下記の部分のような現象は影をひそめつつある。なにしろ，一時は私なんかよりずっと若い医者が「三混」と称して，ハロペリドール，レヴォメプロマジン，ピペリディンを混注することをルーティンとする大学の精神医学教室があった。

1)　なるべく単剤で——

以下の記載は少々古くなっている。しかし，完全に後を絶ったわけではないので，このまま残すことにした。俺はこんなことやらないという人ももって他山の石としてもらいたい。まだやってる人は反省して貰いたい。単剤で使えという原則は全く変わっていない。

従来から，向精神薬の同時多剤処方が習慣的になされていることには批判が強い。経済的な理由でいろんな薬を（副作用止めも含めて）飲ませるような傾向は一応論外としても，クロールプロマジンとレヴォメプロマジン，それに塩酸プロメタジン

注：解が保証されているとき，つまり時間がかかっても必ず正しい答を導くことのできる問題解決の手順。これに対し，正しい解答に辿り着く保証はないが，相対的に手軽に使用でき能率的な解法をヒューリスティックという。ただし，一般には明確に記述した一連の手順を指してアルゴリズムということも多い（認知科学辞典　日本認知学会編　共立出版 2002）。

を加えた処方が，いまだに若い精神科医によっても，ほとんど習慣的になされているのは理解しにくい現象だ。

こういう医者にかかると順調な経過を辿っている場合はなんとかなっても，一つこじれると上記の常習処方に次々と薬を追加していって，ついにはハロペリドール 45 mg，レヴォメプロマジン 500 mg，クロールプロマジン 400 mg，イソミタール 0.4 g (vds)，プロペリチアジン 75 mg，それに加えて抗パーキソン剤，下剤，肝庇護剤，循環改善剤，口腔粘膜保護剤等々……というような凄まじい結果になって，しかもこの 3 カ月隔離室に入りっ放し，睡眠リズムもメチャメチャ，ついに看護がたまりかねて「**先生これでは死んでしまいます**」とクレームがついて遂に電撃療法が導入される。

この例は私がある公立病院の救急担当の看護婦から「折り入って相談」された実在のケースだ。

こういう結果になるときというのは，大概「**兵力の逐次投入**」という，戦術で最も避けねばならない拙劣なやり方をした時が多い。自信がないから，いくつか組み合せ処方をチョビッと出して「様子を見る」。どうも，うまくないから又追加する。看護に言われて，さらに追加する。段々具合が悪くなってくる。その辺で思いきって沢山使う。そのころには，何をどうやって治すのか初めの意図は何だったか，処方しているほうでも訳が分からなくなっている。

こういう形で隔離室を占領されたら，精神科救急なんてたちまちパンクだ。

ターゲットを決めて，使うなら最初から相当の量をなるべく単剤で，せめて主な抗精神病薬は 2 種類に止めて，投与すべきである。

精神分裂病ないし分裂病性障害の場合，十分量のハロペリドールと就寝前にレヴォメプロマジンと強めの睡眠剤（塩酸フルラゼパム，フルニトラゼパム等）を使えば，あと余計なものはいらない。

それでうまくいかないときには，診断の方を再検討すべきだろう。純粋の分裂病，純粋の感情障害というものは，本来そんなにはないから，どちらかと言えば感情障害の色彩が濃いのではないか，診断はそのままでも現段階では感情障害として治療したほうが正解ではないか，といった検討である。

とにかく，早く的を得た治療に辿り着きたいのであるから，クスリの選択がトライアル・アンド・エラーになるのは，ある程度止むを得ない。それを，上の悪い例のように，押されて押されてやるのがイケナイのだ。一旦「これを目標にしてやってみよう」とこちらで決めて，それである期間押してみて，という風でないと「逐次投入」になる。

ある程度は，投薬そのものがターゲットを絞るためのリサーチであってもよいであろう。3 者混合の出来合い処方を漫然と続けると，そういう柔軟なスタンスがとれなくなる。

2) リスペリドンと急性期鎮静など

リスペリドン特に液剤を急性期治療の開始期に経口投与する方法を慫慂する声が高い。ロラゼパムとの併用が有効だという。英米の精神科救急担当医師たちは，ほとんど異口同音にこれを薦める。レヴォメプロマジン・クロールプロマジンの筋肉内注射は，死亡例の多発により英国では禁忌とされたと聞く。米国の精神科医たち

☞ 文献[11]　からもレヴォメプロマジン注射には批判が厳しい。

　リスペリドンの救急受診時，つまり急性期治療開始期での有用性は千葉県精神科医療センターでも実証されている。特に液剤（ソリューション）の経口投与は，患者の協力の得られる場合には第一順位の選択となる。自験例では，5～10分で鎮静効果を得た。鎮静というよりはとげとげしさや敵意の消失というほうがより正確だろう。

*☞ 資料7　　現在千葉県精神科医療センターで使っている急性精神病状態への鎮静マニュアルを資料7に揚げておく。こういうものは，本来日々に改訂されるべきもので，これをもって何年もの使用に耐えるお墨付きと取られては困る。一方，この程度のマニュアルでも，とてもそんなことはできないとして従来通りのアモバルビツレート静注を平気でやっているのも理解できない話である。近年に至っても，同様な粗雑な手技で致命的な事態を招いていることを仄聞する。

　英米の救急精神科医と急性期鎮静の手技について議論していると，多くの学ぶべきところがあるが，一方ではチト腑に落ちぬという思いをさせられる時もある。最も分からないのは，彼らがモニターの装着に対して「それができるということは，軽い人ではないのか？」という疑問を呈することだ。さらに進んで「もしそうなら，日本の諸君は精神科救急介入の適応ではない患者に介入してるんではないか？」とまで言う。鎮静時のリスクについて語り「諸君はモニターなしで平気なのか？」と問うと「メディカル・セッティングの許でなら，当然だ」という答が来る。

　このあたりは，実際に精神科救急の研修生でも経験してこないことには本当のところは分からないのだが，推察するに英米の精神科医は点滴だとかモニターだとかEEG，ECGなどの検査をしないか，苦手なのではないか。私のセンターに見学に来た精神科医の言動からもそれはうかがえる。このことは彼らの国での，PsychiatryとMedicineの間の概念的分離に原因があるのかもしれない。我々のあたまでは，医学部出て精神科の教室に入ったのだからMedicineの中の一分科としてのPsychiatryというのが当然と思う。だが，例えばリエゾン精神医学なることばが，連絡精神医学という意味なのは何故か？　小児科と婦人科のリエゾンというのは聞かない。多分，精神医学とそれ以外の医学諸科の間にはある種の間隙があるからこういう表現になる。これまた多分だが，医学の歴史的な変遷のせいではないか？その他の例としては，Medical-Psychiatric Wardが合併症病棟だしmedical conditionは身体症状のことだ。

　日本の精神科医，と限らず日本の技術者一般に専門の壁みたいなものはあまり意識しないで乗り越えてしまって平気なところがあり，気軽に点滴だのモニターだのをやっているという事情がこの間の「異文化間摩擦」の正体であろう。筆者は長年にわたって，「総合病院のなかに精神科救急病棟を」という主張のプロパガンディストであるから，麻酔科と協力して（メディカル・セッティングの許で），急性期精神病の鎮静を安心して遂行できるようになりたいと，願うものだ。

3）精神科救急学会のガイドラインから

*☞ 資料8　　資料8は2003年10月ヴァージョンの精神科救急学会製作による，「精神科救急医療ガイドライン」のうちの鎮静法指針の全文である。

　資料7のマニュアルもこの指針も，これを持って全ての状況に妥当する基準（ス

タンダード）として絶対化してはならない。言いかえると，これに従って施行すれば常に免責されるとか，その逆に何らかの医療事故に至った時にこの通りに施行しなかったからという理由で責任が重くなるというような使用法のために作られたものではない。しかも，繰り返しをいとわず言えば，マニュアル，ガイドラインのたぐいは常に日々に新たである。

4）ハロペリドール点滴注射――

この本の以前のヴァージョンでは，この標題はハロペリドール大量点滴注射となっていた。その記事の中ですでに，当時においても大量投与の意味が薄れ，千葉県精神科医療センターでもすたれつつあったことが明記されている。その後の経緯を見ても大量のハロペリドール点滴注射を施行する意味は全く復活しなかった。

以前のヴァージョンでのマイナスとプラス評価は再掲する。

ハロペリドール点滴大量投与のデメリット：
1) 筋肉内注射でも血中濃度を上げるスピードには大きな違いはない。
2) 持続点滴中は留置カテーテルで導尿せねばならぬことが多く，尿路感染しやすい。特殊なケース以外では，留置カテーテルをルーティンとすることはなくなった。殆どがオムツである。
3) 大量に点滴で投与しても，いわばオーバーフローしてしまい，流れているだけになっているような印象がある。血中濃度は確かに上昇するが，脳内濃度も上がっているのか，有効な濃度を越えて投与しても無駄に流れてしまっているのではないか。
4) あまり急速に「強制的」な現実への引き戻しをやると，一種の虚脱感，或いはポストサイコーティック・デプレッションのような状態になりやすい。自殺の危険がある。

メリット：
a) 例えば悪性症候群に発展するような，いやな副作用の徴候が出るかどうかベッドサイドで観察しつつ，怪しい時には点滴ならすぐ止められるが筋肉内注射ではそうはいかない。
これは，副作用だけではなく，効果の観察についても言える。
b) 外国文献では，大量投与するのなら，点滴でやるのが最も副作用の出現が少ないという報告が多い*。（今日では古い情報というべきか。）
c) 救急搬入される患者の多くは，身体的にも衰弱している人が多いので，補液が必須になる。それなら，一々筋注で痛い思いをさせるよりは，側管から入れたほうが楽だ。

* ☞ 文献12

上の大量という文言を除けば，今日でもほぼ妥当であろう。一日 10〜20 mg の点滴静注は頻用されている。

ハロペリドールに由来すると思われる**危険な副作用**を書き加えておく。昏迷状態で経口摂取ができないので，ハロペリドール 10 mg を点滴で 10 日間投与中に，呼

吸困難が生じた。救急救命センターに送ったところ，声帯が閉じていた。ハロペリドールを切り抗パーキンソン剤（塩酸ベンセラジド・レボドパ合剤）を投与して声帯狭窄は軽快した。錐体外路症状としての，咽頭喉頭筋ディストニアが原因ではないかと疑われる。これほど重篤なものでない呼吸困難で同様の機序が推測されるケースが他にも数例あった。

3. 救急対応マニュアル

2．でも述べたように，救急搬入される患者はしばしば身体的リスクが高い。合併症によるものとは限らず，急性期精神病そのものがハイリスク状態であると覚悟していないと危ない。

開業当時は，医者も寄せ集めでそれぞれここへ来る前に仕事をしていた病院のやりかたを踏襲していたから，大概は興奮状態にイソミタール静注をやっていた。そのうち，呼吸不全が起きたりショックに近い状態になったりで，慌てることが多く，作用時間の短いバルビトレートを使ったり，フルニトラゼパムの静注に変えたりした。

そうやってかなり慎重にやっても，ショックや呼吸不全を起こすケースがある。

つまりはこういうことであろう。三日も寝ないで騒いでいたり，その一週間前から食べていないような心身の状態を，一気に眠らせることによって激烈な内部環境の変動が生じる。場合によってはそれがフェータルなコンディションにもなりかねない。

アンシュタルトで仕事をしていると，何と言っても新鮮例の症例数が少ないので，精神科医がこういうリスクに気づかずにいるのかも知れぬ。

＊☞ 資料7　そういう経過があって，別掲のようなマニュアルを作成した（資料7）。

4. 電撃療法 ECT

表14に平成10年から5年間のmECTを施行回数を示してある。当センターではサイマトロンを購入はしたが，まだ使用はしていない。修正技法の普及で手技の安全性は確かに改善した。サイマトロン使用に習熟すればなお安心ではある。

厳密な適応に基づいてケースを選んだ場合のこの治療法の有効性は疑いの余地がない。しかしながら，これがなぜ効くのかは依然として解明されていない。そういう意味では，内心にいくばくかの留保を抱く慎重さが，ECTについては要求されると思っている。

私は20年位前に，ECTを1,000回以上受けたという女性の患者を受け持たされたことがある。私が受け持ってから一度もその必要はなかった。そういう体験——むしろ外傷体験から，私はあまりこの治療方法は好きでない。しかし，だからと言って必要な時に躊躇するほどヤワでもない。他の手段ではダメな時，あるいは身体合併症などに追いかけられて時間が無くなった時，3～4回を限度としてはやる。

以上のような外傷体験による恨みだけが，ECT嫌いの理由ではない。簡単に言

表 14 mECT 施行の回数

	平成 10 年	平成 11 年	平成 12 年	平成 13 年	平成 14 年
総件数	191	238	200	197	89
人数	29	32	36	31	15
平均回数	6.6	7.4	5.6	6.4	5.9

(mECT実施件数・人数・平均回数)

えば，この治療法は精神療法の重要な一部分を消去してしまうからだ。

あえて精神療法と言わなくても，患者の回復過程に一部記憶の欠損を残すことによって，病にかかること，そこから立ち直ることに伴う「教育」効果が損なわれる。「ハッと気がついたら」「元に戻った」のでは，次に気がついたときは又オカシナ世界に居るかも知れないではないか。

*☞ 資料9　　平成9年頃から，千葉県精神科医療センターでも修正ECTが標準となった。資料9がそのマニュアルである。

閉鎖循環式麻酔下の通電療法に慣れると，以前の方法では怖くてやれなくなる。一方でその安心感から以前より頻用される傾向もあるようだ。特に古い時代の抵抗感や躊躇と無縁なマニュアル人間世代は手軽にやりすぎてないか？　無痙攣であろうがなかろうが，脳に通電することに違いはなく，その作用機序が依然としてブラック・ボックスであることに違いはない。難治性鬱病で何年も改善しないケースを二人続けて施行した最近の経験では，2例とも結果は不良だった。一例は，記憶障害がかなり高度で後まで尾を引き患者はきわめて不満であり，しかも鬱病は改善しなかった。もう一例は，一旦元気になったと思ったらアッというまに躁転してしまった。

どうも筆者とECTは相性が悪いのか？

J. 精神保健法・法施行事務
・インフォームドコンセント

　精神保健法と精神科救急の実際は密接な関連がある。

　精神科救急は急ぎの仕事であり，特に入院決定の場面は時間が深夜であったり，いくつかのケースが重複することも稀ではない。人権への配慮と，医療上の緊急必要性の判断のバランスを慎重に考えるゆとりを与えられない場合もある。

　実務的には，緊急措置入院とそれに引き続く指定医二名による措置診察が法的な妥当性を最も強く保証されるので，自傷他害ケースについては迷ったら，一旦緊急措置にしておくのが安全だとも言える。その実施手段は精神科救急病院は必ず準備しておかなくてはならない。その場合に，精神科医の医療的判断を先行させるようなやり方の工夫が要る。

　1988年の法改正で導入された任意入院制度は，患者の自主的判断を強調するという意味ではこの国の精神科医療の歴史上画期的なものである。しかし，これも使い方を誤れば容易に人権侵害事件を発生させうる制度である。つまり，任意性の担保をどう確保するかである。任意というからには，任意に意志決定できる能力と受諾した医療行為に関する理解能力を前提条件として，その医療行為に関する説明を受けた上で承諾するという一連の事態が揃っていなくてはならないのが当然だ。

　いいかえると，任意入院とはインフォームド・コンセントの原則に基づく入院制度である。

1. 精神保健法

　1988年に精神保健法が施行になった。人権保障のための条項が強化されたことになっている。その分精神科医の書類仕事が煩雑になったとブツブツいう人も多い。

　今回の改正は，入院に伴う適性手続きを厳しくして，もしもそれを踏まないで入院させたときに，直ちに入院の不当性が明らかになるという主旨ではない。

　ちゃんとやってなくても，「わからなければ」それでも済んでしまう。けれども，「患者の側からの訴えがあった時に，入院手続きに遺漏があると裁判で負けますよ」というかたちで，人権侵害事件発生の抑止効果を狙ったものである。

　精神科救急は急ぎ働きの現場だから，慌てて人権侵害をやってしまう可能性が少なくない。

　逆に，医療スタッフ側の人権も守らなくてはならない。こっちが訴えられるという危険性も他の現場よりも多いと自覚していないと，痛い目に合う怖れがある。

　私は以前から，「精神科のカルテ記載は，ある朝弁護士がやってきて，証拠保全の仮処分の令状を示しても，ビクともしないようなものにして下さい」と指導してはいるけれど，必ずしも徹底はしていない。

日本ではまだ，医者の聖域意識が強く，他の領域の人間が口を出してくることなど，全く念頭にないか，あるいは「善意でやってるのだから，咎められない」はずだと，お人善しにも思い込んでいるせいだろう。

「大体裁判を予測してカルテを書くなんて，俺達悪いことしてるみたいじゃないですか？」——一旦争いになれば，善いか悪いかは裁判所が決めるんだ，ということがピンと来てない。

精神保健法の改正の上述の主旨「やらなきゃやらなくても，バレなければ問題にはならないかも知れません，だけど一旦裁判になったら知りませんよ」というのは，こういう状況の中では相当人が悪い。法律家はヤッパリ医者ほどには甘くない。

2. 法施行事務*

*☞ 文献[13]

精神科救急システムを作る話になると，その病院が指定医による診察（27条）業務を行なうか否かが問題になる。

日頃指定医探しに苦労している地域では，保健所の要請を受けて行政がこの業務を新設の精神科救急病院に押しつけたがる。しかし，これを唯々諾々と呑んではいけない。

理由は，以下の2つである。

[1] 27条診察業務だけで仕事がパンクする。27条診察センターになってしまう。

[2]「入院しなさいという主体」と，それを受けて「治療してあげましょう」という主体を，同一の病院の医者が兼ねることは治療上不可能に近いジレンマを生じる。

つまり「あんたを強制入院とするべく診断したのは，二人の指定医だよ。私はそれに従って治療してるんだよ」と言わせてくれ，という意味だ。

更に言えば，元来27条診察は措置入院先の勤務医以外の指定医によって行なうべしという行政指導がなされ，千葉県ではこれを忠実に実行していたという事実とも矛盾する。

しかし，そうは言っても，上述の2つの危険——患者の人権侵害とそれに伴う医療スタッフが訴えられる危険，に対してなんらかの対抗手段を講じておく必要がある。

千葉県精神科医療センターができたときには，まだ旧法であったから，応急入院制度が使えない。そのため，患者の意志が確認できないか，診療拒否が明白であり，自傷他害のおそれが強い場合に備える必要があった。

このため，「緊急鑑定」（旧法・新法29条の2，指定医による診察）は出来るようにしておいた。そのフローチャートが，図29である。

この流れは，結論的に言えば，「**医療判断優先**」タイプである。

つまり，病院から警察官が所轄保健所に電話で通報する時点で，既に実質的に診察がなされていて，だからこそ「精神障害によって自傷他害の危険があり」しかも「本人の拒否ないし，意志確認不能」であることが判明しているのだ。

今は，措置症状のハッキリしたもの以外は，応急入院で対処できるが，以前は必ずしも措置該当とは言いきれない，例えば「戸外に突っ立っていて，放っておくと凍死する危険」や「このままだと，クルマに轢かれてしまうかも知れない危険」ま

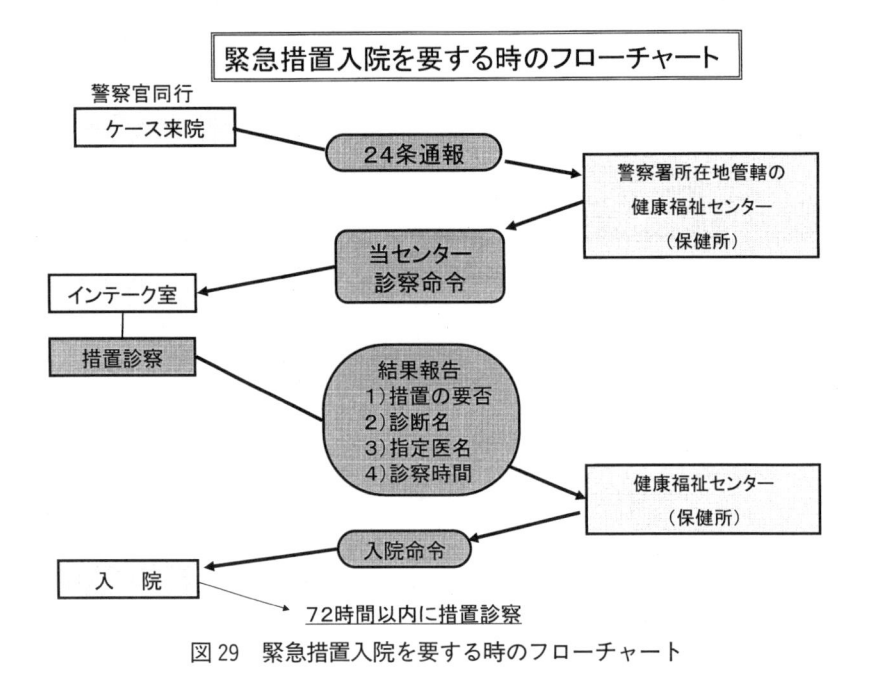

緊急措置入院を要するときのフローチャート

```
警察官同行
ケース来院 ──→ 24条通報 ──→ 警察署所在地管轄の
                              健康福祉センター
                              （保健所）
                              │
                              ↓
インテーク室 ←── 当センター
                診察命令
    │
    ↓
措置診察 ──→ 結果報告
            1) 措置の要否
            2) 診断名
            3) 指定医名       健康福祉センター
            4) 診察時間  ──→ （保健所）
                              │
                              ↓
入　院  ←── 入院命令
    → 72時間以内に措置診察
```

図29　緊急措置入院を要する時のフローチャート

でもこのルートで処理せざるを得ないことも少数あった。

医療判断の方が先行している形のやりかたが良いか悪いか，極めて厳密な法律論争になったら，どういう結論になるか疑問の余地なしとはいえない。

しかし，この種のケースに「市町村長」同意を安易に使うのはもっと危険だろう。東京地裁，平成2年11月19日判決「昭和60年(ワ) 第五五八六号　損害賠償請求事件」の結審は注目する必要がある。

東京都在住の45歳の男性が，千葉県内の精神病院に，八王子市長同意で入院させられたことに対して国と市を訴えた事件。原告が勝訴。両被告に95万円の支払を命じた。

判決の主な理由の中で，同意入院制度は保護義務者たる市町村長に対して，同意の際に「有効な入院契約がなされ，医師が正しく判断しているかどうかを確認する義務を課している」ことを指摘している。

——週間法律新聞，1990，11，30．第992号より引用。

要するに，

この判決で求められている程の，義務に応じる意志と能力を持った市町村がはたして存在するのかどうか，大いに疑問である。多分ないだろう。

この裁判のような事態も予測されたので，治療拒否患者を市町村長同意で処理することに危惧があり，「緊急鑑定*」という選択肢を残したのである。

＊緊急鑑定

そういう厳密法理論的には相当抜け穴のある現状で，今のところこんな風にやっているという話である。議論の余地は大いにある。

3. インフォームドコンセント

そもそも，インフォームドコンセントを精神科救急で論じる必要があるのか。

日本の現状の許で，緊急に検討しておかないと慌てなくてはならないような情勢ではないだろうと，常識的には私も考える。

しかし，ここで簡単だが触れておく理由は2つ位はある。

1つは，国際化の問題。もう1つは精神保健法の「任意入院制度」の取扱いについての，当面の考え方を整理しておくためである。

前者については，いろんな国籍の患者が実際に精神科救急病院を訪れて来て，その数も年々増加している中で，その人達のなかの権利意識の強い人が"the doctrine of informed consent"を振り回したら困るだろうなという心配である。

実務上は，日本の法律に則ってチャンとやればいいのではあるが，「日本は特殊な国だ」と言われるのも癪だから一応考えて置いても損はない。

THE DOCTRINE OF INFORMED CONSENT を日本語で何と表現するのか？ 外国文献に目を通しても，法の体系も思想も違っていて，抽象的にはなんとか頭に入っても具体的にはピンと来ない。大体こういう種類のことは，実際に法廷に出てみないことには，本当のことは判らないのではなかろうか。

こういうジャンルの研究は判例が次々にでるので，新しい文献でないとうまくない。1984年の本はそういう意味ではチト古いのだが，以下のシェーマが載っている*。

*☞ 文献[13]

$C + I \rightarrow U$
$U + V \rightarrow D$
C；Competent, I；Information, U；Understand
V；Voluntarily, D；Decision

(理解の) 能力を認められた患者が，治療についての情報を与えられて，その情報を理解し，その上で，治療を受けるか拒否するかを自発的に決定すること，というのが上の意味だ。

問題は沢山あるのだが，特にこの competent, competency というのが一番厄介なことになる。

この本の説明ではこうなっている。

Competency, C.：患者は医者が開示する情報を理解する能力を持っているものとする，法律的な推定が存在する；Competency をどうやって正確に決定するのかは明確でない；しかし，患者が competent でないとしたら，彼または彼女の下す決定は，正当でも拘束力を持つとも考えられない。

精神保健法の任意入院制度は，英文では voluntarily hospitalization（以下 V.H. と略）になる。「自らの意志で入院の必要性を理解して入院した」としか，これは解釈の仕様がない。

つまり，この制度では上のシェーマの，C. は成立している（のかな？）。

したがって，The doctrine of informed consent. が，精神科領域でも主張される

のなら，任意入院はこの原則に依る手続きでなされなければならないことになる。

医療一般にインフォームドコンセントの原則を当てはめるなら，精神科を除外することが許されないのは当然だ。

厚生省や国会，法律の草案作りにタッチした学者，精神科医はそこまで考えて「任意入院制度」を作ったのに違いないと私は信じている。

ただ，非常に訝しく思うのは，任意入院する先が「閉鎖病棟」でもいいという解釈が横行しているように見られることだ。

入院の必要性を理解し，進んで治療を受けようとする人を，なんで鍵のかかる病棟に入れなくてはならないのか。「アルコール依存の人が，隔離室へ入れてくれと言ってくる」「分裂病の何回も入院している人が自分で閉鎖に入りたがる」などという「専門家」の議論は私見では全くのマヤカシである。

薬物依存の治療は物理的禁断によってではなく，自らの意志による禁断でなければ成功しない。分裂病の人が入りたがるのは，保護され安全でプライバシーの保障される病室であって，それは開放病棟の個室で十分なはずだ。

厳密に考えれば考えるほど，任意入院で閉鎖病棟はおかしい。

精神科救急といっても多彩な様式がありうるから，一概には言えないが，千葉県精神科医療センターの場合は全部閉鎖病棟である。1日1人以上の割で急性期の患者が搬入されるのだから，開放病棟を用意するのは無理だ。

だから，千葉県精神科医療センターでは任意入院はやっていない（p.32 図7参照）。

言い換えると，入院時点では全例が incompetent であるとみなしていることになる。

これが正しいのかどうか，議論の余地は大いにある。

1990年8月号の "Hospital and Community Psychiatry" で Paul S. Appelbaum が報告している "Voluntary Hospitalization and Due Process: The Dilemma of Zinermon V. Burch" では，この任意入院におけるインフォームドコンセントと患者のコンピタンシーをめぐってのアメリカ最高裁判所の判決が紹介されている*。

*☞ 文献13

簡単にいうと，任意入院に際して，インフォームドコンセントに基づいて，州立精神病院に約5ヵ月入院した患者が，治療承諾のサインをしたときに，"not competent to be signing legal documents" であったから，違法入院だと提訴して勝った裁判である。

幻覚，妄想状態でハイウェイをフラフラしていた人である。

私達なら，任意入院にはしないケースだ。

同論文では，（判決でそこまで踏み込んだ結論は出してないようだが）今後 V. H. を行なうときに患者のコンピタンシーが証明されなくてはならないとすると困ったジレンマが発生することになると書いてある。

全アメリカで，年間160万件の精神科施設への入院の内73％以上が V.H. になっている。それを全て，患者のコンピタンシーの証明がないとできないのでは，そのための法的手続きが途方もないことになる（当然裁判所が証明することになるから）。

さらに，患者が通常の意味での完全なコンピタンシーには合致しない状態であっ

ても，治療拒否の患者でないのなら，V.H. を認めることによって得られる利益の方が大きいという理由で従来行なわれてきた，「V.H. への同意には患者がコンピタントであることの証明を必要としない」という慣例を放棄しなくてはならないのかと強い疑問が提出されている。

そこでいう利益とは，患者自身が治療の必要性を**推定的**にではあれ**承認**しているだろうということ，治療スタッフとの**より強い同盟**が得られること，さらに法廷での聴聞によるスティグマを防ぐことなどを含んでいる。

ことはナカナカ簡単ではない。簡単ではないが「任意入院」という言葉を法律のなかに登場させた以上は，させた人々には**「任意」とはいかなる意味か**を厳密に定義する義務が生じたとみるべきだろう。

「私，なんで 10 年間もこの閉鎖病棟にいるんでしょう？」
「それは君が任意に選んだことなんだよ，この書類にホラ，署名があるでしょう？」
——などというホラー映画みたいな会話を防止するためにも。

K. 自　殺

　この本の初版は1992年である。下の図は日本経済新聞2004年7月23日付け朝刊による全国の自殺者年次推移。図中「自殺者数」の矢印が指しているのが1992年，正確には22104人が自殺している。2003年は34427人，55.75％の増加である。この記事では自殺の原因として経済生活問題と鬱病に分けて焦点があてられているいるが，この二分法は多分当てにはならないだろう。自殺寸前の人のメンタリティーで鬱病的でないというのは想定困難だ。精神科医がその場に居れば，この全部を鬱病だと診断できないこともないだろう。しかし，この巨大な数値，歴史的にも類を見ない急激な増加がそのまま6年間持続しさらに増加の趨勢にあるという事態の解決が，精神医学にあるとは到底信じられない話である。

　精神科救急のフィールドでできること，しなければならないことが存在することは十分承知の上でいうのだが，この大変動を自殺予防プログラムの問題とのみ捉えることには，筆者は強い危惧をいだく。

　以下は，92年に書いた文章。まだだいぶのんきである。

　精神科救急のハンドブックに自殺についての章がないというのはヘンである。

　しかし，自殺についてハンディーなことを書くのは，実に気が重い。出来ることなら頬被りしたい。

　自殺についての成書は大変沢山あって，どれを見たら良いのか迷うほどである。自殺の危険性予測についての評価表も沢山ある。どれも一応は参考になる。しかし，Ellen Bassuk 女史も書いているように*，自殺リスクのアセスメントスコアは単なるガイドラインとみるべきで，信頼できる予測可能なクライテリアとは考えるべきでない。予測出来ないから，やられちゃうのだ。

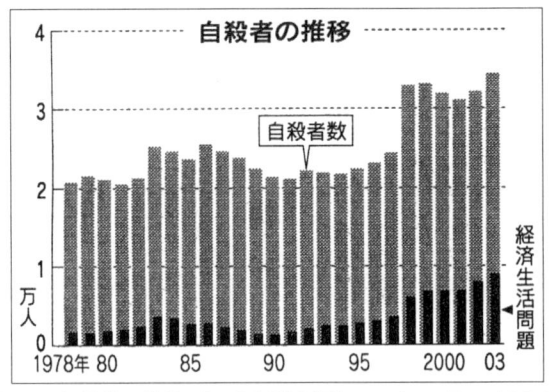

*☞　文献14

図30　自殺者の推移（日本経済新聞2004年7月23日より）

1. どういう自殺が「精神科医有責」か？

　沢山の苦い経験から，精神科医が自分の職業的良心に照らして，自ら有責と判定するケースとはどんなケースかを考えてみた（法的に有責の意味ではない，念のため）。

a) 自殺企図があるのに，それを過小評価した場合

　これは外来の初診で多い。いわゆる，ためらい傷というやつだ。糸程の細いリストカッティングなので，あまり重大な決心ではないなと軽率に判断して，しかも家族も「そんなに深刻なはずはない」などと傍で言うのについ乗せられて，抗鬱剤を投与して三日後に来院せよと指示したら，その間に既遂となった。

　こういう時というのは，大概頭のどこかに「リストカッティングの軽いのは，既遂になるのは少ない」などという精神医学の俗信がひっかかっていて，それに惑わされている。

　家族が大したことないなどと言ってるのを絶対にアテにしてはならぬ。動転しているのかも知れないし，冷淡な家族関係になってしまっているのかもしれない。

　しかし，一方では何回もリストカッティングを繰り返すような若年の患者もいる。こういう人に対して，そういう自傷行為のみに注意の焦点を当てて，それをやるか，やらぬかのみがその人のアイデンティティーの全部になってしまうような関係の取り方になるのも気をつけなくてはならない。これは，E. H. Erikson が強調している所だ。例えば，文献の Foreword での編集者の対話の中にも出てくる*。

*☞ 文献⑭

　全ての自傷行為は潜在的な自殺企図とまず認識すべきだろう。

　そして，その**危険性の評価は行為の軽重以外のところで判断すべきだ。**

　こういう事態は「過小評価」というよりは，「評価不十分」というのが正しいのかも知れない。リストカッティングについてはこの章の最後のところで再説した。

　精神科救急にはしばしば他の精神科にかかっている人が，その日に限って主治医不在だったり，休日だったりした「ちょっと診てくれ」とやってくることがある。「明後日になれば，主治医の先生に診てもらえるから，それまでの分の薬だけくれ」などと言って来院されると，どうしてもこの吟味不十分になりがちである。

■軽微な自傷行為も，自殺企図として扱え。
■他に主治医がいる患者は，注意せよ。これは広義にとれば，主治医交代直後の患者も含まれる。

　この２つは，こういう外来初診ケースとは全く反対の，長期慢性化したとみなされる患者の自殺の予測にも使える。

　長い人は10年以上の病歴がある。そうして，大概主治医が何人も交代している。そのため，初発時の主症状が自殺企図であったという事実に，今の主治医が重要な関心を持たなくなっていることがある。既遂の後でカルテをひっくり返したら，その事実が出てきて「シマッタ」と思っても遅い。しかも，病歴が長いということは，病苦も長く，その間に多くの社会的繋がりを喪失してしまっている事をも意味するから，それだけでリスクファクターになる。

> ■初発症状が自殺企図である患者は，何年たってもリスクは続いている。長期療養者であればあるほど危険だ。

精神科医有責と思われる場合を考えているのであった。全く，気が重い。

b) 診断的な問題
これには2通りあるだろう。
1つは前の「診断」の項で触れた「感情障害と分裂病圏の病気を間違えること」であり，もう1つは，主に精神分裂病の患者で精神症状をつかみ損なうことである。

1) 鬱病のヴァリエーション
疾病的な要因のみが自殺の決定因ではないが，疾病に着目すれば，何と言っても鬱病のリスクが高いことには議論の余地はあまりないだろう。

そんなことわかってると言っても，鬱病が鬱病の顔をしてやってくるとは限らないから困るのだ。マスクドデプレッションの話か？　それもあるが，それだけではない。

これにも2種類ある。

1つは，表面的には精神症状をほとんど示さないような人である。ある日出勤の途上で，会社へ向かう方向とは逆方向の電車に乗り，そのまま行方不明，幸いにして三日後家に電話をかけてきたので妻が迎えに行く。この三日間，人によっては一週間が，多くは死に場所を求めての彷徨であったことは，後になってわかる。

こういうタイプは，精神科を受診しないままに既遂となる可能性もある。そうであれば，精神科医有責の範疇には入らないが，こういうタイプのヴァリエーションが受診することは少なくないから要注意だ。

もう1つは，基本的な病理は感情障害だが，救急搬入時の精神症状は，サイコティックな病像が前面に出ている場合である。

このタイプは性，年齢によって症状が違う。

① **前期思春期に発病する躁鬱病**は，自我発達の未熟によって定型的な感情障害の病像は呈さないで，分裂病的な幻覚，昏迷，興奮がかなりの期間続くことがある。
② **30代を中心とする女性**の場合は，昏迷を主体として憑依状態，させられ体験等が出現する。体力的な消耗が激しく疲弊感が強い。一見ヒステリー様だが，違う。
③ **40歳以後の男性**では，錯乱，時に譫妄を思わせるような激しい精神症状で搬入される。かなり暴力的なこともある。

②③のような大人の場合には，しばしば青年期にあまり目立たないような抑鬱状態の既往を経験していることがある。そして，今回の発病に至る時間の中で，高度に疲弊し，極限まで頑張ったような体験を持つ人が多い。そういう**疲弊をもたらす頑張りの現場は，思春期では学校，女性では家庭，男性では職場**である。

これらの一見サイコーティックに見える患者群①②③は，その激しい精神症状が去った後が危ない。しばしば，自殺念慮が出現する。
　精神病状態経過後に全ての患者が経験する深い疲労と虚脱感の上に，元々の感情障害による抑鬱気分が加わるのではなかろうか。

■**感情障害らしくない鬱病に気をつけろ。大人では，病前の疲労困憊の程度，若い時代の病歴に注意せよ。**

　感情障害群に警戒しなくてはならないのは，この圏内に入る病気は一般的に衝動性が強いからである。特に攻撃的衝動のコントロールの悪い人が多い。
　攻撃衝動のコントロールが悪いと言っても，やたらに喧嘩っ早いということではない。
　それだけなら，多分病気にはなりにくかろう。
　それが，攻撃衝動の出現だとはナカナカわかりにくい症状を示すのだ。いわゆるマスクドデプレッションに見るような身体的症状もその中に入る。
　抑鬱気分として素直には表現されない何とも不快なイライラ感，あるいは軽い意識変容のような体験になることもある。
　これ以上詳しくは本書の範囲を越えるのでやめておくが，最後に一つ「境界型人格障害*」と呼ばれるグループの中にも，感情障害の亜型として治療したほうがいい人がいる。「依存と攻撃」「アクティングアウト」などの特有とされる厄介な症状が抗鬱剤でケロリとすることがある。

＊境界型人格障害

2) 病的体験に追い込まれて，自殺するか？

　精神科医に責任があると見なされてもよい（繰り返すが，職業倫理的な自己点検の意味である），自殺のカテゴリーの最後にくるのは，病的体験にほとんど完全に支配されて既遂となったという場合であろう。
　「追われている，もう逃げられない」と電車のホームから身を投げたというようなケースである。そういうことがわかっていて，何の手も打たなかったら精神科医の責任を問われても仕方がないかもしれない。
　ただし，このカテゴリーは非常に難しい問題を含んでいる。
　一つは，そういう自殺企図が本当にあるのか，実証困難だということ。生還した人の証言を求めるしかないが，極めて稀であろう。
　もう一つの困難，これは以下に論じるところとも重複するのだが，一体人は症状によって自殺するのか，そこに至るまでの状況に追い詰められて自殺するのかよくわからないところがあるからだ。「もう逃げられない」のは，常に自分を監視し迫害する幻聴からなのか，そういう形式で表現された「生」の行き詰まり，窮迫，現実に根拠のある絶望なのか。
　長い病気，段々減ってゆく人とのつながり，支援者の劣化。つのる寄る辺のなさ。
　「もはや生きる術がない」という実感が，自殺への最後のひと押しになるのではないだろうか*。

＊☞　文献14

2. 評価すべきもの……生きる可能性

軽い自傷行為のように見えても自殺リスクの評価不十分ではダメだと，この章の冒頭に書いた。

評価すべきものはなんだろうか？

疾病的な事柄は大体上で述べた。

あとは，その人の現実生活の「生きる可能性」を評価することであろう。生きられる条件といってもいい。

何が，彼や彼女を生かし続けているのか，である。それが無ければ死ぬしかないではないか。

評価すべきものの中では，まずもって生計という項目が真っ先にくる。

葛藤的な家族の中にいて，長い間苦労しているが経済的な自立能力がないために，独立できないでいる。短い時間のアルバイトはできるのだが，続かない。

うまくいかなくなると「死ね」と聞こえてくる。何回かの入院歴もある。自殺企図でもあり，同時に他害行為でもあるような危険な行為で措置入院になった。

紆余曲折の末，アルバイト，プラス障害年金で生活設計の基盤ができ，その後三年間再発してない。

単身生活者では**金**の問題はそれこそ，**命の綱**の問題になる。

長年一人で暮らしてきたが，世の中の変遷，自らの加齢，親類の援助能力の減少などで行き詰まっているような人が，精神症状がなんであれ入院してきた時は，そういうリスクファクターの減少を計画しなくてはならない。

════════════════════════════════ ≪男と女≫

感情病的色彩の濃い精神病状態のところで，追い詰めてゆく状況の発生する場所が男と女で違うと書いた。

中高年の自殺の問題や，過労死問題に光が当たって，中高年サラリーマンの働き過ぎ——つまり「身を粉にして働いてないと生きてる甲斐がない」と思い込むまでに過剰適応した男達の消耗には，大分世間の目が向いた*。だから，この問題にはあまり深入りしない。

*☞ 文献14

本当は，働き過ぎではなくて「働かされ過ぎ」なのが実際のケースに見るところだ。**過労死，燃え尽き症候群**など，働かされ過ぎた挙げ句の**鬱病—自殺**は表現型が違うだけで，全て同系列の現象である。鬱病でなくて，急性錯乱であっても同じだ。

いずれにせよ男は職場で死ぬ。

では，女は違うのか？

第一，これだけ女性の社会参加が増加しているのに，その問題を忘れて相変わらず男は仕事，女は家庭などと言ってるのかと怒られそうでもある。怒られたくないから，少し詳しく書く。

従来の精神病理学は，大体男が書いた。だから女のことがよく分からない。分からないだけでなくて，つい「おとしめて」書いてきた。——と女性の精神科医が言いだしてきている。

そういう女性の研究者の報告に耳を傾けてみよう。

Alexandra G. Kaplan, Ph. D., Rona B. Klein, M. D. 共著の"Women and Suicide"という論文＊では以下のような結論が示されている。

1．女性の労働市場への参加の増加は，全人口の中で女性の自殺率を引き下げる方向に働いているようだ。

2．女性を自殺へと追い詰める要因は，家庭内の主として結婚関係における虐待，葛藤，破綻が一番強い（**女は家庭で殺される**，と書いてある）。

3．「何が女性を生かし続けるのか？」という問いに対しては，「他者との関係性を日々に新しく，より豊かにすることによって，相互的に理解し理解される関係のなかで成熟してゆくこと」であると述べている。

＊☞ 文献⑭

この論文の，こういう考察の背後には，一連の「ストーン・センター＊」での女性の手による女性の精神発達の研究の成果がある。

＊ストーン・センター

これらの研究は，従来言われてきた女性のメンタリティー，パーソナリティーの発達に関する理論が，女性が「持つべきものを持ってない」，例えば「十分に発達した超自我を持たないし，結婚する前にはアイデンティティーを持ってない」とか「持つべきでないもの，例えばゴチャゴチャこんがらがった人間関係を持っている」とか，男性に較べての一種の欠落として，或いはネガとして描いてきたことに対して，女性自身の経験から引き出される「欠陥モデルではない」女性の心理発達のモデルを展開しようとするものらしい。

そのエッセンスは，「女性の精神的成長とは，連続的な関係性の発達の道筋であり，それらは嬰児期から始まり生涯を通じて，複雑性，強さ，ニュアンス，意味などを巻き込みながら展開する」ということのようだ。

「何が女を生き続けさせるか？（What keeps women alive?）」がわかればその逆，なにが女を自殺させるかがわかることになる。この論文の主旨では，その答えは「他者との相互的なつながり」と「その喪失」であるということになる。

男は，地位，生涯をかけた仕事の意味，名誉，あるいは「時間」——「若い時代が過ぎてしまってもう時間がない」——等という抽象的観念的な価値を喪失したと言っては自殺したがる。そういうプレゼンテーションなら，まあわかる（救急精神科医は男がほとんどだから）。

それに較べて，女の患者についてはどうも違うらしいとは思っても隔靴搔痒であったのが，上の論文で大分スッキリしてきたように感じる。

自殺のリスクに限らず，女性の患者について，私は以前から「女友達がいるかいないか，多いか少ないかが死活的に重要な情報だ」と気がついてはいた。女の友達なんて全然いない，女同士の関係が一番苦手で嫌いだ，なんて言う人は大変治しにくいし再発も防ぎにくい。

結局そういうような人間とのつながりを，これまでの人生で段々失ってきている人なのか，色々文句はあるけれども，結構沢山の愚痴の聞き手を持っている人なのか。

前者であれば，そういう喪失の連続の果てに最終的に誰かを無くして病院に来た人は，厳重警戒だということになる。自殺企図患者でなくても，こういう人には退院するときまでに新しいつながりを当方で作って上げる必要があるだろう。つまりはサポート・ネットワークの構築になる。

■自殺リスクの内で，状況因的なものは，男と女で違う。
女性の場合は，人間関係の窮乏，破綻により一層注意せよ。

　もう少し補足すると——
　自殺は攻撃衝動の内攻によるとされ，そこには怒り，恨みなどの感情がぶつけるべき相手を喪失して自らに向かうメカニズムがある。
　自殺衝動のエネルギー的な根源はそれで説明できるとしても，自殺という形式のみが残された唯一の選択になってしまうためには，それだけでは十分でないだろう。
　対象喪失が直接的な自殺の引き金になる場合には，その対象喪失の意味，そこまでに至るその人の対象関係全般にわたって，なにか極めて「悪性」の過程が進行していると見るべきである。
　悪性過程と言うと，また精神分裂病の疾病過程を連想しそうで嫌な感じだが，ここで言ってるのは関係性の問題で，個体内部の話ではない。
　簡単に言えば，男は「仕事だけ」女は「夫だけ*」に最終的に追い込まれてしまう所に至る過程のことだ。

＊あるいは，「妻，母としての役割だけ」

　仕事中毒が悪いように言われるが，そうでなくては生きてはいけぬのなら，文句を言われる筋合いはない。それもドンドンドンドン加速度的に追い込まれたら，誰だってなるだろう。一旦その回路に入り込むと，ある一つの対象以外の対象にエネルギーを向けることができなくなる。「それしかない」と思い詰めることから，「死ぬっきゃない」への距離はそう遠くない。
　最後に残った唯一の対象の喪失が一気にその距離を縮める。その時には，疲労困憊が極期に達しているから，「他の考え方」はできなくなっている。

　女は夫だけでいいではないか？　それは違うのだ。
　昔はいたが，このごろあまりお目にかかれない女性の一つの理想型として，「家の大刀自」というのがあった。この言葉自体がもう注釈を要するであろう。

＊☞　文献16

　社会の一単位として「家」が存在し*，子供は多く三世代が同居し，親類縁者の付き合いも頻繁で，地域社会の伝統行事，仏事，祭りも年中あるような時代に棲息していた，その家の実質的主権者である老婦人のことである。
　そういう家なら，形は家の中だけにいても，上の方で紹介した，「関係性を通じて豊かになる」道筋は十分あった。夫との愛情関係が重要でないことはないだろうが「それだけ」には閉ざされていなかったろう。
　今の家庭はそういう関係性の宝庫のようなものではなくなっている。物理的にも心理的にもオソロシク狭い。
　だから，容易に「これしかない」になる。そうなってしまえば，これは極めて消耗な葛藤が開始されるのは目に見えている。そういう消耗には，閉じ込められている側の方が，より脆弱で傷つきやすいのは当然だ。ここで，疲労困憊の極が出現する。
　以上の考察は，今，社会が大きく変貌して，男社会から両性社会に進化（？）しようとしている過渡期での考察である。一体どうなっていくのか本当の所は誰も知らぬ。わかっているのは，もう後には戻れないということだけである。

男の自殺，女の自殺と分けたことも，間もなく意味を失うかも知れない。今だって，「事業に失敗して」自殺する女性，「愛情葛藤に疲れ果て」自殺する男性が増えてきているのかも知れないのだから。

そういうことも含めて，この項目で自殺について書かれていることを，マニュアルないしアルゴリズムのようなものと扱ってもらっては困る。

あくまでも，参考意見である。救急精神科の現場でこんな風に考えたというだけの話だ。

3. 自殺の増加

1998年に自殺者が急に50％増加した。性，年齢階層別統計では40〜59歳の男性で戦後最高の自殺率を示している。この年はこれ以外の性・年齢区分でも全体が増加しているが，戦後最高の数値はこの年齢層の男性のみである。他の階層ではこれ以前に最高の自殺率の年がある（例えば，20〜24歳男性では，自殺率で1998年の最高である55〜59歳を凌駕している）。

98年に急上昇した自殺件数がその後もほぼ3万人というプラトーにはりついて推移していることは周知の通りである。98年の前年比約50％という増加率は，私の知る限りでは旧ソヴィエトが崩壊して最も国民生活が窮乏した2年間の増加率と同じである。つまり世界が固唾を呑んで見守っていたロシア社会の大変動が2年間のうちに生み出した自殺増加と同じ増加比率を，この国は1年間で達成してしまったことになる。

こういう社会的事象は，一体精神医学の対象であろうか？

個々の犠牲者の特定の場面で，精神医学的介入が奏功して自殺を回避できた可能性があることは，決して否定するものではないが，この巨大な現象（人口動態に変動を起こすような）総体に，精神科医ができることは殆どないだろうと思う。もっとはっきり言うと，この機会に乗じて精神医学のマーケットを拡げようというような動向には，ストップというのが正しい態度だろうと思っている。

自殺に追い込まれるほどの切迫した窮乏にさらされている人々を，精神医学的に鬱病と診断することは容易であろう。だからといって，鬱病が増加している，抗鬱剤をどんどん開発してどんどん消費して貰おうというような，あざとい動きと安易に同調すべきではない。きわめて深刻な事態を前にしては，時に沈黙を守るのも節度というものだ。それと現実の個々のケースに速やかに手を差し伸べることとは矛盾しない。自殺，鬱病とはしゃぎ回っている面々が，精神科救急の現場とは無縁であることはなにを示すだろうか？

結局，自殺問題はいくつかののアスペクトを持つということだ。不況・職業構造の変貌はその一つ，例えば生命保険との関連なども考察に値いするアスペクトであろう。あるいは，死体を絶対に見せないというこの国の黙契に関する指摘も必要だと私は考える。

電車の駅の物理構造だって，もう少し人命尊重できるものに変えることができるだろう。JRが命の電話を設定したような記事も見たが，ずいぶん安い対策ではないか？　ホームに柵とドアを付けるのは金がかかるのは分かるとしても，それを実行してみせることが，人命尊重の「実」というものであり，社会がそういう「実」

を見せることが自殺抑止にはたらく効果と，相談電話の効果とどっちが有効か？両方あればいいということではなくて，さまざまのアスペクトの一つだけに焦点をあてて，もっぱら個人病理に帰すのは，ほかのアスペクトと他の対策を等閑に付す結果となるおそれ無しとは言えないということだ。

4. リストカッティング

　軽微な自傷，ためらい傷を軽視するなと書いたのと矛盾するようなことだが，身体に傷を付けることが全部精神医学的症状だというのもいささか怪しいと最近思っている。芥川賞を取った小説「蛇にピアス」（金原ひとみ著）を読むと身体を改変することを病理的とのみ解釈できないことが分かる。文身や肉体への紋様の彫りつけなどは，あるほうが普通の社会が我が国でもつい昨日のことだった（例えば，お歯黒）ことを思って見てもよい。未開野蛮といえば身も蓋もないことになる。身を飾る欲望自体は病気でもなんでもないはずだ。やたらに精神医学の対象とするのは，いかがなものか？　むしろ風俗（職業の意味にあらず，風習・習俗の意）と見た方が気が楽かもしれない。

　文献：「統計から見る日本の自殺――人口動態，人口動態職業，産業別統計より――」石原明子，精神保健研究代 16 号（通巻 49 号），2003，国立精神・神経センター精神保健研究所。

GLOSSARY

deinstitutionalization：(p. 6)

    1960年代前半から約20年程の間に進行した，慢性分裂病患者の，精神病院から地域社会への大規模な人口移動。地域社会に住居その他の施設を整備して，健康な社会のなかでのノーマライゼーションを図ることを旗印とした。

    おおむね惨憺たる結果に終わったケースが多い。帰るべき精神病院は消滅し，地域社会のなかで整備されるはずのリハビリテーション・ネットワークは出現しなかったからである。

    日本の精神医学界では，論議の対象となることは少なく，必然的にこの語の定訳もない。

    デインスティテューショナリゼーションがホームレス人口の増加の主な犯人であるという議論は，かなり片手落ち。なぜなら，「平均的ホームレス世帯は2人か3人の子供を持つ片親であり，子供の平均年齢は6歳で親の平均年齢は27歳である。」「マサチューセッツ州では，現在ホームレスの人びとの3/4が子供とその親である。」＊☞文献 15

    要するに路上の母子家庭だ。どんな精神病院が母子家庭を産み出すというのか？　それに，アメリカのホームレス人口は，3～400万人とされている。デインスティテューショナリゼーションで州立精神病院から地域は移った人は，多く見積っても100万人にはならない。

    しかも，デインスティテューショナリゼーションとホームレス人口の増加には，約10年のタイムラグが存在する。

    ホームレス人口の増加は，低家賃住宅の減少，福祉予算は大幅削減，離婚の増加，失業などの複合的な産物とみるべきで，デインスティテューショナリゼーションはその一部の原因に過ぎない。

バラバラケア fragmented care system：(p. 6)

    デインスティテューショナリゼーションの後で，病院の医療的責任の許から離れた患者たちが，宿泊施設やナーシングホーム，デイセンター，保護工場など経営主体も公私入り乱れた種々雑多な中間施設を流れ歩いて，そのつど職員も変わり，責任の所在が不明になり，治療・処遇の一貫性が全く無くなってしまう現象が生じた。ある報告では10年間に50ヵ所の施設を転々とした人がいるという。

高額医療費還付制度：(p. 11)

    「高額医療費」は健康保険による給付の一種で，月毎に自己負担額が一定額（約8万円弱）を超えた場合にその超過分を支給する。健康保険組合によってはこの制度によらず独自の限度額（通常4～5万円）を設定する「高額療養付加給付」を持つ。

    医療費の一時支払い困難なケースに市町村が高額療養費分の8-9割を無利子で貸与する制度が「高額療養費貸与制度」。

コンサルテーション・リエゾン consultation liaison psychiatry：(p. 20)

    総合病院で各科の精神科的相談に応じたり，精神科的治療の要請に応じる仕事。liaison という言葉が使われるのは，psychiatry と medicine の間をつなぐ意。

反精神医学：(p. 20)

    1960年代の後半から70年代にかけて，精神医学の持つ近代的理性偏重や，狂気の排除機構として果たしてきた役割への批判として登場した思想，運動。代表選手は，RDレイン。トーマス・サズは，100年以上も調べて，脳に病理所見が見当たらないのだから，精神分裂病は「病気」とは言えないと主張。レイン氏は亡くなり，サズ氏は健在と聞くが，日本での反精神医学の流行が，今ど

こでどうなっちゃってるのか知らない。

リハビリテーション：(p. 20)

　　資格回復が原義。フランス革命で特権を失った貴族が，王政復古でもとの身分や領地を回復するのもリハビリテーションである。身体障害ではリハビリテーション医学が確立しているが，精神障害の場合はまだアイマイ模糊の気味がある。分裂病によってもたらされるハンディキャップが，分かっているようで分かってないせいであろう。どんな機能がどう障害されるのかを明快に示さないと，施策を求めても具体性を欠くことになる。

総合病院精神医学 General hospital psychiatry：(p. 21)

　　総合病院の中での精神科医の役割をあらためて考え直そうという潮流がアメリカを中心に起こってきている。その学会もある。日本では総合病院精神医学会が今年4回目を迎えた。

　　そういう動きの中で，medical psychiatry というコンセプトが言われている。これは，それでは「non-medical psychiatry なるものが存在するのか」というちょっとヘンにも思える議論をしないと分かりにくい話である。

　　アメリカではたしかにこの N.M.P. が存在する。精神分裂病の地域ケアなどの担い手の主体が，コ・メディカルに大幅にシフトし，中には「PSW にも処方権をよこせ」という運動さえ発生したからである。それと，今までの総合病院精神科と M.P. はどこが違うのか，とこの領域の権威に尋ねたところ「点滴ができるかできないかだヨ」と言われてビックリしてしまった。

　　私見では，どうもアメリカの精神科医は手を広げ過ぎて，(同時に余りにメディカルモデルから離れた仕事に耽り過ぎて——例えばプライベートな精神分析療法家)自分たちのマーケットの主なる商品がなんであるのか見失った模様である。それに，シェアも失いつつあるらしい。＊☞文献17の◇③

　　そういう事態に対して，シェアを奪回するための戦略として，まず総合病院のなかに「リハビリテーション」を果たし，精神科も医学の仲間であることを売り込もうとしているのだろう。

　　この動き自体は私も賛成な側面を持っている。問題は，重症精神病状態の患者を誰が，どこで治療するのかという点にある。コンサルテーション・リエゾンだけでは，マーケットとしてもチト弱い。

　　分裂病なら分裂病を medical に治療するユニットが，総合病院のなかに整備されていくという結果が生まれるかどうかが注目すべきところだ。

precipitating factor：(p. 22)

　　急速悪化要因。precipitate とは「釣りの浮子がスッと引き込まれる様な」動き，沈降作用を示す言葉。心配の種がいくつか重なった末に，最終的な引き金をひくような出来事。

PHN public health nurse 保健婦：(p. 23)

　　我が国の医療職業人のなかでは，医者に次いで地位とプライドが高い職種。地域精神保健の領域では，パイオニア的な活躍をした保健所・保健婦グループもかつてあったが，全体には広がらなかった。現在も，その力量の程は，場所により，個々の保健婦により玉石混交である。いい人に巡り合えば，極めて有力なサポートをしてくれるが，そうでないとイライラさせられることもある。

PSW psychiatric social worker 精神保健福祉士：(p. 23)

　　平成9年資格に関する法律が成立，平成9年度から国家試験が行われている。現在，全国で22,400人余が精神科病院，診療所，社会復帰施設および保健所等に配置されている。

救護施設：(p. 31)

　　生活保護法第38条に基づく5種類の保護施設の1つ。身体上又は精神上著しい欠陥があるために独立して日常生活の用を弁ずることのできない要保護者を収容して，生活扶助を行なうことを目的

とする施設。

消防法：(p. 34)

消防法　第一章　総則　第一条【目的】⑨

「救急業務とは，災害により生じた事故若しくは公衆の出入りする場所において生じた事故（以下この項において「災害による事故等」という。）又は政令で定める場合における災害による事故等に準ずる事故その他の事由で政令で定めるものによる傷病者のうち，医療機関その他の場所へ緊急に搬送する必要があるものを，救急隊によって，医療機関（厚生省令で定める医療機関をいう。）その他の場所に搬送すること（傷病者が医師の管理下に置かれるまでの間において，緊急やむを得ないものとして，応急の手当を行うことを含む。）をいう。」

消防法施行令　第五章　救急業務　第四二条（災害による事故等に準ずる事故その他の事由の範囲等）

「法第二条第九項の災害による事故等に準ずる事故その他の事由で政令で定めるものは，屋内において生じた事故又は生命に危険を及ぼし，若しくは著しく悪化するおそれがあると認められる症状を示す疾病とし，同項の政令で定める場合は，当該事故その他の事由による傷病者を医療機関その他の場所に迅速に搬送するための適当な手段がない場合とする。」

救急救命士：(p. 34)

平成3年4月公布の救急救命士法によって新しく設けられた国家資格（施行は3年8月15日）。同法第二条で「医師の指示により，搬送途上において救急救命処置を行なう」と定められた。救急救命センターでの，DOA (dead on arrival) を減少させる役割を果たすことが期待されている。

脳　炎：(p. 40)

精神科疾患の疑いで救急入院する患者で，脳器質性疾患が見つかることは少なくないが，それらの中で一番こわいのは，ウイルス性脳炎である。進行が早いし，その後の経過も重篤であり，早期に発見しないと致命的なことになる。千葉県精神科医療センターでの6年7カ月の間で，6例経験した。年齢は22歳から45歳，男4，女2。内1名脳脊髄膜炎。入院後身体救急病院への転送までの期間は即日が4名，3日1名，5日1名。5例については，当初から脳器質性精神障害の診断がついていた。救急病院入院後の症状はいずれも重篤であり，1名は呼吸停止の状態で気道確保しつつ転送。

総入院件数1940余の中であるから，頻度としては低いが，それだけに見逃す危険も高い。一般精神病院では精神科医が生涯に1～2度しか経験しないであろうから，余計脳炎の存在を忘れてしまいがちになる。

鑑別診断の要点は，これらの存在を，必ず念頭に置いておくことに尽きる。

CTは余り当てにならない。後になってシゲシゲ眺めたら，「どうも脳浮腫があるようだな」という程度の所見が多い。脳波はかなり有力で，意識混濁の波が出ていれば一発で診断がつくが，精神症状が重篤だとなかなか検査への協力が得られなくて機を失することになる。脊髄穿刺も，入院直後のルーティン化はできないし，脳炎の疑いが濃くなってやろうとしても，脳波検査と同様の困難がある。また，すぐにはリコールに所見が出ないこともある。

昏迷，精神運動興奮，支離滅裂を呈して，心因反応あるいは緊張病と誤診することが最も多い。だから，こういう病像に対しては，常時「脳炎・脳炎・ノーエン」と頭の中で唱えながら診断にあたることだ。

いうまでもなく，発病前の風邪，発熱の既往を見落としてはならないが，分裂病，心因反応であっても，しばしばこういう身体症状は伴うから厄介である。

詐　病：(p. 44)

　　犯罪者が司直の手を逃れるために，精神病を装って精神病院に入院してくることがある。私の経験では「分裂病」の診断で入院してきた「患者」が2～3日後，同室者の所持品の内金目のものを病院のシーツに包んで担いでオサラバしたことがある。

　　精神症状が認められる患者でも，車上荒らしの現場を押さえられた途端に急に暴れだし，「声が聞こえてきたので，その声に操られてやった」等とノタマウのは，病気と詐病の境界スレスレである。病気には違いないが，その病気を利用して悪事を働くようなのは，ドシドシ起訴してもらわぬと精神科医は燃え尽きてしまう。＊☞文献 17 の◈④

クロウによる「陰性症状」の歪曲：(p. 49)

　　今日言われている意味でのネガティヴ・シンプトム（社会的引きこもり，感情の平板化，言語表現の貧困化）の記述が初出するのは，

　　　　INSTITUTIONALISM AND SCHIZOPHRENIA A Comparative Study of
　　Three Mental Hospitals 1960-1968：J. K. WING & G.W. Brown：
　　Cambridge University Press 1970

においてである。この本では CLINICAL POVERTY SYNDROME と NEGATIVE SYMPTOMS と両方の記載があるが，内容は上記と同じである。重要なのは，この貧困症候群は収容所精神病院の処遇の結果としての環境的貧窮（所持品・外部世界との交流等の欠乏）と相関し，その程度は比例するという事実であり，まさにインスティテューショナリズムの産物としての，貧困症候群または陰性症状だという主張である。これに対して，今日我が国で流布しているネガティヴ・シンプトム概念は，T. J. クロウの主唱に従うものである。

　　　　Crow, T. J. (1985) The two-syndrome concept. Origins and current status.
　　Schizophreia Bulletin, 11, 471-486

に記載がある。詳しくはそれに当たられたいが，要約すれば幻覚妄想状態などの陽性症状と上記に記載したものと同じ陰性症状とを対比し，前者には薬物が奏功するが後者にはしからず，後者は分裂病の残遺症状で脳のニューロンの減少などの構造的アノマリーの産物だとするもの。このほうが，難治で分裂病の本態的なものであると考えている。ウィングにおいて環境の産物であることが強く示唆されていたのが，クロウにおいて生物学的要因が強調される方向に変換された。私はこの説は間違いだと考える。陰性症状は確かに精神分裂病の病態の主要部分を構成し，疾患の最初期から存在する。病因は大脳皮質前頭前野（46野周辺）のいわゆるワーキング・メモリまたは中枢実行系の機能不全であろう。詳細はこの本にも書いたし，その他の書物にも詳説してあるので参照されたい。

「毎日診察」の義務：(p. 60)

　　精神保健法第37条第1項の規定に基づく厚生大臣が定める処遇の基準（昭和63年4月8日　厚生省告示に130号　第3　患者の隔離について　3　順守事項　(5)　隔離が漫然と行なわれることがないように，医師は原則として少なくとも毎日1回診察を行なうものとする。

エ　ス：(p. 62)

　　精神科従事者の隠語。精神分裂病（Schizophrenia）の頭文字をとって使う。あまり良い趣味とは言えない。先輩の看護者の真似をしたナマカジリの看護職がよく使う。今ただちに精神分裂病の病名告知をドンドンやれとは言わないが，隠語で語られるのと，適切な病気の説明つきで本当の病名を告げられるのと……自分ならどっちを選ぶか？

体　験：(p. 62)

　　これも隠語の一つ，病的体験の略。分裂病特有だと思われている異常な体験を指す。何故，隠語

を使うのか，私にはよく分からない。
TASK FORCE：(p. 63)

もとは軍事用語。真珠湾攻撃に向かった連合艦隊もタスクフォースである。主に戦略目標を攻撃する任務を持ったかなり大きな部隊を指す。今は軍事以外にも使われている。例えば，1990年 A.P.A. 出版の "Benzodiazepine Dependence, Toxicity, and Abuse" は，A Task Force Report of the American Psychiatric Association である。他のテーマでも，タスクフォースリポートは多い。企業内のプロジェクトチームにも使う。

サーカディアンリズム circadian rhythm：(p. 66)

circa は約，dian は日，ほぼ24時間のリズム，概日リズム。詳しくは成書を見よ。＊☞文献 6

自律性 autonomy or autonomous functions：(p. 74)

精神分析的な発達心理学から出てきた言葉。一次的自律性と二次的自律性に分かれる。前者は生下時に備わっているもの，空腹で泣くなど，後者は環境とのやり取りで身についてくるもの，トイレットトレーニングなど。この本では，食う・寝る・トイレ・風呂など基本的な生活習慣とほぼ同義に使っている。

分裂病の精神療法：(p. 77)

私が医者になったころは，精神分裂病は生物学的異常による疾患だから「精神」療法は無効だというのが専門家の中の大方の見解だった。脳の病気に精神療法なんてナンセンスだという，可愛らしいような素朴唯物論である。脳の病気であることと，精神療法が必要であることは，全然矛盾なんかしない。神経麻痺とリハビリテーションが矛盾しないのと同じである。しかし，当時は，こういうことをウッカリ言うと，医者の仲間ではないような眼でウサンクサイ奴と見られたものだ。中には，本気でそういうことを考えることの「反科学性」を説教したり，怒りだす先輩もいたのである。

本当の事を言うと，「分裂病」という言葉と「治療」という言葉を結び付けることさえ，慎重さを必要としたのだ。不可逆的なプロセスと定義された病──その定義に反する，あるいは冒瀆するのか，という思考である。こんなのが思考の名に値するとすればの話だが……。

リンビックシステム limbic system：(p. 89)

脳の中心部にある，記憶と情動を司るシステム。大脳辺縁系。この系は，始め情動の中枢として注目されていたが，今は記憶との関連で研究が進んでいる。システムの中心部をなす「海馬」は記憶に関するセントラルプロセッサーであるらしい。limbo はギリシャ神話のこの世とあの世の境界，異界スレスレの辺境。

アカシジア acathizia：(p. 124)

着席不能の意。神経疾患でも出現するが，多くは向精神薬の副作用による錐体外路病状。じっとしていられないで，モジモジ足を動かしたり，ソワソワ動き回ったりする。向精神薬を止めれば消えるが，急性期からの回復期には，疾病本来の症状と重複して現われることもあり，慎重に見きわめる必要がある。

仮 入 院：(p. 127)

精神障害の疑いがあって，診断に相当の時日を要すると認められた時，精神病院の管理者は後見人，配偶者又は親権者その他扶養義務者の同意がある場合に，本人の同意がなくても，3週間を超えない期間で入院させることができる（法34条）という制度。

ただし，この期間診断確定して医療保護入院に切り換えない限り，治療することはできない。こういう場合は臨床現場では多数あるものと考えられるが，実際にこの制度が使われることは少ない。診断がすぐにはつかないということを認めるのがカッコ悪いせいか，単純に面倒臭いせいか……。

アクティングアウト acting out：(p. 129)
　行動化。もとは精神分析療法の用語。神経症患者が治療の過程で無意識を言語で表現しないで，行動で表すことをいう。「私はイライラしている」とハッキリ言わないで，貧乏ゆすりをするようなこと。転じて，精神病者の衝動行為などにも使うように近頃はなっている。

緊急鑑定：(p. 138)
　旧精神衛生法でも「精神衛生鑑定医」の規定はあったが「精神衛生鑑定」という語は規定されてなかった。「精神衛生鑑定医」の診察だから，鑑定と呼び習わしていただけである。精神保健法では「精神衛生鑑定医」がなくなって「精神保健指定医制度」になり，「精神衛生鑑定書」は「精神保健指定医による診断」に変わった。だから鑑定なる語はもはや公式には存在しない。
　ここでいう緊急鑑定という語も慣例として使ったもの。
　法29条による措置入院のうち，「急速を要する場合は，72時間を限って，指定医1名の診察の結果に基づいて，緊急措置入院させることができる」という規定による指定医1名の診察のこと。

境界型人格障害：(p. 145)
　DSM-Ⅲで登場した人格障害の類型の一つ。日本で精神科医の共通言語になっているか否かは極めて疑問。精神保健法では精神障害者とは「精神病者（中毒性精神病者を含む），精神薄弱者及び精神病質者」をいうと定められているが，境界型人格障害がこの中の精神病質に該当するという主張はかなり強引な論理である。性格障害，人格障害などの処遇を精神病院で行なおうとすることには，もともと医療上からも人権上からも議論の多いところであり，定義も曖昧なら学界での議論も十分には尽くされたとは言いがたい類型を，本人の同意がなくても入院治療の対象にすることが可能な「精神保健法上の精神障害者」に入れてしまうことには危険を感じる。

ストーン・センター The Stone Center, Wellesley College：(p. 147)
　ウェルズリー大学の研究所。女性の情緒障害，精神疾患の予防と，情緒的安定及び福利の増進を目的とした研究・教育機関。

《文 献》

1 Deinstitutionalization

◇ Gruenberg EM, Archer J : Abandonment of Responsibility for the Seriously Mentally Ill. Milbank Memorial Fund Quarterly/Health and Society 57(4) : 177-198, 1979.

◇ Rose SM : Deciphering Deinstitutionalization : Complexities in Policy and Program Analysis. 同上誌

Comments：上の二つはデインスティテューショナリゼーション批判が沢山ある中で，時代背景やデインスティテューショナリゼーション政策によって州立精神病院でボチボチ始まりかけていた病院改革の芽が摘まれてしまったイキサツ，そのことへのマジメ精神科医のresentmentがよく分かる論文である．政策の費用効果分析的な論点も外してない．

2 住民運動

◇ 椎谷淳二, 大島　巌, 上田洋也, 山崎喜比古：新興住宅地域における新しい地域づくりと施設反対運動．国立精神・神経センター精神保健研究所　特別研究報告書「精神障害者施設と地域住民のこれからの関わり方に関する実証的研究」1991, pp 174-191.

3 精神科救急〈総説〉

◇ Robert A Glick, Arthur T Meyerson, Edwin Robbins, John A Talbott : Psychiatric Emergencies. GRUNE & STRATTON, 1976.

Comments：Emergency Psychiatry の総説の新しいものとしては，下の論文がある．内容はアメリカの精神科医療状況を反映して，焦点がかなり日本の現状とはズレているが，巻末に文献が沢山載っているので孫引きに便利である．

◇ JM Ellison, DH Hughes, KA White : An Emergency Psychiatry Update. H & CP 40(3) : 250-260, 1989.

4 デイホスピタル

◇ Jon E Gudeman, M.D., Miles F Shore, M.D., and Barbara Dickey, Ph.D. : Day Hospitalization and an Inn Instead of Inpatient Care for Psychiatric Patients. NEJM 308(13), 1983.

◇ Jon E Gudeman : The Day Hospital/Inn Model. In ; Serving the Mentally Ill in an Urban Setting. The Massachusetts Mental Health Center Experience. (Ed. MF Shore, JE Gudeman), Jossey-Bass Inc. Publishers, San Francisco, London, 1988.

Comments：この論文は，前掲論文の後日談である．著者は本稿執筆後ここを訪問してきた．図はこの論文に載っているもの．

Comments：以下の二つはこの領域の総説の概観と，急性期精神病へのデイホスピタル適応への批判論文として有用である．

Figure 1. Traditional Model

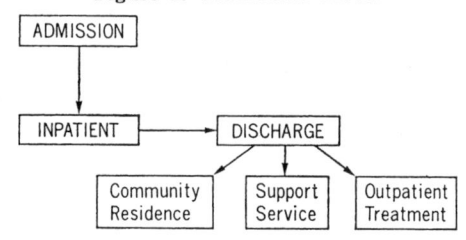

```
ADMISSION
    ↓
INPATIENT → DISCHARGE
              ↓      ↓       ↓
         Community Support Outpatient
         Residence Service Treatment
```

Figure 2. Day Hospital/Inn Model

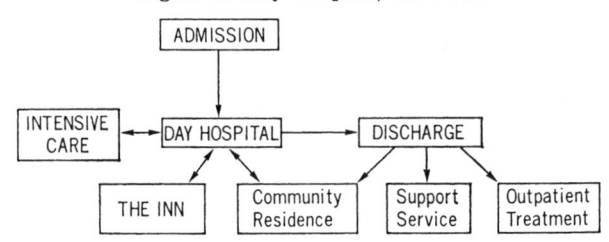

```
              ADMISSION
                  ↓
INTENSIVE ←→ DAY HOSPITAL → DISCHARGE
  CARE          ↓    ↓         ↓      ↓
             THE INN Community Support Outpatient
                     Residence Service Treatment
```

◇ Francis Creed, Philip Anthony, Ken Godbert and Peter Huxley: Treatment of Severe Psychiatric Illness in a Day Hospital. British Journal of Psychiatry 154: 341-347, 1989.

◇ Francis Creed, Dawn Black and Philip Anthony: Day-Hospital and Community Treatment for Acute Psychiatric Illness. A Critical Appraisal. British Journal of Psychiatry 154: 300-310, 1989.

5 TRIAGE

◇ Daniel C Marson, et al.: Psychiatric Decision Making in the Emergency Room: A Research Overview. Am J Psychiatry 145(8): 918-925, August, 1988.

6 サーカディアンリズム，光と精神障害など

◇浅野　裕：躁鬱病と光パルス療法．臨床精神医学 17(4)：451-462, 1988.
◇本間研一：ヒトのサーカディアンリズム―光同調機序―．精神医学 31(1)：33-40, 1989.
◇ G Roitman, E Orev, G Schreiber: Annual rhythms of violence in hospitalized affective patients: correlation with changes in the duration of the daily photoperiod. Acta Psychiatr. Scand. 82: 73-76, 1990.
◇ PA Carney, CT Fitzgerald and CE Monaghan: Influence of Climate on the Prevalence of Mania. British journal of Psychiatry 152: 820-823, 1988.
◇ NR Rosenthal, et al.: Antidepressant Effect of Light in Seasonal Affective Disorder. Am J Psychiatry 142(2), 1985.
◇生物リズムと生物時計・高等動物の環境適応の時間生物学的考察．蛋白質，核酸，酵素 23(2) (suppl), 1982.
◇川村　浩：脳とリズム．朝倉書店，東京，1989.

7 精神科救急病院のデザイン

◇ Craig C, Ray F and Hix C : Seclusion and Restraint : Decreasing The Discomfort. Journal of Psychosocial Nursing 27 : 17-19, 1989.

8 精神療法

◇ Bernard D Beitsman, Marvin R Golderied and John C Norcross : The Movement Toward Integrating the Psychotherapies : An Overview. Am J Psychiatry 146(2) : 138-147, 1989.
◇ Heinz Hartmann : Essays on Ego Psychology. International Universities Press, New York, 1964.
◇ Leopold Bellak and Leonard Small : Emergency Psychotherapy and Brief Psychotherapy (2nd Edition). Grune & Stratton, 1978.
◇ Leopold Bellak and Helen Siegel : Handbook of Intensive Brief and Emergency Psychotherapy. C. P. S. Inc., 1983.

9 治療的スタンス・救急精神療法

◇① Bassuk EL : Emergency Care of Suicidal Patients. In ; EMERGENCY PSYCHIATRY Concepts, Methods, and Practices. (Ed. Bassuk EL and Birk AW), Plenum Press, New York, 1984.
◇ Ellen Leibenluft and Richard L Goldberg : Guideline for Short-Term Inpatient Psychotherapy. Hospital and Community Psychiatry 38(1) : 38-43, 1987.
◇ Robert Apsler and Ellen Bassuk : Differences Among Clinicians in the Decision to Admit. Arch Gen Psychiatry 40 : 1133-1137, 1983.

10 診 断

◇野田正彰:「国鉄マンよ,もう死ぬな」.諸君! 1987年2月号.

11 CHLORPROMAZINE

◇ Jaffrey A. Lieberman, Robin M. Murray : Comprehensive Care of Schizophrenia. Martin Dunitz Ltd, USA. 2000.
15(i) Violent Patients : Managing Acute Disturbance
……A major factor influencing drug selection is safety, including the presence or absence of side effects. Chlorpromazine, despite retaining widespread popularity as a drug of first choice in RT (rapid tranquillization), is not advised for parenteral use because it is painful when given by the intramuscular route, and has been associated with profound hypotension secondary to its alpha-adrenergic blocking properties, and even sudden death.……

12 HALOPERIDOL

◇ Edmund C Settle Jr. and Frank J Ayd Jr.: Haloperidol: A Quarter Century of Experience. J Clin Psychiatry 44(12): 440-448, 1983.
◇ Kathy M Sanders, Ann Mary Minnema and George Murray: Low Incidence of Extrapyramidal Symptoms In Treatment of Delirium with Intravenous Haloperidol and Lorazepam in the Intensive Care Unit. Journal of Intensive Care Medicine 4(5): 201-204, 1989.
◇ H. Beckmann and G Laux: Guidelines for the dosage of antipsychotic drugs. Acta Psychiatr Scand 82 (Suppl. 358): 63-66, 1990.
◇ 西浦政中：向精神薬の非経口投与法―Haloperidol の投与量と臨床効果ならびに副作用との系統的考察について―．臨床精神医学 9: 545-558, 1980.
◇ 構木睦男，守屋裕文：急性せん妄の薬物療法．神経精神薬理 14(2), 1992.

13 法施行・インフォームドコンセント

◇ 西山　詮：精神保健法の鑑定と審査（改訂第2版）．新興医学出版社，東京，1990.
◇ Litdz CW, Meisel E, Zerubavel E, Carter M and Roth LH: Informed Consent, A Study of Decision, Making in Psychiatry. The Guilford Press, New York, 1984, p. 23.
◇ Appelbaum PS: Voluntary Hospitalization and Due Process: The Dilemma of Zinermon v. Burch. Hospital and Community Psychiatry 41: 1059-1060, 1990.
◇ Appelbaum PS, Litz CW, Meisel A: Informed Consent―Legal Theory and Clinical Practice. Oxford Universities Press, 1987.

14 自　殺

9 の◇①

◇ Jacobs D and Brown HN, Ed.: Suicide, Understanding and Responding Harvard Medical School Perspectives. International Universities Press, Madison, Conneticut, 1989.
◇ Lawrence J Cohen, Marry Ann Test and Roger L Brown: Suicide and Schizophrenia: Data from a Prospective Community Treatment Study. Am J Psychiatry 147(5): 602-607, 1990.
◇ 大阪過労死問題連絡会：過労死110番．合同出版，東京，1989.

15 ON HOMELESSNESS

9 の◇①

◇ The National Council of Community Mental Health Centers, Inc.: Special Issue: The Homeless Mentally Ill. Community Mental Health Journal 26(5), 1990.
◇ Bassuk EL, Rosenberg L: Why does family homelessness occur?: A case-control study. Amer J Public Health 78: 783-788, 1988.
◇ Bassuk EL, Rubin L, Lauriat L: Is Homelessness a Mental Health Problem? Am J Psychiatry 141(12): 1546-1550.
◇ *The same authers*: The Characteristics of Sheltered Homeless Families. Am J Public Health

76：1097-1101.
◇ Bassuk EL : The Homlessness Problem. Scientific American 251(1)：40-45, July, 1984.
◇ Bassuk EL and Rubin L : Homeless Children : A Neglected Population. Am J Orthopsychiatry 57：279-286, 1987.
Comments：エレン　バスク女史はハーヴァード大学の精神医学教室助教授であり，同時に"The Better Homes Foundation"というホームレスファミリーのための援助基金の理事長．他にもホームレスに関する著作があるが割愛する．女史はホームレスファミリー問題の中でも，母子連れの家族（mother headed families——全ホームレス人口の3分の1は，母親と学齢以下の子供2〜3人から成る世帯である）に深い関心と援助を注いでいる．本書の著者は尊敬の余り，ボストンまで行って話を聞いてきた．

　ついでに書いておくと，千葉県精神科医療センターの診療開始までの準備期間3ヵ月の間，精神科医達は女史等の編集による文献 9 の◇① 一冊を分担して読み，開業までの不安を静めたものである．

◇ジョナサン　コゾル（増子　光訳）：家のない家族．晶文社，東京，1991.
◇ James D Wright : Address Unknown : The Homeless in America. Aldine de Cruiter, New York, 1989.

16　千葉県精神科医療センター　関係者からのもの

◇平田豊明：精神科救急とデイホスピタル．精神科MOOK. No. 20 精神科救急医療，金原出版，東京，1988.
◇②平田豊明：精神科急性期治療の臨床経済学的試論　(1)—(3)，病院49（1号—3号），医学書院，東京，1990.
◇計見一雄：精神病院を治療装置とするために．精神衛生活動の実際（第三章），金剛出版，東京，1982.
◇計見一雄：保健サービス実務の進め方．地域精神衛生活動の手引き　第2章，精神衛生問題研究会，1982.
◇計見一雄：精神科救急インとアウト—院外システムと院内システム—．精神科MOOK. No. 20 精神科救急医療，金原出版，東京，1988.
◇計見一雄：治療・リハビリテーションを貫くもの．精神科MOOK. No. 22 分裂病のリハビリテーション，金原出版，東京，1988.
◇計見一雄：精神科救急について．講演集「精神医療を考える」，八戸ノ里クリニック編集，NGS大阪，1991.
◇計見一雄：鉄の鎧からネットワークへ—精神衛生法改正に望むこと．世界499，1987年3月．
◇千葉県精神科医療センター「開設5周年記念報告会の記録」，1990年11月．
◇計見一雄：精神科救急施設．新しい精神病院・保健施設III-1-1（川口　豊，長澤泰，小滝一正，蜂谷英彦，編），ソフトサイエンス社，東京，1990.
◇計見一雄：脳と人間．三五館，東京，1999.
◇計見一雄：統合失調症あるいは精神分裂病．講談社，東京，2004.
◇計見一雄（編著）：スタンダード精神科救急医療．メヂカルフレンド社，1997.

17 その他

◇③ Thomas N Wise : Segmenting and Assessing the Market in Consultation-Liaison Psychiatry. General Hospital Psychiatry 9 : 354-359, 1987.
◇トランケル A（植村秀三訳）：「証言の中の真実」．金剛出版，東京，1976.
◇④野口幹世：「犯人を裁いて下さい」．（横浜，東高校生殺傷事件被害者の会，発行）（発行所：自費出版センター），星雲社，東京，1975.
◇大野智也：「障害者は，いま」．岩波新書，1988.
◇鹿野政直：「戦前・家の思想」．（叢書：身体の思想 9），創文社，東京，1983.

資　料

1. 千葉県精神科医療センター配置図
2. 睡眠チェック表
3. 電話インテークカード
4. インテークカード（A）
5. インテークカード（B）
6. 身体状況チェックリスト
7. 鎮静マニュアル
8. 鎮静法指針
9. 通電療法（mECT）の手順
10. 文書
11. 千葉県精神科医療センターにおける診療データ
12. 最近5年間訪問件数
13. 精神科救急医療システム整備事業施設状況
14. 精神病急性期病状評価スケール
15. 精神病急性期病状評価スケール（簡易版）

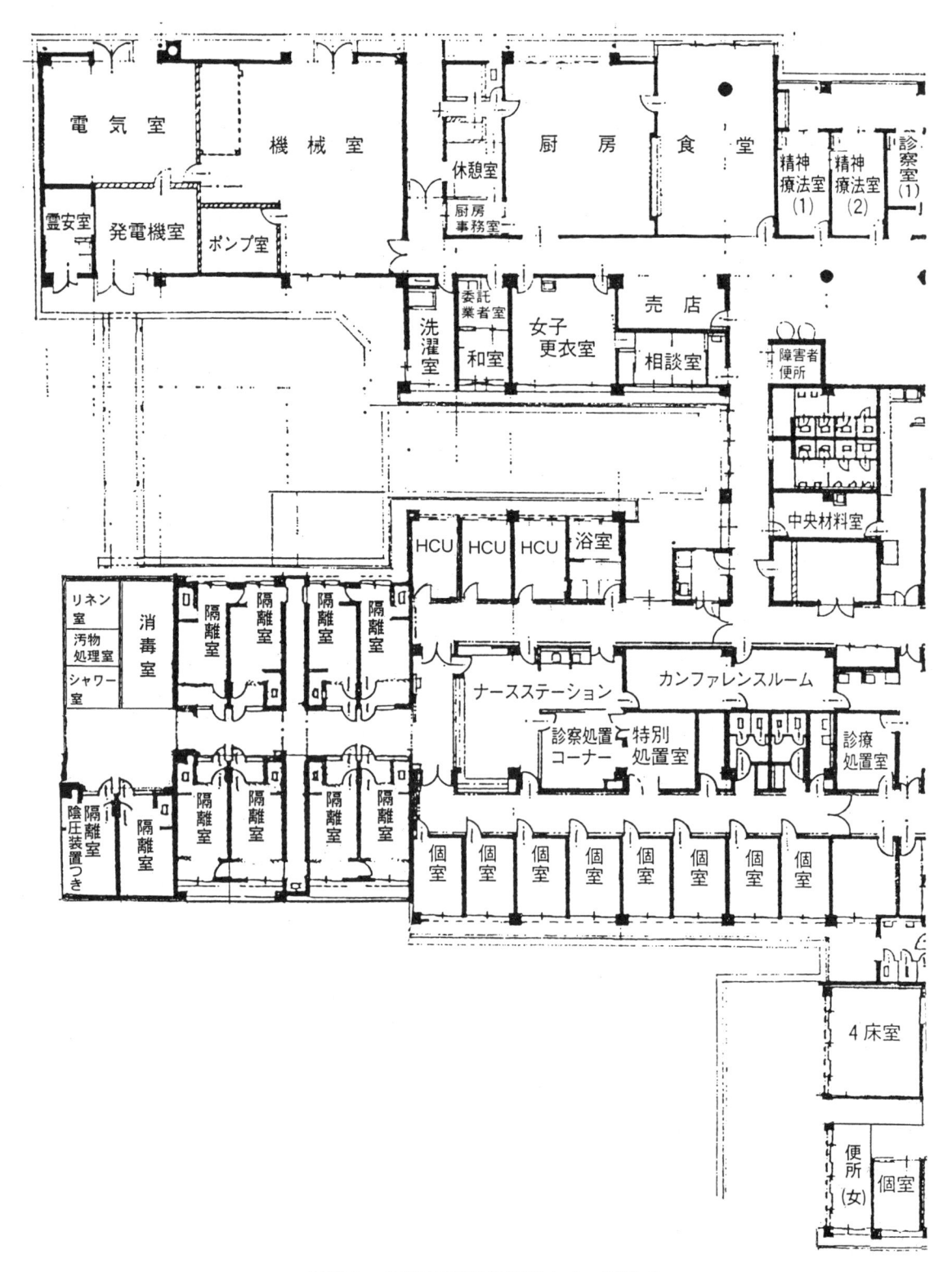

資料1．千葉県精神科医療センター配置図

資料1. 165

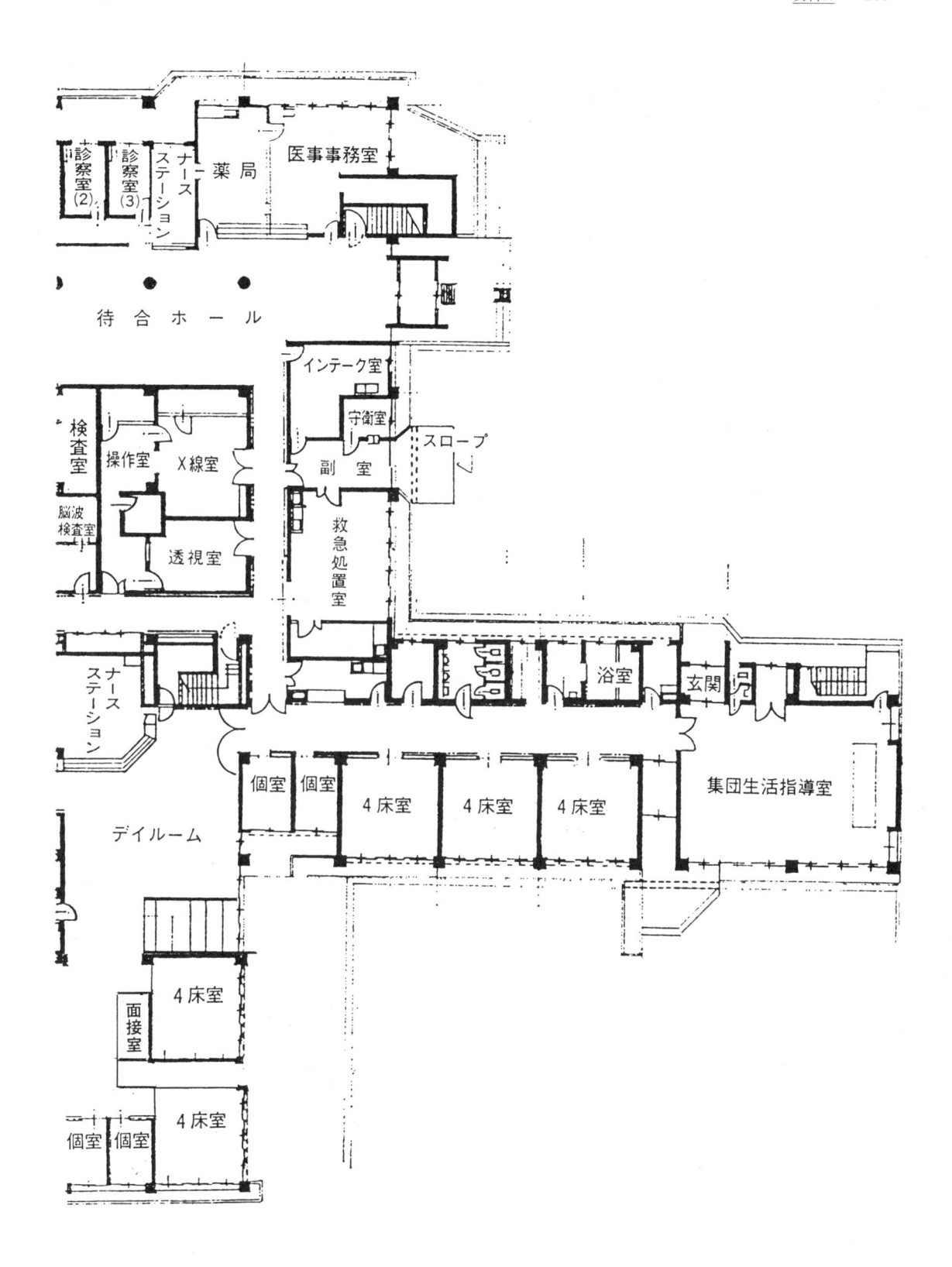

- 診察室(2)
- 診察室(3)
- ナースステーション
- 薬局
- 医事事務室
- 待合ホール
- 検査室
- 操作室
- X線室
- 脳波検査室
- 透視室
- インテーク室
- 守衛室
- 副室
- スロープ
- 救急処置室
- ナースステーション
- 浴室
- 玄関
- 個室
- 個室
- 4床室
- 4床室
- 4床室
- 集団生活指導室
- デイルーム
- 面接室
- 4床室
- 4床室
- 個室
- 個室

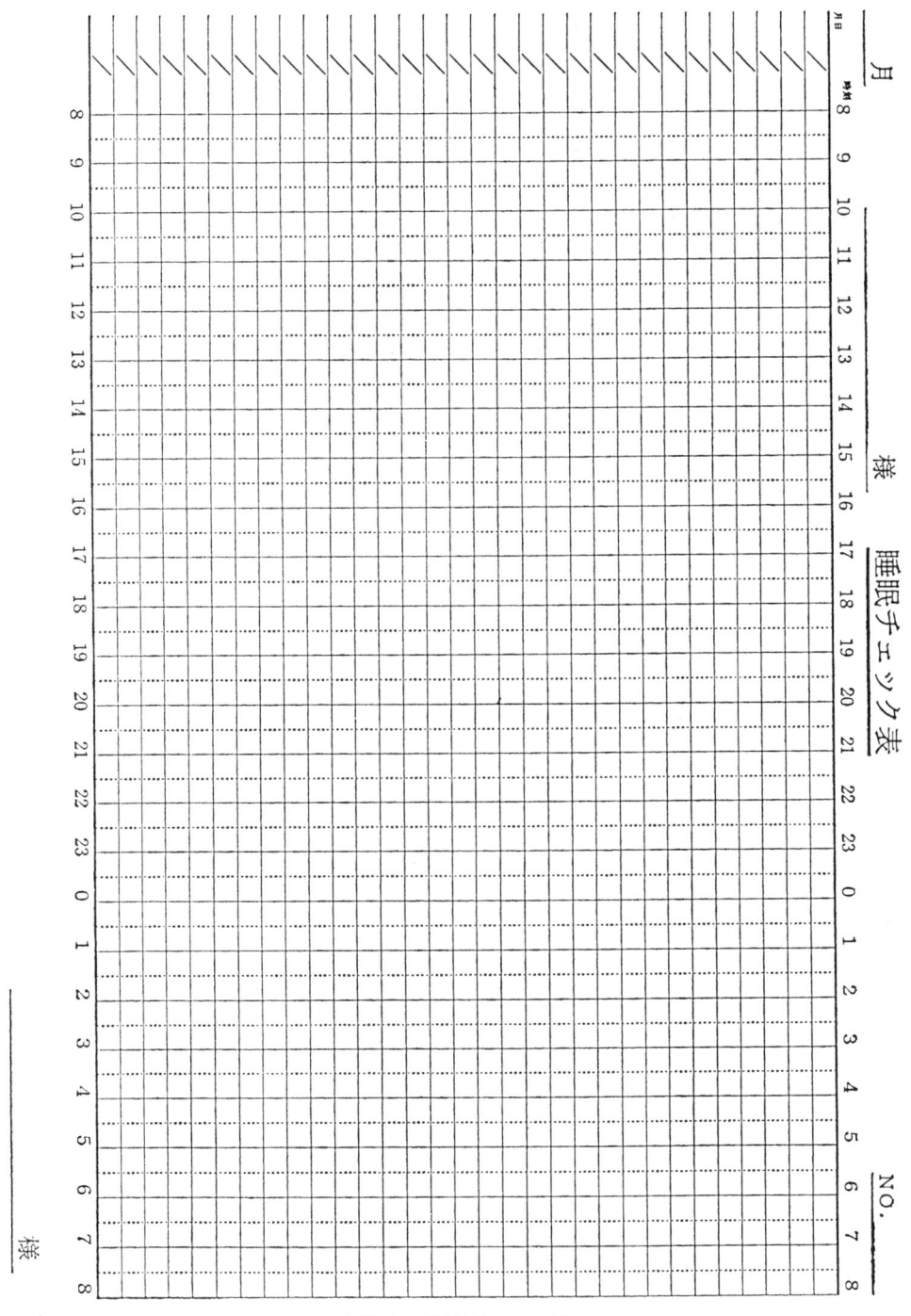

資料2. 睡眠チェック表

電話インテークカード

受付＿＿＿＿年＿＿月＿＿日(＿曜)＿＿時＿＿分　対応者＿＿＿＿＿＿

④ケース氏名＿＿＿＿＿＿＿＿＿＿＿(男・女)　＿＿歳(＿年＿月＿日生)

現住所＿＿＿＿＿＿＿＿＿＿＿＿＿＿＿＿Tel＿＿＿＿＿＿

①相談者	□医師 医療機関名＿＿＿＿＿ 診療科＿＿＿ 氏名 Dr.＿＿＿
	□(＿＿＿救急隊＿＿＿)　□同居親族(続柄＿＿＿氏名＿＿＿)
	□(＿＿＿警察署＿＿＿)　□非同居親族(続柄＿＿＿氏名＿＿＿)
	□(＿＿＿保健所＿＿＿)　□本人　□その他(＿＿＿)
	連絡先

②緊急の問題
□暴力的行動　□興奮・混乱　□自殺・自傷行為　□無言・無動　□身体的衰弱
□不合理な言動　□その他

(裏面への続き　□あり　□なし)

③確認事項

身体疾患・外傷	□なし　□あり (　　　　　　)	□不明
酩酊	□なし　□あり (□アルコール　□有機溶剤　)	□不明
覚醒剤使用歴	□なし　□あり (採尿　□なし　□あり　)	□不明
精神科治療歴	□なし　□あり (　　　　　　)	□不明
睡眠障害	□なし　□あり (　　　　　　)	□不明
食事量の減少	□なし　□あり (　　　　　　)	□不明
親族の同伴	□可能　□困難 (　　　　　　)	□不明

⑤判定
□直ちに来院指示
□救急輪番病院紹介　(病院名＿＿＿＿＿＿当直医＿＿＿＿)
□他機関紹介　(機関名＿＿＿＿＿紹介理由＿＿＿＿)
□後日来院指示　(予約日＿＿月＿＿日＿＿曜)
□電話相談のみ　(　　　　　　)　判定医師

千葉県精神科医療センター

資料3．電話インテークカード

インテークカード（A）　記録者＿＿＿＿＿＿（外来・インテーク）

本人氏名	様（男・女）	年　月　日生（　歳）
住所	電話	職業
来院日時	年　月　日（　）　時　分	来院前の電話　あり・なし
来院者	本人（来院・非来院）・	
本人の受診意志	自発的・消極的・拒絶的・表示不能・混乱・本人受診せず	
経由機関	なし・あり（　　　　　　　　　　　　　　　　　　　　　）	

主訴など（データソース　　　　　　　　　　　　）		
	外傷	（－・＋）
	衰弱	なし・軽・中・重
	体温	℃（外耳・腋下）
	脈拍	／分（整・不整）
	血圧	／
	睡眠障害	（－・＋）
	摂食障害	（－・＋）
	治療中の疾患	（－・＋）
	既往歴	（－・＋）
	アレルギー	（－・＋）
	飲酒歴	（－・＋）
	薬物乱用歴	（－・＋）
	最終学歴	
	職歴	

千葉県精神科医療センター

資料4．インテークカード（A）（表）

精神科治療歴	医療機関名	治療期間	入院・外来	転帰など

家族状況（少なくとも二親等以内を系図表示。親族の年齢・在住地・健康状態・職業・配偶状況などを詳記。同居者を線で囲い、家計状況やケアの担い手・居住環境などを記載）

父母系　　　　　　　　　同胞系　　　　　　　　　配偶者・子孫系

千葉県精神科医療センター

インテークカード（A）（裏）

インテークカード（B）　　診察医＿＿＿＿＿＿＿

患者氏名		様（男・女）	年　月　日生（　歳）
初診日時	年　月　日（　）　時　分	場所	ER・外来・他
受診意志	自発的・消極的・拒絶的　表示不能・混乱	同行者	

現病歴等（データソース　　　　　　　　　　　）	
	外傷（−・＋）
	衰弱（−・軽・中・重）
	睡眠障害（−・＋）
	摂食障害（−・＋）
	治療中の疾患（−・＋）
	既往歴（−・＋）
	アレルギー（−・＋）
	飲酒（−・＋）
	薬物乱用（−・＋）
	最終学歴
	職歴

千葉県精神科医療センター

資料5．インテークカード（B）（表）

家族状況（少なくとも二親等以内を系図表示。親族の年齢・在住地・健康状態・職業・配偶状況などを詳記。できれば氏名も記入。同居者を線で囲い、家計状況やケアの担い手・居住環境などを同定）

| | 父母系 | 同胞系 | 配偶者・子孫系 |

意識（清明・傾眠・混濁　　　　　　　　　　）	自我障害（－・　　　　　　　　　　　　　　）
疎通性（良好・部分的・混乱　　　　　　　　）	知覚障害（－・　　　　　　　　　　　　　　）
気分（正常・うつ・高揚・動揺　　　　　　　）	思考障害（－・　　　　　　　　　　　　　　）
意志発動（正常・興奮・低下　　　　　　　　）	記憶障害（－・　　　　　　　　　　　　　　）
衝動制御（良好・減弱　　　　　　　　　　　）	知能障害（－・境界・軽・中・重　　　　　　）

暫定診断		病像	

初診時サマリー・治療方針	検査・処置・投薬

判定	1.入院（医保・緊急・応急・措置・任意）　2.通院　3.他機関紹介（　　　　　　　　　　）
	4.前医戻し（　　　　　　　　　）　5.医療不要　6.他（　　　　　　　　　　　　　　）

千葉県精神科医療センター

インテークカード（B）（裏）

身体状況チェックリスト　　記録者＿＿＿＿＿＿＿＿

患者氏名	様（男・女）（　　　歳）	身長	cm
搬入日時	年　　月　　日（　）　　時　　分	体重	kg

搬送手段	1. 救急車　2. 警察車両　3. 自家用車　4. 保健所車両　5. その他（　　　　　）
入室状況	1. ストレッチャー（抑制＋・－）　2. 介助歩行　3. 独歩　4. 他（　　　）

着衣等	上		下	
	服装の乱れ・汚れ	なし・あり（　　　　　　　　　　　　　　　　　）		
	履き物		頭髪	整・乱・清・汚

顔面	顔色	良・蒼白・紅潮・黄疸・悪液質・他（　　　　）	発汗	－・少・多
	浮腫	－・軽・中・重	チアノーゼ	－・軽・中・重　部位（　　　）

嘔吐	－・＋（吐物　　　　　　　　　）	嘔気	－・＋（強・弱）
痙攣	－・＋（強直・間代）（単発・間欠・頻発）	振戦	－・＋（強・弱）
尿失禁	－・＋（少・中・多）　最終排尿　　月　日　時　分頃		
便失禁	－・＋（少・中・多）性状（　　　　　　　　　　　　　　　　　）		

呼吸	回／分（整・不整　　　　　　　　　）	アルコール臭	－・弱・強
	形態　自然・喘鳴・下顎・起坐・咳嗽・他（　　　　　　　　　　　）		
脈拍	回／分（整・不整　　　　　　　）	緊張	良好・弱・触れず
血圧	mmHg ～　　mmHg（仰臥位・坐位・立位）		
体温	℃（外耳・腋下・舌下・直腸）	四肢冷感	－・弱・強

	治療中の疾患（－・＋・不明）
	妊娠可能性（－・＋・不明）
	服用中の薬物（－・＋・不明）
	薬物乱用（－・＋・不明）
	前医での処置（－・＋・不明）

千葉県精神科医療センター

資料6．身体状況チェックリスト（表）

資料6.

経過・処置等	理学的所見	舌
		口腔内
		甲状腺腫（－・軽・中・重）
		腹部
		前脛部浮腫（－・軽・中・重）
		呼吸音
		心音
		その他

神　経　学　的　所　見
四肢麻痺（－・＋　　　　　　）
頸部硬直（－・＋　　　　　　）
筋強剛（－・＋　　　　　　　）
クローヌス（－・＋　　　　　）
病的反射（－・＋　　　　　　）
腱反射

瞳孔　　　右　　　左

対光反射（速・鈍・－）
調節反射（速・鈍・－）
Argyle-Robertson（－・＋）
眼振（－・＋　　　　　　　　）

身体拘束	－・＋	部位	腰・上肢・下肢
開始時刻	時　　分	指定医署名	

理由：

記載医師

千葉県精神科医療センター

身体状況チェックリスト（裏）

JCLS 88002-643

資料7. 鎮静マニュアル

急性精神病状態下にある患者の鎮静と観察

2004年3月　千葉県精神科医療センター

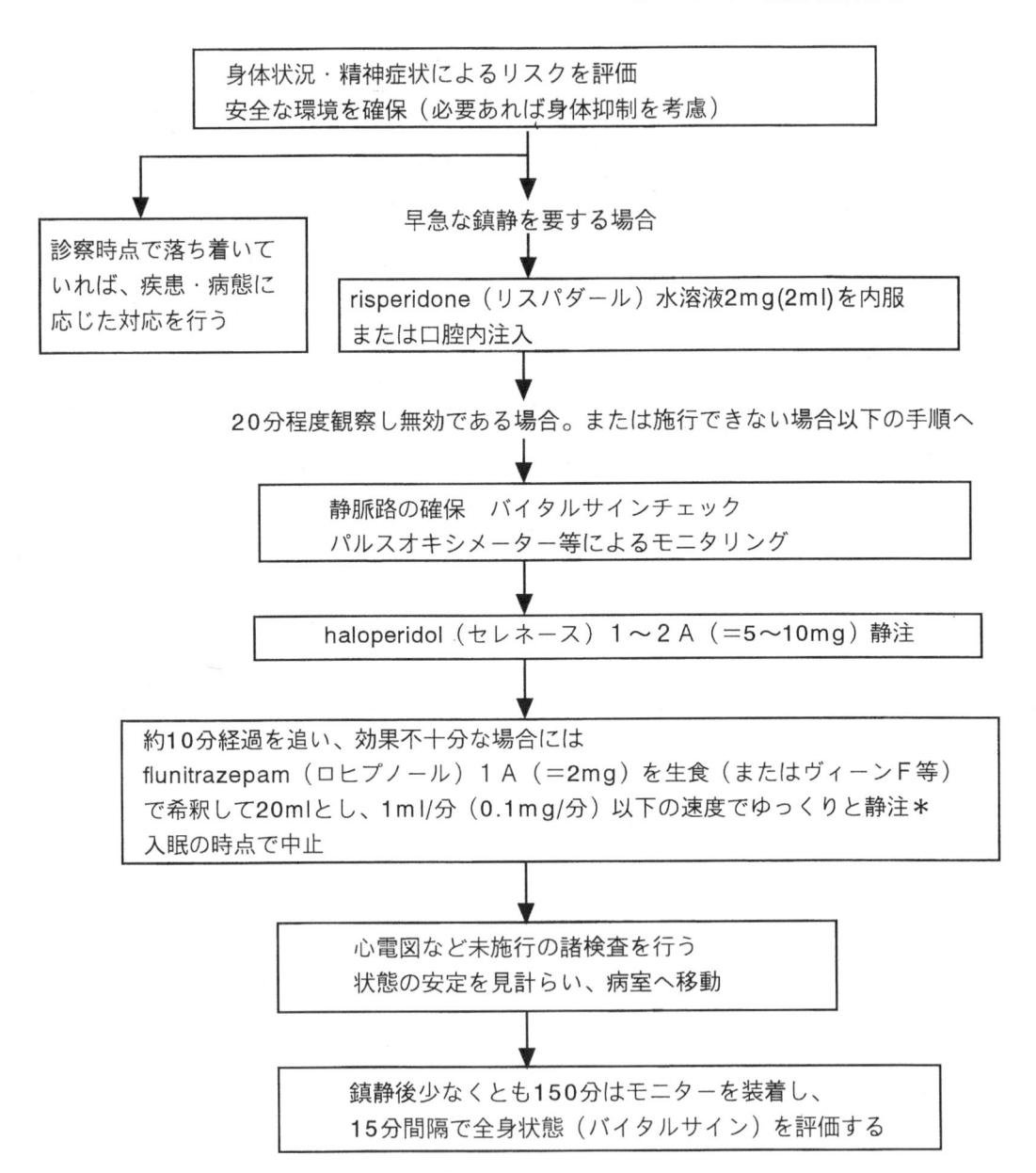

```
┌─────────────────────────────────────┐
│ 身体状況・精神症状によるリスクを評価 │
│ 安全な環境を確保（必要あれば身体抑制を考慮） │
└─────────────────────────────────────┘
   │                    │
   │               早急な鎮静を要する場合
   ↓                    ↓
┌──────────────┐  ┌─────────────────────────────────┐
│ 診察時点で落ち着いて │  │ risperidone（リスパダール）水溶液2mg(2ml)を内服 │
│ いれば、疾患・病態に │  │ または口腔内注入 │
│ 応じた対応を行う │  └─────────────────────────────────┘
└──────────────┘              │
```

20分程度観察し無効である場合。または施行できない場合以下の手順へ

```
┌─────────────────────────────────────┐
│ 静脈路の確保　バイタルサインチェック │
│ パルスオキシメーター等によるモニタリング │
└─────────────────────────────────────┘
              ↓
┌─────────────────────────────────────┐
│ haloperidol（セレネース）1～2Ａ（＝5～10mg）静注 │
└─────────────────────────────────────┘
              ↓
┌─────────────────────────────────────┐
│ 約10分経過を追い、効果不十分な場合には │
│ flunitrazepam（ロヒプノール）1Ａ（＝2mg）を生食（またはヴィーンＦ等） │
│ で希釈して20mlとし、1ml/分（0.1mg/分）以下の速度でゆっくりと静注＊ │
│ 入眠の時点で中止 │
└─────────────────────────────────────┘
              ↓
┌─────────────────────────────────────┐
│ 心電図など未施行の諸検査を行う │
│ 状態の安定を見計らい、病室へ移動 │
└─────────────────────────────────────┘
              ↓
┌─────────────────────────────────────┐
│ 鎮静後少なくとも150分はモニターを装着し、 │
│ 15分間隔で全身状態（バイタルサイン）を評価する │
└─────────────────────────────────────┘
```

＊静注は、パルスオキシメーターを装着の上、呼吸・血圧等を観察。SpO2が90％を下回らないよう緩徐に行う。アンビューバッグ、酸素、吸引器などはすぐに使用できるようにしておく。
ロヒプノールなどベンゾジアゼピンを使用する場合、拮抗薬のアネキセートも用意する
アネキセート使用法
　1　アネキセート2mlを静注。（アネキセート1Ａ＝5ml＝0.5mg）
　2　4分以内に覚醒効果がなければ、1分間隔で1mlずつ追加。（総量2Ａまで）
　3　覚醒しても、後刻再び呼吸抑制をきたす可能性もあるので要注意。
　　　（アネキセートの半減期は約50分）

資料8. 鎮静法指針

原則）興奮・攻撃性などの標的症状と潜在する身体合併症を見極めつつ即応性，軌道修正可能，安全性，確実性の並立を理想とする。なお，向精神薬の開発が目覚ましい近年の状況を考慮すると，本指針中の鎮静薬剤の選択および投与法については，長くとも数年単位で改訂される可能性が高い。

【睡眠を伴う鎮静が必要な場合】
鎮静の導入
① benzodiazepine 系薬剤の静注あるいは点滴投与（②より安全性が高い；拮抗剤である flumazenil の使用を念頭に置く。ただし，flumazenil の効果が短いことも考慮する必要がある）
② bennzodiazepine 系薬剤が無効なとき，barbiturate の静注（①より確実性は高いが拮抗剤はない）
いずれも常時の観察あるいはパルスオキシメーターによる監視が必要（特に levomepromazine の筋注との併用になる場合は2時間半程度まで必要）。また，気道確保，人工呼吸の手技に習熟している必要がある。
③患者の体格や興奮の程度と医療者数との相対的関係から徒手拘束下に治療反応の経過観察をする余裕がある場合，まず haloperidol の静注を行うことで①あるいは②の投与量を減らすことができるという経験則がある。

鎮静の維持
① haloperidol の静注あるいは点滴投与（一日量35 mg を越える場合は心電図の確認が必要）
② benzodiazepine 系薬剤の静注あるいは点滴投与
補1：血管確保が困難な場合，haloperidol あるいは levomepromazine の筋注によってまずある程度の鎮静を図らざるをえない場合もある。
補2：酸素，口腔・咽頭部吸引，経鼻・経口エアウェイ，気管内挿管，flumazenil および心肺蘇生薬品の準備が必要である。

【睡眠を伴わない鎮静】
① haloperidol の筋注あるいは静注（一日量35 mg を越える場合は心電図の確認が必要）
② levomepromazine の筋注（鎮静効果が強く半減期が長い；短時間内では50 mg を越える投与は避ける方がよい）
③ diazepam の筋注（benzodiazepine 系薬剤を常用している患者には避ける方がよい）

【内服による鎮静】
①抗精神病薬（haloperidol などのブチロフェノン系薬物，levomepromazine などのフェノチアジン系薬物，および非定型抗精神病薬）
②気分安定剤（sodium valproate, carbamazepine）
③抗不安薬（lorazepam, diazepam など；benzodiazepine 系薬剤を常用している患者には避ける方がよい）

　詳細は後述の解説を参照する必要がある。また，実際の臨床に際しては現場の判断が優先されるべきである。本指針に関して，いかなる原因で生じた傷害，損失，損害に対しても筆者らは免責される。
　以上の記述を総括して図示する。

```
                    ┌─────────────────┐
                    │ 患者は協力的か   │
                    │    かつ         │
                    │ 急変した際に徒手拘束可能な│
                    │ スタッフを集められるか│
                    └─────────────────┘
                   NO ↙         ↘ YES
┌──────────────────────────┐        ╭───────────────╮
│ 患者の協力を要する精査が必要 │        │ 内服による鎮静 │
│      あるいは            │        ╰───────────────╯
│ 補液以上の身体管理を要する │
│      あるいは            │
│ 興奮性が著しい           │
│      あるいは            │
│ 攻撃性が著しい           │
│      あるいは            │
│ 自傷・自殺の危険性が高い │
│      かつ               │
│ パルスオキシメーター以上のモニターを有する│
└──────────────────────────┘
     YES ↙        ↘ NO
╭──────────────╮   ╭──────────────────╮
│睡眠を伴う鎮静（静注）│   │睡眠を伴わない鎮静（筋注）│
╰──────────────╯   ╰──────────────────╯
```

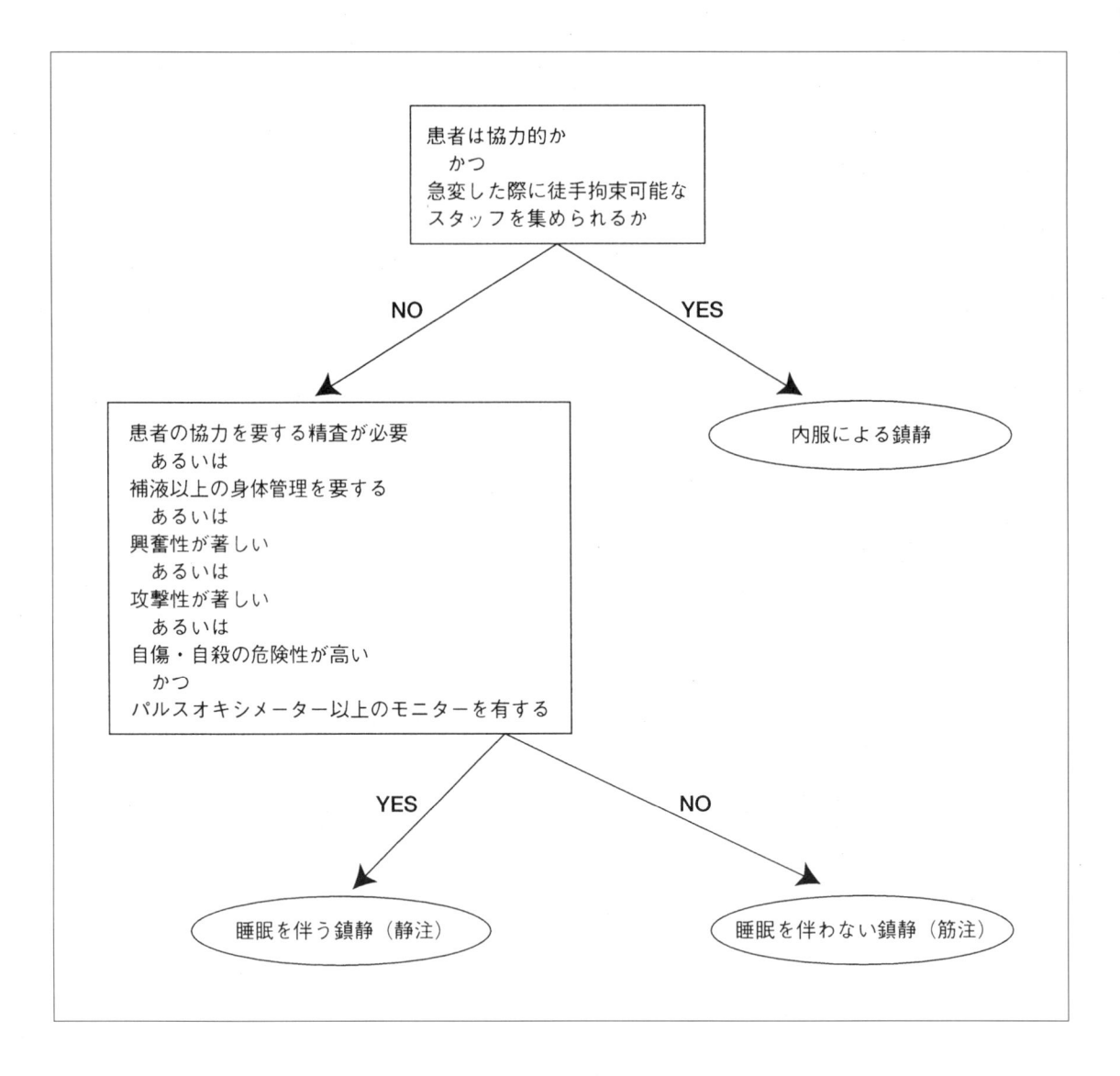

【解説】

精神科救急の現場では，内向き（自殺の方向）あるいは外向き（暴力の方向）の攻撃性を制御することが第一の仕事である。しかし，その背景にある疾患を短時間で鑑別することが難しいこともあり，判断が後手にまわってしまうこともある。また，予期しない合併症が潜在したり副作用が予想より強く出たりする可能性もある。したがって鎮静法は，「予測し難い精神科救急患者の身体状況，精神症状の変化に即応でき，しかもいつでも軌道修正できる」という確実性と安全性を両立する視点から薬剤を選択して組み立てなければならない。その方針は患者が診療に協力できるか拒否するかによって二分される。拒否する場合は非経口的な投与経路による鎮静法が選択され，協力できる場合は内服による鎮静法となる。あくまで行動障害に対する急速鎮静が目的であるため，標的症状は攻撃性，興奮性，情動不安定性，衝動性が中心になる。

1. 診療を拒否する場合

鎮静法は，ベンゾジアゼピン系薬剤あるいは抗精神病薬の筋注あるいは静注，バルビタール系薬剤の静注のいずれかである。何を選択するかは標的症状の程度とともにその施設の身体管理能力，すなわち心肺監視モニター類の充実の程度による。

1.1. モニター類が全くない場合

標的症状が中等度までの場合は，haloperidol（HAL）の筋注が選択される。diazepamの筋注がHALと併用されてもよい[1,2]。しかし標的症状が著しい時はこれでは対応できないため，最も鎮静作用が期待できるlevomepromazine（LPZ）の筋注が選択される[2]。

モニター類を全く使用しないこの方法は，身体管理がほとんどできないため身体合併症が潜在していたり重篤な副作用が出現したりする場合に対応が難しい。したがって筋注での対応は，身体合併症の存在が相当高い確信をもって否定できること，および脱水や筋原性酵素の高値といった生理学的異常の程度も軽度であることを踏まえて行われる方が安全である。生理学的異常が推定されるが筋注で対応するほかない場合は，患者に協力を求めて少量でも補液することが望ましい。患者の協力の持続が難しいときは急速な滴下になってもやむをえない。

1回の筋注から次の筋注までの間隔は筋注した際の血中濃度の推移を考慮すれば20〜30分程度が推奨されている[1,2]。しかし興奮あるいは攻撃性の程度が著しい場合，先の筋注の量を補う目的で間隔はそれより短くなる。また，総投与量が能書の上限を越えるとしても，目前の興奮あるいは攻撃性の亢進した患者を治療することが優先されるためやむをえないことである（後述）。

1.2. 携帯用パルスオキシメーターで動脈血酸素飽和度（SpO 2）をモニターできる場合

診療上確実な鎮静を図りたい場合には，midazolam，flunitrazepam（FZ），diazepamなどのベンゾジアゼピン系薬剤の静注により鎮静の導入を図る。この際，SpO 2が90％を下回らないように留意する。しばしばベンゾジアゼピン系薬剤を大量に使用しても無効な症例が存在するが，その場合はバルビタール系薬剤の静注により入眠させる。これらは多かれ少なかれ呼吸抑制作用があるため静注当初細心の注意を払って呼吸状態を観察する必要があるが，通常呼吸抑制が遷延することは少ない。鎮静の維持のためにHALの非経口投与を併用しても呼吸状態への影響は通常認められず，投与後右肩上がりに回復する[3]。ただし，小顎，巨舌，扁桃肥大，肥満に起因する気道の構造的異常が存在する場合は上気道閉塞が惹起され易いため，通常より留意すべきである。また，頻度は少ないが睡眠時無呼吸症候群の併存がありうることも念頭に置く必要がある。

このような呼吸抑制の危険性を小さくするために，患者の体格や興奮の程度と医療者数との相対的関係から徒手拘束下に治療反応の経過観察をする余裕がある場合，まずhaloperidolの静注を行うことでベンゾジアゼピン系薬剤あるいはバルビタール系薬剤の投与量を減らすことができるという経験則がある。

なお，ベンゾジアゼピン系薬剤の静注により呼吸抑制が出現した場合，拮抗剤であるflumazenilを静注して回復を図る。具体的には，まず0.2 mg（2/5 A）を投与し，必要に応じて0.1 mgずつ追加する。1 mg（2 A）まで投与可能，極量は2 mgである。半減期が50分と比較的短いため，一旦呼吸回復後に再度呼吸抑制に陥ることがある。したがって呼吸回復後もその点に留意して観察する必要がある。

一方，ベンゾジアゼピン系薬剤の静注とLPZの筋注が併用される場合は，呼吸抑制，特に舌根沈下による上気道閉塞の危険性が遷延する可能性が示唆されている[3,4]。本来呼吸に影響しないLPZが，筋注後血中濃度が比較的高く維持されている間に，ベンゾジアゼピン系薬剤の軽度の呼吸抑制作用を修飾すると推察できる。したがって，ベンゾジアゼピン系薬剤あるいはバルビタール系薬剤の静注とLPZの筋注は持続的な呼吸モニターがなされない場合は避ける方が安全である。現場ではそれが不可避な場合もあるが，過去の報告例から勘案すると少なくとも2時間半程度はこの点に注意して観察する方が安全である。

1.3. 末梢血管を確保してテレメトリーによるモニター下で管理する場合

ベンゾジアゼピン系薬剤を鎮静の導入のため，HALを鎮静の維持目的で投与する。具体的にはFZを10倍希釈して静注，あるいは50倍希釈して点滴投与する。FZを8 mg静注しても入眠しないときは，thiopentalなどのバルビタール系薬剤を入眠するまで静注する。呼吸抑制の機序の違いのみでなく，拮抗剤が存在する点でも鎮静導入においてベンゾジアゼピン系薬剤はバルビタール系薬剤より安全性が優っているが，確実性では劣っている。

鎮静に要する投与量は個人差が大きいため，精神科救急医療において一般論としての上限を決めるのは不可能である。各個人にとって診療上必要な量を使用するほかない。例えば，FZの静注量は，「初回量0.02-0.03 mg/kg，必要に応じて初回量の半量〜同量を追加」と製薬会社発行の能書に規定されている。これに従えば，体重60 kgの患者に対する初回の静注は約1/2〜1 A，効果が不十分であれば1/4〜1 Aを追加することになる。しかし少なくとも精神科臨床の現場で

興奮患者に対する場合，この投与量の範囲では鎮静できないことがしばしばある。つまり興奮患者に対する量としては，能書の量は臨床的な現実と乖離しているわけである。当然FZの治験の際に興奮患者が対象にはなりえないわけであるから，能書の量と臨床的現実との乖離はやむをえない面もある。しかし，法律家は能書を絶対と解釈する恐れがあるため，このような問題には十分な論理性をもって相対する必要がある。欧米においても薬剤の高用量使用に関するガイドラインがあるが，救急医療は例外であることが明記されている[5]。精神科救急の現場では，能書の上限を越える量を使用することが問題ではなく，どのように観察あるいはモニターするかが重要なことである。

付随して，HALの静注とTorsades de pointesなどの不整脈との関連性が症例報告レベルで指摘されていたが，最近の横断コホート研究において，HALの静注は用量依存性にQTcを延長するが重篤な不整脈との関連性は認められなかったと報告されている[6]。したがって，これまでの症例報告にあるようにアルコール関連の患者や心疾患を合併する患者には特に注意を払いながら投与すること，さらに低K血症が著明な場合は補正をしつつ投与することなどに留意すれば，少なくともECGを含む全モニター下ではHALの静注は安全な鎮静法と考えられる。また，一日量35mgまでの静脈内投与ではTorsades de pointesと関連することは稀との報告もあることから[7]，それを超える投与量となる場合はECGの持続モニターが推奨される。

本法では末梢血管が確保されているため，鎮静と並行して時間尿量や定時的尿比重の測定を行いながらの水分出納を念頭においた適切な輸液が可能である。これにより半日から数日の間に潜在する身体症状を改善させることができるため，その後の薬物療法の安全性を高める。精神科救急患者はしばしば脱水・低K血症・高CPK血症を伴う[8]。これらの潜在する身体症状は鎮静と並行して治療されなければ，鎮静に用いられる向精神薬によってさらに増悪して肺炎・意識障害・不整脈・突然死・悪性症候群・横紋筋融解症・腎不全といった重篤な身体合併症として顕在化する可能性がある。顕在化してからの治療は膨大な労力を要し，死亡した場合は医療側の有責を問われる恐れがある。また，末梢血管の確保は危機管理といった意味からも重要である。心肺停止などの急変時には血圧が低下して血管確保は困難になることが推測されるからである。さらに血管確保は，覚醒後再度興奮に至ってもFZおよびHALをそれぞれ生理食塩水100mlおよび50mlに希釈して交互に静穏化するまで側管から点滴投与するといった迅速で確実な対応を可能にする。

このように本法は，安全性，確実性，即応性，軌道修正可能といった点から，治療に協力できない精神科救急患者の初期鎮静には優れた方法である。

2. 診療に協力できる場合

向精神薬を内服させる。あくまで行動障害に対する急速鎮静が目的であるため，標的症状は攻撃性，興奮性，情動不安定性，衝動性である。

フェノチアジン系薬剤は，全体の興奮性が高すぎて逸脱行動の危険性を制御しきれないときに投与する。活動性を全体に低下させる目的で投与するため，chlorpromazineあるいはさらに鎮静効果の強いLPZを選択することが理にかなっている。フェノチアジン系薬剤による過鎮静が危惧される場合，haloperidolなどのブチロフェノン系薬剤や非定型抗精神病薬を選択する。Risperidoneの水液は錠剤に比べて効果発現までの時間が短いため，診療に協力する中等度までの興奮の鎮静には相応しいと思われる。不安に対する鎮静という軽微なレベルでは抗不安薬の選択もありうるが，抗不安薬を常用している患者の場合は耐性や依存の問題が絡むため抗不安薬以外の選択の方が推奨される[2]。

Sodium valproate, carbamazepineといった抗てんかん薬は近年の精神医学では気分安定剤という位置づけが加えられており，攻撃性，衝動性，興奮，抑制欠如，情動不安定性といった精神症状に優れた効果が認められている[9,10]。頭部外傷の際には抗けいれん作用が期待できることもあり，外傷後精神病の第1選択である。攻撃性や興奮などに至る情動の過剰な振幅を小さくするために投与する。

初発か服薬歴があるか，高齢か否か，身体的に健常か，標的症状の程度はどうかによって薬剤の種類と量が決定されるが，いずれも初回投与の効果を見て数時間後に以降の量を決定する方が安全である。

患者に病識がない場合家族への説明が重要である。家族は精神科の入院治療中に死亡することは想像すらしていない。しかし入院中でも自殺の危険は皆無でないことや向精神薬投与中の突然死などの可能性について，治療を始める前に説明する方が好ましい。

補3：モニターについての勧告

ベンゾジアゼピン系あるいはバルビタール系薬剤の静注による鎮静を行う可能性がある施設は，動脈血酸素飽和度（SpO2）をモニターするために携帯用パル

スオキシメーターを装備することが強く推奨される。さらに，精神科救急基幹病院などベンゾジアゼピン系あるいはバルビタール系薬剤の静注による鎮静を頻繁に行う施設は，テレメトリーによるモニターシステムを整備することが推奨される。

ただし後者の整備には高額の費用がかかるため，全ての病院にその対応を求めるとすれば相応の予算措置が必要となる。しかし，このような鎮静時のモニターは，通常，保険診療上認められていないという矛盾が存在する。このため現時点では，保険診療上認められない医療行為をしなかったことで発生した事故について，不履行による過失責任が問われるわけにはいかないことを指摘しておかなければならない。当然本学会としては，鎮静の際のモニターが保険診療上認められるよう働きかけていくため，モニター導入の努力は必要である。

補4：アカシジアについて

興奮・焦燥の原因としてアカシジアが疑われる場合，biperiden, promethazine, diazepam といった薬剤の筋注による治療的診断を試みる。この際，静注は依存を作り出す危険性を伴うため避ける方がよい。
この治療的診断に十分反応しない場合，救急場面においては精神症状の増悪の可能性を念頭に置いて鎮静を図る。

[参考文献]
1) Dubin WR: Rapid tranquilization: antipsychotics or benzodiazepines. J Clin Psychiatry 49 (suppl 12): 5-12, 1988
2) Taylor D et al: The Maudsley 2001 Prescribing Guidelines, 6 th Ed.（鈴木映二，八木剛平監訳：精神科治療薬の処方ガイドライン，モーズレイ2001年版．星和書店，東京，2001）
3) Hatta K et al: Prolonged upper airway instability in parenteral use of benzodiazepine with levomepromazine. J Clin Psychopharmacology 20: 99-101, 2000
4) Hatta K et al: A risk for obstruction of the airways in the parenteral use of levomepromazine with benzodiazepine. Pharmacopsychiatry 31: 126-130, 1998
5) Thompson C: The use of high-dose antipsychotic medication. Br J Psychiatry 164: 448-458, 1994
6) Hatta K et al: The association between intravenous haloperidol and prolonged QT interval. J Clin Psychopharmacology 21: 257-261, 2001
7) Sharma ND et al: Torsades de Pointes associated with intravenous haloperidol in critically ill patients. Am J Cardiol 81: 238-40, 1998
8) Hatta K et al: Abnormal physiological conditions in acute schizophrenic patients on emergency admission: dehydration, hypokalemia, leukocytosis and elevated serum muscle enzymes. Eu r Arch Psychiatry Clin Neurosci 248: 180-188, 1998
9) Davis LL et al: Comprehensive review of the psychiatric uses of valproate. J Clin Psychopharmacology 20 (Suppl 1): 1 S-17 S, 2000
10) Neppe VM: Carbamazepine in nonresponsive psychosis. J Clin Psychiatry 49 (Suppl): 22-30, 1988
11) Hatta K: Emergency pharmacological management of aggression among agitated psychotic patients in Japan. Psychiatric Serv (in press)

資料9．通電療法（mECT）の手順（旧型サイン波治療器の場合）

前処置
1 術前6時間は絶飲食

処置室にて
1 静脈路を確保（ヴィーンFにて）
2 モニターを装着（心電図・パルスオキシメーター・自動血圧計）
3 硫酸アトロピン1A静注
4 タニケット（または血圧計）をいずれかの一側下肢に装着
5 100％酸素の吸入を開始（マスクを軽く当てて5分間程度続ける）
6 イソゾール1～2 mg/kg（またはプロポフォール1 mg/kg）を側管注。睫毛反射の消失を確認
7 GO（酸素2L＋笑気4L）による吸入麻酔および人工呼吸開始
8 6, 7の後直ちにタニケット（血圧計300 mgHg）にて一側下肢の血流遮断
9 サクシニルコリン1～2 mg/kg 側管注
10 9の後約60秒後に出現する筋線維束攣縮が消えかけたら，頭部に通電。あらかじめ，舌や口唇の位置は確認しておき，下顎を挙上，口は閉じておく
11 タニケットを装着した下肢の強直・間代によって，けいれんの誘発を確認
12 けいれんを確認したら，ただちにタニケットをはずす
13 通電後は，自発呼吸が回復するまで，バッグマスクで100％酸素を吸入
14 自発呼吸が回復し，バイタルサインの安定を確認したところで酸素を中止し，ルームエアでの呼吸状態を観察する。

帰室後
1 患者が十分覚醒するまで，静脈路は確保し，モニターも装着しておく
2 術後3時間は安静を保ち，以後歩行・食事などを様子を見ながら行う

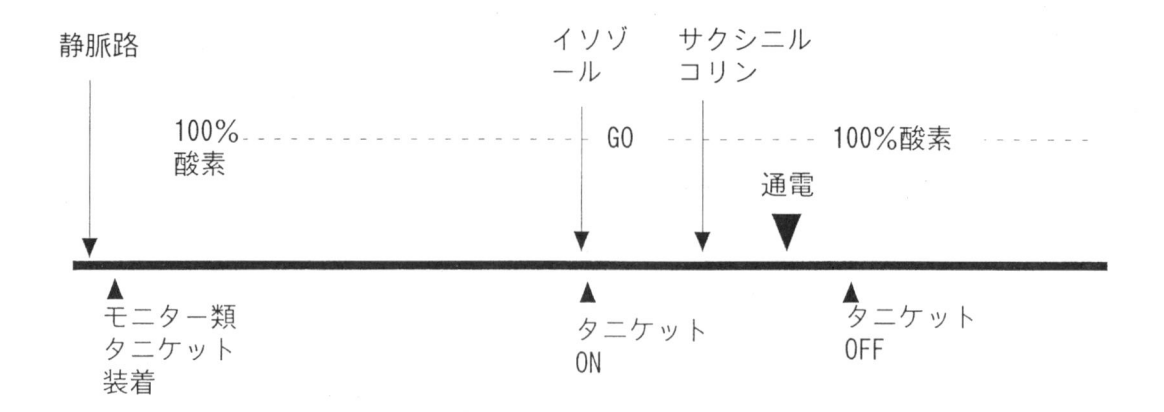

パルス波治療器（サイマトロン）による mECT の手順

前処置
1. 術前 6 時間は絶飲食
2. 静脈路を確保（ヴィーン F）
3. アトロピン 1 A 静注

処置室にて
1. モニターを装着（心電図・パルスオキシメーター・自動血圧計）
2. 通電位置（両側前側頭部）の皮膚を酒精綿で拭いた後，生理食塩水でさらに拭いてよく乾かす
3. 脳波電極位置（前頭・乳様突起）を酒精綿で拭く
4. 脳波電極，アース電極を設置する
5. サイマパッドを通電位置にしっかりと設置する（何度も圧迫する）
6. サイマトロンの電源を入れる
7. サイマトロンの設定
   (1) モードの設定　電源を入れ preset が点灯すれば LOW 0.5（パルス幅 0.5 ms でパルス列持続時間が自動的に設定するモード）となる。通常はこれでよい
   (2) 通電量の設定　年齢法（切り上げ　例えば 43 歳なら 45 %）による。この量で発作が起きなければ通電量を 100 % に上げるか，サイン波治療器に変更する
8. 静的インピーダンスを測定する。3000 Ω を超えるならサイマパッドを再度圧迫するか，皮膚を再洗浄してサイマパッドを張り替え，3000 Ω 以下とする
9. インピーダンステストの後，"READY" が表示されるのを確認する
10. 酸素投与しながらイソゾール，プロポフォールなどで麻酔導入
11. サクシンで筋弛緩
12. サクシンによる筋線維束攣縮の消失を確認
13. 使い捨てマウスガードを口腔内に挿入
14. TREAT スイッチを押し，通電刺激を開始する。スイッチの点滅が終了するまで押し続ける。プリンターが自動的にスタートし，脳波が記録される
15. 外見上・脳波上の発作の確認
16. 発作が終了し脳波が suppression されたのを確認し，プリンターの START/STOP スイッチを押す
17. 自発呼吸，vital sign の安定後帰室する

資料10．文書　　精神障害による緊急状態への医療的介入の実際について
(精神科医療施設の役割)

Ⅰ．施設の目的

　地域で発生した，精神障害を主な原因とする緊急事態に対し，医療的手段による救助を速やかに行うこと。

Ⅱ．救急を行う場所

(1) 地域内で解決する（当面，当施設ではできない）。
(2) 外来医療部門で解決する。
　　この場合；48時間程度の医療的保護及び，何らかの解決手段を見出す為の期間，救急外来所属の病床を利用することも含む。
(3) (1)，(2)の解決手段では目的を達しない時，一定期間の入院治療を行う。
　　当面，入院約3ヵ月を以てスタート。漸次短縮するが，入院許容期間については規則を定め，その旨明示，周知徹底させること。
(4) (3)の入院期間では，病状その他を原因として，解決困難な場合，他医療施設へ入院医療の継続を依頼する。

Ⅲ．具体的課題。手段，方法

(1) 診察，診断，調査
　　a．患者個人の病状の把握。診断。
　　b．患者の保有する社会的（人的，経済的等）関係についての調査。諸関係のうち，危機的状況に至らしめている要因の発見。
(2) 　a．((1)-aと関連して) 治療方針の決定。
　　b．((1)-bと関連して) 利用可能な社会資源の検討と関係機関への連絡の開始。
(3) 治療第一段階
　　a．救命措置。
　　b．急性精神状態の速やかな改善。
　　c．a, bの期間に，**患者―医療チーム間に支持―信頼関係を確立し**，以後の社会再適応の為の共同作業の基礎を作る。

（患者―医療チームユニットの形成と社会適応の準備）

(4) 治療第二段階
　　この段階の処遇の実際は，以下2系列（A・B）の要因の組み合わせに応じて決定される。
　A．急性状態改善後に患者が保有している生活能力の障害の程度。
　　1．生活能力の重篤な欠陥（病状未改善を含む）を残している場合。
　　2．1．3．の中間程度（病状的残遺状態も含む）。
　　3．自立した日常生活を維持できる場合（稼働能力は必ずしも要さない）。
　B．その人が社会生活を営む上で依存できる社会的関係の期待可能性の程度（どの程度サポートして貰えるか）。
　　1．単身生活者で周囲に係累を持たない。
　　2．家族はあるが殆んど期待できない。
　　3．家族はある。現状ではあてにできないが，医療チームからの援助により強化できる。

4．家族があり，有効なサポートを期待できる。
　　5．家族あり，職場もある。
以上のA．1〜3，B．1〜5の組み合わせに応じた，大略以下の如き処遇を決定する。
〔A〕　直ちに家庭に復帰（職場へも）
　　　この場合，病状説明その他の簡単な情報伝達の他には，ケースワークを必要としない。
〔B〕　以下の社会復帰準備過程を要するもののうちから，約3ヵ月以内に目標を達成するもの。
　　〔B〕〜1　家庭環境の調整，職場での関係修正等を必要とする。
　　〔B〕〜2　本人の生活能力を改善する為，一定期間の適応訓練を必要とする。
　　〔B〕〜3　残遺症状の改善の為，後保護治療的処遇を必要とする。
　（〔B〕は，目標達成と同時に一旦終了し，以後は外来診療のみでのケアに移行する。）
〔C〕　〔B〕と同じ準備過程を要するが，更に
　　〔C〕1　約1年間位を限度として，宿泊施設，デイケア等を利用して，自立生活能力を向上させる。
　　〔C〕2　社会復帰後もかなり長期間に亘り，生活維持*，環境調整，職業指導，その他等の継続ケアを行う。
　　　　　　　　　　　　　　　　　　　　　（*　単身生活者の食料確保，住居のメンテナンス等）
　　〔C〕3　尚長期に亘る療養が必要で，地域精神科病院での入院医療を継続する。

IV．特に留意すべき点

　　III—(3)の第一段階（急性期及びそれに引き続く短期間）に於て成立した，患者—医療チームユニットの医療チームは当施設職員で構成するが，第二段階〔B〕〔C〕の過程に於ては，施設外の地域のケア・テーカー（H・CのPSW，PhN，福祉事務所職員，地域精神科病院，診療所の医療スタッフ，地域住民，職場の人，アパートの家主，その他等）の手に順次委ねて行くことになる。
　　従って，各段階で，当施設職員の関与する程度が減ずるたびに（施設外ケア・テーカーの手を借りる程度が重くなるにつれて）その都度，

　　　患者に関する正確丁寧な情報の伝達

が不可欠となる。
　　この情報伝達には，施設→地域の方向性と地域→施設の方向性と両方あり，両者の有機的相互作用が形成されなければ，例えば再発の危機を回避する際の有効な方法の発見につながりにくい。
　　当施設始動当初に於ては，地域のケア・テーカー，サポートチームの現状に鑑みて，当施設職員が地域にまでついて行くという形態でサポートすることが大幅に要請されるであろうが，すぐには応じられないので，地域へ復帰させるという実践過程を通じて，施設外に於ても信頼するに足るサポートチームが機能するように育てて行くことが，極めて重要な仕事となる。

V．記録の作成，保存

　　（実際については　略）

　　　　　　　　　　　　　　　　　　　　　　　　　　　　　　　　　　　　　　（1981年8月）

　　　（注：本文書における字句については，特に本書本文との統一を図らず，ほぼ原文のまま記載した。）

資料11. 千葉県精神科医療センターにおける診療データ

《外来初診患者データ》

(1) 性　別

	98年度	99年度	00年度	01年度	02年度	03年度	累　計
男	376	345	364	320	338	373	2116
女	367	361	364	346	383	351	2172
計	743	706	728	666	721	724	4288

(2) 年　齢

	98年度	99年度	00年度	01年度	02年度	03年度	累　計
～19歳	40	47	47	48	38	51	271
20～29	260	228	237	198	190	194	1307
30～39	176	164	191	163	206	196	1096
40～49	89	98	89	96	112	103	587
50～59	101	106	92	74	95	96	564
60～69	53	46	43	57	52	55	306
70～	24	17	29	30	28	29	157
計	743	706	728	666	721	724	4288

(3) 診断構成

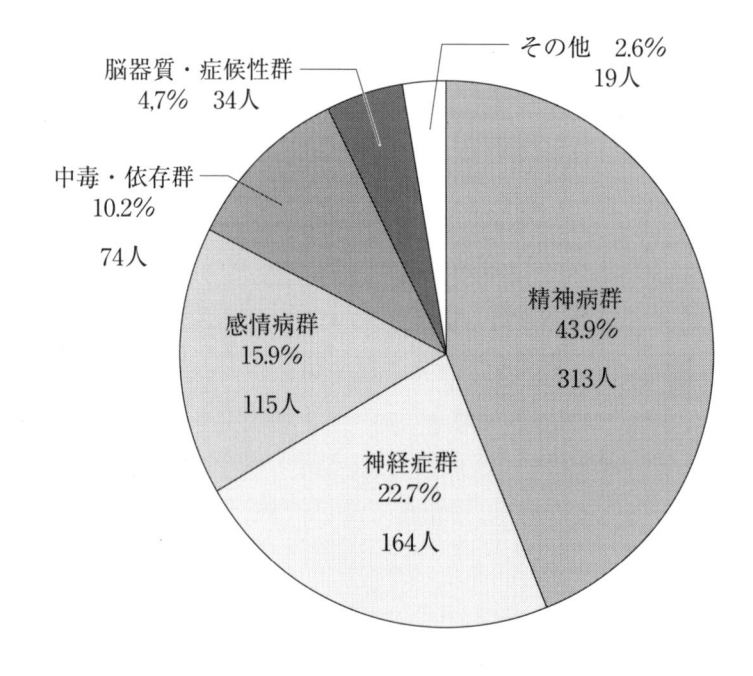

- 精神病群　43.9%　313人
- 神経症群　22.7%　164人
- 感情病群　15.9%　115人
- 中毒・依存群　10.2%　74人
- 脳器質・症候性群　4.7%　34人
- その他　2.6%　19人

(4) 初診時間帯（カッコ内は即日入院者数）

	98年度	99年度	00年度	01年度	02年度	03年度	累　計
平　日	411(90)	366(58)	309(58)	293(38)	299(52)	301(49)	1979(345)
休　日	68(34)	76(35)	95(35)	76(35)	79(41)	66(30)	460(210)
準　夜	135(81)	129(78)	176(94)	152(80)	206(137)	183(113)	981(583)
深　夜	129(73)	135(79)	148(73)	145(82)	137(70)	174(84)	868(461)
計	743(278)	706(250)	728(260)	666(235)	721(300)	724(276)	4288(1599)

(5) 経由機関

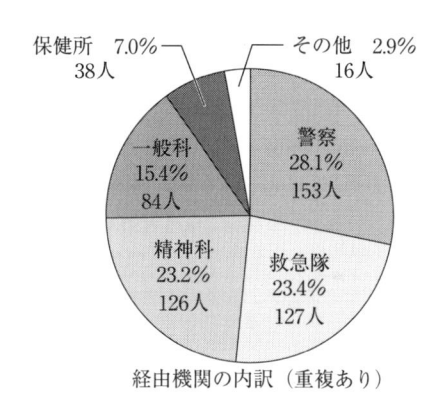

- 保健所　7.0%　38人
- その他　2.9%　16人
- 一般科　15.4%　84人
- 警察　28.1%　153人
- 精神科　23.2%　126人
- 救急隊　23.4%　127人

経由機関の内訳（重複あり）

(6) 精神科受診歴

	98年度	99年度	00年度	01年度	02年度	03年度	累　計
入院歴あり	163	159	173	159	180	199	1033
通院歴のみ	229	206	306	227	233	220	1421
受診歴なし	346	338	248	279	307	303	1821
不　明	5	3	1	1	1	2	13
計（不明も含む）	743	706	728	666	721	724	4288

(7) 初診時判定

	98年度	99年度	00年度	01年度	02年度	03年度	累　計
入　院	278	250	260	235	300	276	1599
通　院	237	213	199	174	168	165	1156
他院紹介	60	74	80	99	75	97	485
前医戻し	110	102	128	115	123	126	704
その他	58	67	61	43	55	60	344
計	743	706	728	666	721	724	4288

《入院患者データ》

(1) 性　別

	98年度	99年度	00年度	01年度	02年度	03年度	累　計
男	271	204	211	227	225	267	1405
女	216	225	221	210	239	234	1345
計	487	429	432	437	464	501	2750

(2) 年齢構成

	98年度	99年度	00年度	01年度	02年度	03年度	累　計
〜19歳	24	20	21	22	19	24	130
20〜29	133	114	123	116	86	108	680
30〜39	148	120	119	113	147	156	803
40〜49	81	77	63	71	89	88	469
50〜59	66	68	71	68	73	79	425
60〜69	29	26	29	39	32	30	185
70〜	6	4	6	8	18	16	58
計	487	429	432	437	464	501	2750

(3) 診断構成（平成15年度）

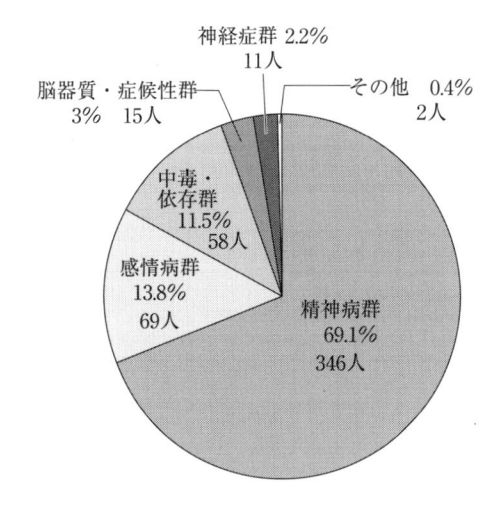

- 神経症群 2.2%　11人
- 脳器質・症候性群 3%　15人
- その他 0.4%　2人
- 中毒・依存群 11.5%　58人
- 感情病群 13.8%　69人
- 精神病群 69.1%　346人

(4) 入院時間帯

	98年度	99年度	00年度	01年度	02年度	03年度	累計
平日	213	141	151	129	129	163	926
休日	46	49	53	47	52	47	294
準夜	125	114	119	137	175	160	830
深夜	103	125	109	124	108	131	700
計	487	429	432	437	464	501	2750

(5) 入院形態（入院時）

	98年度	99年度	00年度	01年度	02年度	03年度	累計
措置・緊急措置	48	49	61	47	82	88	375
医療保護（同意）	419	368	344	369	347	374	2221
応急	16	8	24	18	32	28	126
その他・鑑定留置	4	4	3	3	3	11	28
計	487	429	432	437	464	501	2750

(6) 再入院率（％）

	98年度	99年度	00年度	01年度	02年度	03年度	累計
再入院	184(38%)	144(34%)	132(31%)	157(36%)	128(28%)	178(36%)	923(34%)
初回入院	303	285	300	280	336	323	1827
計	487	429	432	437	464	501	2750

(7) 退院患者の性別初・再入院件数

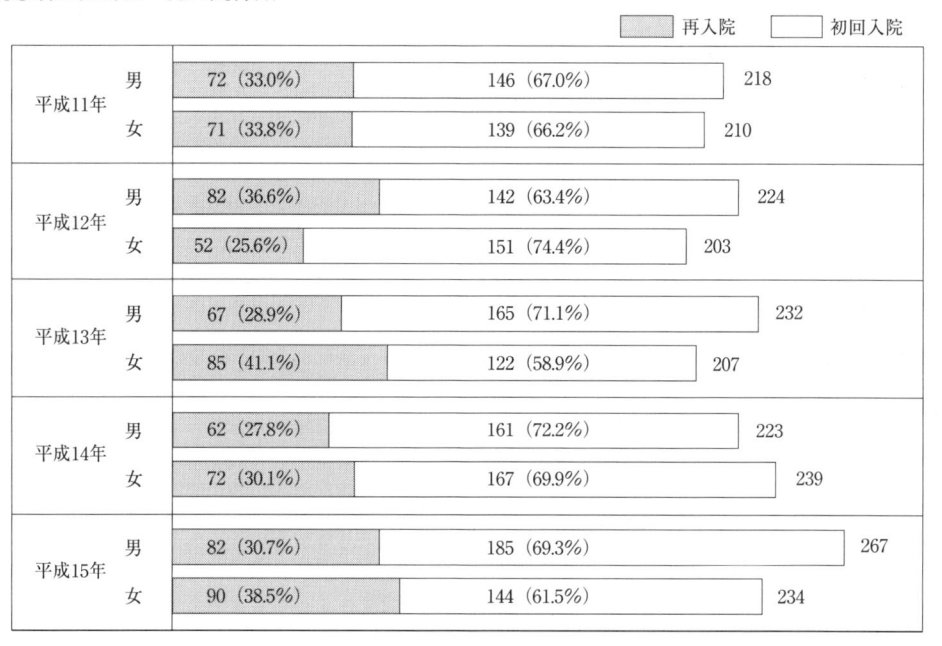

年	性別	再入院	初回入院	計
平成11年	男	72 (33.0%)	146 (67.0%)	218
平成11年	女	71 (33.8%)	139 (66.2%)	210
平成12年	男	82 (36.6%)	142 (63.4%)	224
平成12年	女	52 (25.6%)	151 (74.4%)	203
平成13年	男	67 (28.9%)	165 (71.1%)	232
平成13年	女	85 (41.1%)	122 (58.9%)	207
平成14年	男	62 (27.8%)	161 (72.2%)	223
平成14年	女	72 (30.1%)	167 (69.9%)	239
平成15年	男	82 (30.7%)	185 (69.3%)	267
平成15年	女	90 (38.5%)	144 (61.5%)	234

(8) 在院日数の平均（日）

	98年度	99年度	00年度	01年度	02年度	03年度	平均
保 護 室	6.8	7.2	7.2	7.7	6.7	6.1	6.9
1病棟(個室)	7.8	9.2	8.4	8.9	8	8.1	8.4
2 病棟	21.3	24.4	24.7	23.8	23.7	20.9	23.1
計	35.9	40.8	40.3	40.4	38.4	35.1	38.5

(9) 隔離室使用率

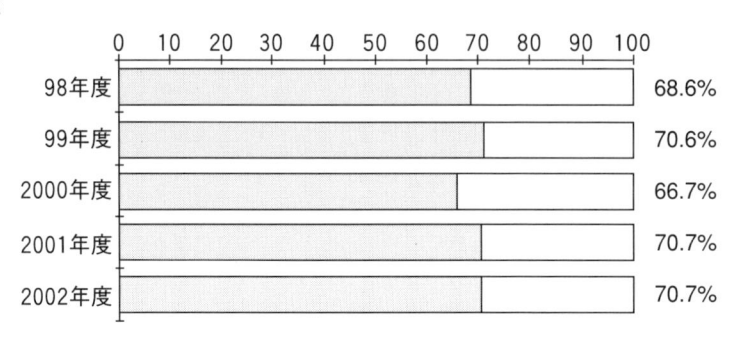

年度	使用率
98年度	68.6%
99年度	70.6%
2000年度	66.7%
2001年度	70.7%
2002年度	70.7%

(10) 抑制帯使用率

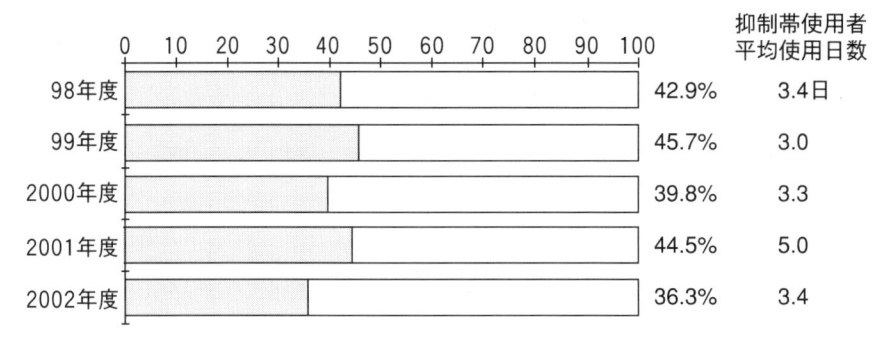

年度	使用率	抑制帯使用者平均使用日数
98年度	42.9%	3.4日
99年度	45.7%	3.0
2000年度	39.8%	3.3
2001年度	44.5%	5.0
2002年度	36.3%	3.4

(11) 退院後治療形態

	98年度	99年度	00年度	01年度	02年度	03年度	累計
当 院 通 院	264	251	235	248	251	287	1536
他 院 転 通 院	33	37	55	45	58	60	288
他 院 転 入 院	168	118	118	119	137	135	795
一 般 科 転 科	3	2	2	1	1	0	9
そ の 他	19	21	22	24	17	19	122
計	487	429	432	437	464	501	2750

⑿ 転入院の理由（他の精神科に転入院した660例中）

	98年度	99年度	00年度	01年度	02年度	03年度	累 計
他院患者の一時預かり	68	31	40	38	53	68	298
中毒・器質疾患・老人性疾患	3	5	4	7	12	10	41
精神症状により要長期入院	40	36	28	31	30	22	187
遠隔地在住者	25	17	13	11	6	17	89
社会的因子により要長期入院	11	8	9	18	18	17	81
身体管理のため	13	16	16	9	12	1	67
その他	8	5	8	5	6	0	32

資料12. 最近5年間訪問件数（訪問者の職・所属別）

重複あり					重複なし				
年度	外来	インテーク	病棟	計	年度	外来	インテーク	病棟	計
15	778	203	199	1180	15	682	114	166	962
14	794	151	200	1145	14	667	34	158	859
13	768	184	66	1018	13	629	61	64	754
12	696	232	63	991	12	560	25	24	609
11	719	205	106	1030	11	563	39	37	639
計	3755	975	634	4984	計	3101	273	449	3823

外来：ナース（保健師，看護師）
インテーク：PSW
病棟：ナース

精神科救急医療システム整備事業実施状況

平成15年2月1日現在

No.	自治体	開始年	圏域数	参加病院数	基幹病院	運用時間	電話相談窓口	2001年度実績* 電話相談	救急受診	入院件数	措置入院
1	北海道#	1998	8	76		全夜間休日	当番病院	4235	2424	636	
2	青森県	1999	6	19		全夜間休日	当番病院	443	391	231	2
3	岩手県	1997	4	4	岩手医大	全夜間休日	当番病院	2606	2005	283	2
4	宮城県	1997	1	29		休日日中	当番病院	116	136	43	0
5	山形県	2000	2	6		24時間365日	当番病院	1577	515	26	24
6	秋田県	2000	5	18	県立リハセンター	全夜間休日	当番病院	1099	1088	262	
7	福島県	1998	3	35		全夜間休日	当番病院	495	329	121	5
8	茨城県	1996	3	28	県立友部病院	土曜休日日中	精神保健福祉センター	170	107	77	22
9	栃木県	2000	1	26	県立岡本台病院	全夜間休日	県立岡本台病院	985	856	139	139
10	群馬県	1996	1	13	県立医療センター	24時間365日	精神保健福祉センター	180	180	131	44
11	埼玉県	1996	2	27		土曜休日日中	当番病院	443	365	91	79
12	千葉県	1998	4	31	国公立3病院	全夜間休日	県精神科医療センター	1877	634	294	38
13	東京都	1995	4	54	都立4病院	全夜間休日	都衛生局				1173
14	神奈川県#	1995	1	45	5病院	夜間22時まで	精神保健福祉センター	3756	861	467	180
15	新潟県	1997	5	24		全夜間休日	当番病院	600	482	149	0
16	富山県	1998	2	27		全夜間休日	当番病院	614	195	79	2
17	石川県	1998	3	15	県立高松病院	全夜間休日	県立高松病院	334	324	148	0
18	福井県	1999	2	9		休日日中	当番病院	55	59	20	0
19	山梨県	1998	1	10		夜間22時まで	精神保健福祉センター				
20	長野県	1997	4	8		全夜間休日	当番病院		1442	307	13
21	岐阜県	1997	1	14		全夜間休日	一般救急情報センター	193	193	87	0
22	静岡県	1995	3	39	3病院	全夜間休日	基幹3病院	2400	1696	405	12
23	愛知県#	1996	3	38		全夜間休日	当番病院	1796	1309	656	0
24	三重県	1998	2	13		全夜間休日	当番病院	816	591	157	0
25	滋賀県	1997	3	10		24時間365日	保健所	138	121	104	104
26	京都府#	2001	2	11	国公立2病院	全夜間休日	基幹病院	306	306	70	10
27	大阪府	1995	7	34	3病院	全夜間休日	基幹病院				
28	兵庫県	1995	5	37		全夜間休日	県医師会	1916	426	349	14
29	奈良県	2000	1	8		全夜間休日	県立医大病院	608	337	155	12
30	和歌山県	1998	3	5	2病院	全夜間休日			1253	185	14
31	鳥取県	2002	2	4		全夜間休日	当番病院	14	14	6	0
32	島根県	1999	7	13	6病院	全夜間休日	県立湖陵病院				
33	岡山県	1998	2	11	県立岡山病院	全夜間休日	県立岡山病院	2086	1542	306	17
34	広島県#	1996	2	4	瀬野川病院	24時間365日	当番病院	1308	998	361	45
35	山口県	2000	4	27		全夜間休日	県立病院	140	71	66	10
36	徳島県	1998	1	9		全夜間休日	当番病院	113	102	64	3
37	香川県			3							
38	愛媛県	2001	1	7		夜間22時まで	情報センター	44	11	5	0
39	高知県	1995	1	7	土佐病院	夜間22時まで	一般救急情報センター	1930	501	148	4
40	福岡県	1998	4	80		全夜間休日	情報センター	2329	649	492	73
41	佐賀県	1997	3	16		休日日中	精神保健福祉センター	76	13	9	0
42	長崎県	1999	6	39		休日日中	当番病院	128	77	39	0
43	熊本県	1997	2	39		全夜間休日	当番病院	467	346	125	0
44	大分県	1999	2	22		全夜間休日	当番病院	17	13	13	6
45	宮崎県	1997	3	20		休日全日	当番病院	266	199	66	2
46	鹿児島県	1996	4	43		休日日中	当番病院	250	174	44	0
47	沖縄県	1998	4	19		全夜間休日	精神保健福祉センター	2214	232	124	3

*平成14年度厚生労働科学研究「精神障害者の医療アクセスに関する研究」による。その他は厚労省資料による。
#札幌市、横浜市、名古屋市、京都市、広島市の各政令市のシステムは所属道府県に含めた。

資料13. 精神科救急医療システム整備事業施設状況

資料14．精神病急性期病状評価スケール

精神病急性期病状評価スケール

患者ID　（　　　　　　　　　）
評価者　（　　　　　　　　　）
評価日　　　　年　　月　　日

1軸　睡眠

入院前の睡眠パターンの変化の時期
- □　1ヶ月以上前
- □　1ヶ月－1週間
- □　1週間
- □　変化なし
- □　不詳

入院後の睡眠の評価*
- 睡眠量（スコアSの数）　　（　　）個
- 覚醒量（スコアAの数）　　（　　）個
- 睡眠中断の頻度　　　　　（　　）回

*注　22時から翌日7時までの睡眠について、睡眠表に記入。1コマ1時間。1時間を睡眠単位とする。1時間に満たない睡眠は切り捨てる。各1時間ごとのコマが塗りつぶされているものをSとする。塗られていないものをAとする。浅眠のため薄く塗られたものはAにもSにもカウントしない。睡眠中断頻度は、Sの連続が一晩で何回中断されたかの回数。22時から7時までに入院した場合、その日は評価の対象としない。

2軸　食事

拒食
- □　全く食べない・水分もとらない
- □　水分とわずかの固形物を食べる
- □　すすめれば食べる
- □　自発的に食べる

そしゃく
- □　口の中に入れても噛もうとしない
- □　十分ではないが自力で可能
- □　問題なし

嚥下
- □　できない
- □　スムースでなく誤嚥のおそれ大
- □　問題なし

経口摂取量
- □　ほとんど食べない
- □　不十分
- □　十分

補液
- □　施行中
- □　施行していない

経管栄養
- □　施行中
- □　施行していない

食欲　「おなかがすきますか？」と聞く
- □　全然あるいは無言
- □　あんまりすかない
- □　まあまあすく
- □　すく

食事介助
- □　一口ずつ口に運ぶ
- □　付き添い見守る程度
- □　不要

食事介助に要した人数　（　　）人

甘味
- □　関心を示さない
- □　関心を示す
- □　好んで食べている

味覚　「味がしますか」と聞く
- □　全然あるいは無言
- □　あまり感じない

☐ まあまあ
☐ 感じる

3軸　排泄・清潔保持

| 尿失禁 | ☐ 評価不能
☐ あり
☐ なし | 排尿困難 | ☐ 評価不能
☐ あり
☐ なし | バルーン
カテーテル | ☐ 使用中
☐ 使用していない |

導尿　☐ 施行　　　便失禁　☐ あり
　　　☐ 施行せず　　　　　　☐ なし

便秘　☐ イレウス
　　　☐ 摘便・浣腸施行　　　　　　　　排泄介助　☐ ベッドパン・おむつを要す
　　　☐ 下剤使用　　　　　　　　　　　　　　　　☐ 時に誘導を要す
　　　☐ 処置不要　　　　　　　　　　　　　　　　☐ 不要

洗面　☐ 不可能・拒絶　　　　　　排泄介助に要した人数　　（　　）人
　　　☐ 要介助　　　　　　　　　入浴　☐ 不可能・拒絶
　　　☐ 自立　　　　　　　　　　　　　☐ 要介助
洗面介助に要した人数　（　　）人　　　☐ 自立

入浴介助に要した人数　（　　）人

4軸　衝動制御と行動制限

攻撃性の　☐ 誘因なしにほぼ常時叫び続ける
言語的　　☐ スタッフが行くと暴言
発散　　　☐ 行動制限などの刺激に反発して暴言
　　　　　☐ 攻撃的言辞なし

対人暴力　☐ 誘因なしに暴力突出（ ≒ 精神運動興奮）
　　　　　☐ スタッフへの暴力行為
　　　　　☐ 行動制限などに反発して暴力
　　　　　☐ 暴力なし

対物暴力　☐ 室内の備品を全破壊
　　　　　☐ 食器等を投げる、ドアを叩き続ける、衣類破損（いずれか一つでよい）
　　　　　☐ 要求の為のドア叩き
　　　　　☐ なし

自傷・自殺　☐ 目を離すと危険、自殺企図切迫
　　　　　　☐ 自殺念慮あるが、行為は切迫していない、生命的危険の少ない自傷行為
　　　　　　☐ 自殺念慮あるが自制可能
　　　　　　☐ なし

性的逸脱　　□　全裸になる、ナースに抱きつく・触る　　　抑制帯　□　4点以上　□　常時
　　　　　　□　性的欲求を口に出す　　　　　　　　　　　の使用　□　部分的　□　時々
　　　　　　□　ほぼ自制できる　　　　　　　　　　　　　　　　　□　不要　　□　不要

待つこと*　　□　全く待てない　　　　　　　　　　　　　　抑制に要した人数　（　　）人
　　　　　　□　待たせるとイライラする
　　　　　　□　待たせるとまとわりつく
　　　　　　□　待てる　　　　　　　　　　　　　　　　隔離　□　常時施錠

*注 依存性の程度を評価する項目。例えば　　　　　　　　　　　□　部分的施錠（夜間のみなど）
ナースステーションのカウンターにへばり　　　　　　　　　　　□　施行せず
つくような態度から判断する。
　　　　　　　　　　　　　　　　　　　　　　　　　　隔離に要した人数　（　　）人

　　5軸　治療同盟
治療・ケアの受け入れ・協力・参加
　　　　　　□　全くできないあるいは全面的に拒否をする
　　　　　　□　部分的拒否、しぶしぶ従う、いやいや従う
　　　　　　□　参加・協力するが受け身である
　　　　　　□　進んで積極的に参加・協力する
医療であることの認識
　　　　　　□　できない
　　　　　　□　あやふや
　　　　　　□　はっきりわかる
医療への信頼
　　　　　　□　恐怖、不信、敵意を持っている
　　　　　　□　半信半疑
　　　　　　□　安心し信頼している

　　6軸　現実との関係
外的現実との関係
　　　　　　□　殆どなし
　　　　　　□　短時間つながる
　　　　　　□　おおむね保たれている

目の前のことへの集中　（新聞を読む様子、食事をとる様子等から判断する）
　　　　　　□　殆ど不可能
　　　　　　□　1分程度
　　　　　　□　1～10分
　　　　　　□　10分以上

オリエンテーション
時間「今日は何月何日ですか？」と聞く
　　　　　　□　不可能
　　　　　　□　不完全

　　　　　　□ ほぼ正確
場所「ここはどこですか」「なにをするところですか」と聞く
　　　　　　□ わからない
　　　　　　□ 病院
　　　　　　□ 病院の名前が言える
人物「担当の先生は誰ですか」「ほかに知っている人はいますか」と聞く
　　　　　　□ 0人
　　　　　　□ 1人
　　　　　　□ 複数

　7軸　意図と実現
身体　　　　□ 無動・追視しない・バラバラの激しい運動
　　　　　　□ 追視する・短時間座位可能
　　　　　　□ 歩行可能・表情が出る・動作はたどたどしくぎこちない
　　　　　　□ 身体運動はほぼスムーズ・表情はほぼ病前の水準に回復

発語　　　　□ 一言も発しない・言語がバラバラ、滅茶苦茶
　　　　　　□ まとまりがない、単語・文節のつながり方が奇妙だが、なんとか意味はとれる
　　　　　　□ 短い文でまとまったメッセージを出せる
　　　　　　□ ある程度長い文章でも話せる

会話　　　　□ 会話にならない
　　　　　　□ 一言二言
　　　　　　□ 日常の要求はできる
　　　　　　□ やりとりできるが疲れ易い
　　　　　　□ 病気・病状・病前生活などについて話ができる
　　　　　　□ 会話を楽しめる

日常行動　　□ 何もできない
　　　　　　□ 途中で止まってしまう・やりかけて完遂しない・途中で忘れてしまう
　　　　　　□ 最も基本的な動作（2軸、3軸）はなんとかこなす
　　　　　　□ 日常行動はほぼできる

計画的行動*　□ 全然ダメ
　　　　　　□ 食事ができる
　　　　　　□ 入浴ができる
　　　　　　□ 私物整理ができる
　　　　　　□ 退院後の生活について計画・目論見が作成できる

*注　予測に基づいて計画をたてて実行に移す行動する能力の回復の程度を評価する項目。例えば入浴するために洗面道具、着替えが準備ができるかどうかなどから判断する。

資料 15. 精神病急性期病状評価スケール（簡易版）

精神病急性期病状評価スケール（簡易版）

【1軸　睡眠】
○睡眠量（　　　）　　○中断回数（　　　）

【2軸　食事】
○拒食：(1)全く食べない
　　　　(2)水分とわずかの固形物を食べる
　　　　(3)すすめれば食べる
　　　　(4)自発的に食べる

○食事介助：(1)一口ずつ口に運ぶ
　　　　　　(2)付き添い見守る程度
　　　　　　(3)不要

【3軸　排泄・清潔保持】
○排泄介助：(1)ベッドパン・オムツ
　　　　　　(2)時に誘導
　　　　　　(3)不要

○入浴：(1)不可能・拒絶
　　　　(2)要介助
　　　　(3)自立

【4軸　衝動制御】
○抑制帯使用：(1)4点以上
　　　　　　　(2)部分的
　　　　　　　(3)不要
○隔離室使用：(1)常時施錠
　　　　　　　(2)部分的施錠
　　　　　　　(3)不要

○待つこと：(1)全くできない
　　　　　　(2)待たせるとイライラする
　　　　　　(3)待たせるとまとわりつく
　　　　　　(4)待てる

【5軸　治療同盟】
○ケアの受け入れ
　(1)全くできない・全面拒否
　(2)部分的拒否・渋々応じる
　(3)協力するが受け身
　(4)積極的に協力

○医療への信頼
　(1)恐怖・不信・敵意をもっている
　(2)半信半疑
　(3)安心し信頼している

【6軸　現実との関係】
○目の前の事への集中（会話、食事など）
　(1)ほとんど不可能
　(2)1分程度
　(3)1～10分
　(4)10分以上

○「ここはどこ？」「何をするところ？」
　(1)わからない・返事なし
　(2)病院
　(3)病院名が言える

【7軸　意図と実現】
○会話
　(1)会話にならない
　(2)一言二言
　(3)日常の要求はできる
　(4)やりとりできるが疲れやすい
　(5)病状や生活について話し合える
　(6)会話を楽しめる

○日常行動
　(1)何もできない
　(2)途中で止まってしまう・やりかけて
　　 完遂しない・途中で忘れてしまう
　(3)最も基本的な動作（食事・排泄）は
　　 できる
　(4)日常行動はほぼできる

あ と が き

　この本の読者として想定したのは，若い医者，看護，ケースワーカーその他のいわゆるコ・メディカル職種の人々だが，本当は普通の人々も読んでくれて，精神科の仕事を理解してもらいたいという気持ちがある。こういう領域に関係する，行政官にも読んでもらいたい。予算を握っている人々が分かってくれないことには，話が一歩も進まないから。そのため，分かりやすい日本語で書くことに努めたつもりだが，読み返してみると，かなり頭の疲れる部分もあるようだ。コンパクトにしたいと願うあまり，表現を切り詰め過ぎたかも知れない。

　<u>精神科救急ハンドブック</u>としないで，<u>精神救急ハンドブック</u>としたのは，専門家以外の人の注意が引きたくて，純然たる医学書という印象を避けようとしたのである。

　1980年代の半ば頃から，先進資本主義国の保健政策が，医療へのアクセスの保障から，健康増進・ヘルスプロモーションへとシフトしてきている。これに伴って，膨大なマーケットが発生してきた。健康づくり，ヘルスケア，成人病予防，在宅ケア，在宅ケア用の機材サプライ会社，アエロビクス，機能性食品……。病院での入院治療を医療・保健のコアであるとする立場で見れば，周辺部のほうが繁栄しだしたということになろうか。医療では，周辺領域の方が中心よりも商売としては儲かると言うのが，古来からの鉄則であるから，別にメクジラ立てることではない。しかし，頭が古いのかも知れないが，コアが空洞になっては，末が栄えて本が枯れるようで，なんだかヘンだ。

　病院（収容）から地域（生活）へという，精神障害者の医療・処遇のシフトもそういう観点から再度考えて見る必要がありはしないか？　私自身が精神病院の開放を実践してきた一人だから，そういう過程で，重要な何かを希薄化させてきたかも知れないという思いもある。開放病棟，外来の充実，それはいい。周辺はどうか？本当は，障害者が暮らせるように社会的コストをもっと出せという声が高まらないとオカシイのである。そういう実践が増えているのだろうか。

　鍵のかかった病棟でなくても治療できる人は開放病棟で，入院しなくても治療できる人は外来で。それが，任意入院でもできる<u>患者しか診ない</u>，外来でも診療できる<u>患者しか受けない</u>となると，話は違ってくる。それを続けていると，重症の人を診るウデが落ちてしまわないか。医者の技術がヤワになるという意味での，精神科医療のソフト化だけが進行したら，結局困るのは誰なのか。

　そういうようなコンテクストの中に置くと，この本は精神科救急という狭い守備範囲のことをテーマとしているけれど，急性期精神病の治療・特に入院治療のトリーメントスタンダードを作って行く作業に寄与したいという，著者の気持ちの表現である。精神病急性期の治療技術は，精神科医療の中心的技術（コア中のコア）の一つであったし，これからもそうだろうと私は考える。

　医療費全体のパイの成長が頭打ちになり，国民の医療の質への要求が高まって行くなかで，精神科医療のクオリティーケアをどう売り込むかというマーケット戦略を立案するとしたら，「あなたが，精神病になったとき，全国どこでも最低これだけの水準の医療が受けられます」というPRから，まず始めなければならないだろう。精神病の入院治療は，本当の所どの程度のことができるのか。理想の条件ではこの位で，まあ常識の線ではこの位で，医療・病院を名乗るからには最低この位はやってくれ。こういうような事柄について，精神科医総体とは言わぬまでも，せめて8割方がコンセンサスに達する必要がある。

平成17年2月
計見　一雄
（けんみ　かずお）

旧版のあとがき（平成4年1月記）を一部修正・削除した。

著者略歴

計 見 一 雄
(けん み かず お)

1939年	東京生まれ
1964年	千葉大学医学部卒業
1969年	千葉大学大学院卒業
1969年〜1981年	医療法人同和会　千葉病院
1981年	千葉県衛生部
1985年	千葉県精神科医療センター長

ⓒ2005

第2版発行　平成17年3月4日
第2刷　　　平成7年6月20日
第1版発行　平成4年5月15日

改訂版
精神救急ハンドブック
精神科救急病棟の作り方と使い方

検印省略

定価はカバーに表示してあります

著者　計　見　一　雄

発行者　服　部　秀　夫

発行所　株式会社 新興医学出版社
〒113-0033　東京都文京区本郷6-26-8
電話　03（3816）2853

印刷　明和印刷株式会社
ISBN 4-88002-643-3
郵便振替　00120-8-191625

- 本書の複製権・翻訳権・譲渡権・公衆送信権（送信可能化権を含む）は株式会社新興医学出版社が所有します。
- JCLS〈(株)日本著作出版権管理システム委託出版物〉
  本書の無断複写は著作権法上での例外を除き禁じられています。複写される場合は，その都度事前に(株)日本著作物出版権管理システム（電話03-3817-5670，FAX 03-3815-8199）の許諾を得てください。